Suportes
Avançado em
Anestesia Pediátrica –
SAAPed

SÉRIE SAESP 6

Suporte Avançado em Anestesia Pediátrica – SAAPed

EDITORES

Mariana Fontes Lima Neville

Hugo Ítalo Melo Barros

Maria José Carvalho Carmona

Tiago Caneu Rossi

Tatiana Saruhashi Jacobucci

Fernando Henrique Machado de Carvalho Zylbersztejn

saesp
SOCIEDADE DE ANESTESIOLOGIA DO ESTADO DE SÃO PAULO

WORKSHOP saesp
SAAPed - SUPORTE AVANÇADO EM ANESTESIA PEDIÁTRICA

manole editora

Projeto gráfico: Departamento Editorial da Editora Manole
Editoração eletrônica e ilustrações: Formato Editoração
Ilustrações: HiDesign Estúdio
Capa: Ricardo Yoshiaki Nitta Rodrigues
Imagens da capa: Freepik

CIP-BRASIL. CATALOGAÇÃO NA PUBLICAÇÃO
SINDICATO NACIONAL DOS EDITORES DE LIVROS, RJ

S957

Suporte avançado em anestesia pediátrica - SAAPed / editor Mariana Fontes Lima Neville ... [et al.]. - 1. ed. - Barueri [SP] : Manole, 2025.
23 cm. (SAESP)

Inclui bibliografia e índice
ISBN 978-85-204-6750-3

1. Anestesia em pediatria. I. Neville, Mariana Fontes Lima. II. Série.

25-95874 CDD: 617.98
CDU: 616-089.5-053.2

Gabriela Faray Ferreira Lopes - Bibliotecária - CRB-7/6643

17/01/2025 23/01/2025

Reimpressão – 2025

Editora Manole Ltda.
Alameda Rio Negro, 967 – cj 717
Tamboré – Barueri/SP
CEP 06454-000
Fone: (11) 4196-6000
www.manole.com.br | https://atendimento.manole.com.br/

Impresso no Brasil | *Printed in Brazil*

Editores

Mariana Fontes Lima Neville

TSA-SBA. Doutorado pela Faculdade de Medicina da Universidade de São Paulo (FMUSP). Anestesiologista do Sabará Hospital Infantil e do Hospital São Paulo – Universidade Federal de São Paulo (UNIFESP). Membro do Núcleo Científico IDE da SAESP. Membro do Núcleo de Pediatria da SAESP.

Hugo Ítalo Melo Barros

Anestesiologista Pediátrico do Hospital Sabará. Especialização em Anestesia Pediátrica no Hospital Pequeno Príncipe, Curitiba, PR. Membro do Serviço de Anestesiologia Pediátrica SAPE do Sabará Hospital Infantil e Hospital Infantil Menino Jesus, São Paulo, SP. Sócio-fundador do canal de ensino Conexão AP. Membro do Núcleo de Pediatria da SAESP.

Maria José Carvalho Carmona

Presidente da Sociedade de Anestesiologia do Estado de São Paulo (SAESP), Gestão 2022-2024. Professora Associada da Disciplina de Anestesiologia, Departamento de Cirurgia, da Faculdade de Medicina da Universidade de São Paulo (FMUSP).

Tiago Caneu Rossi

TSA/SBA – Área de atuação em Dor. Membro do Comitê de Anestesia Pediátrica – SBA. Coordenador da Residência em Anestesiologia da Santa Casa de São José dos Campos – SP. Coordenador do Workshop SAAPed/SAESP.

Tatiana Saruhashi Jacobucci

Médica anestesiologista do Grupo SAPE. Anestesiologista no Sabará Hospital Infantil. Coordenadora da SAPE no Hospital Municipal Infantil Menino Jesus. Preceptora da

Residência de Anestesiologia da Santa Casa de Misericórdia de São Paulo. Coordenadora do Núcleo de Pediatria da SAESP.

Fernando Henrique Machado de Carvalho Zylbersztejn

Anestesiologista com Residência Médica no HC de Ribeirão Preto/USP. TSA. Diplomado pela ESAIC. Coordenador do *workshop* SAAPed/SAESP. Membro do Núcleo de Trauma da SAESP.

Autores

Alana de Oliveira Silva Cantharino

Especialista em Anestesia Pediátrica e Terapia Intensiva pelo Hospital Sírio--Libanês. Anestesiologia pelo Hospital Alemão Oswaldo Cruz.

Alex Madeira-Vieira

Intensivista Pediátrico. Anestesiologista. Coordenador do Transplante Hepático do Hospital de Transplantes Euryclides de Jesus Zerbini.

Alison Menna da Fontoura

TSA/SBA. Anestesiologia do Hospital de Clínicas de Porto Alegre. Membro do Núcleo de Pediatria da SAESP.

Ana Carla Giosa Fujita

Coordenadora do Serviço de Anestesia Pediátrica – SAPE – Hospital Infantil Sabará.

Ana Carolina Ortiz

Anestesiologista Pediátrica do Hospital Infantil Sabará e do Hospital São Paulo – Universidade Federal de São Paulo (UNIFESP). TSA/SBA. Doutorado em Saúde Baseada em Evidências pela UNIFESP.

André Marcos de Oliveira

Unimed Bauru/HC Bauru. Membro dos Núcleos de Apoio ao Ensino, Via Aérea e Qualidade e Segurança da SAESP.

Bárbara Juliana da Silva

TEA. Especialização em Anestesiologia Pediátrica – Hospital Pequeno Príncipe.

Calim Neder Neto

TEA. Mestrado.

Carla Daniele Amorim de Souza

TEA pela Santa Casa de Santos.

Carolina de Oliveira Sant'Anna

Anestesiologista TEA/SBA. Trabalha no Hospital da Criança e Maternidade de São José do Rio Preto – SP. Coordenadora do Serviço de Anestesia para Transplante Hepático Pediátrico. Instrutora do Workshop SAAPed. Membro do Núcleo de Anestesia Pediátrica da SAESP. Professora colaboradora da Faculdade de Medicina de São José do Rio Preto (FAMERP).

Carolina Lima Moura

Título em Anestesia pela Santa Casa de Misericórdia de São Paulo.

Clarissa Sperandio Roxo

Médica Anestesiologista pela Irmandade da Santa Casa de Misericórdia de São Paulo (ISCMSP).

Daniel Dongiu Kim

TSA/SBA. Instrutor corresponsável – CET Santa Casa de São Paulo. *Fellowship* em Anestesia Pediátrica – John R. Oishei Children's Hospital. *Fellowship* em Anestesia Oncológica – MD Anderson Cancer Center.

Débora de Oliveira Cumino

TSA/SBA. Doutora em Pesquisa em Cirurgia pela Faculdade de Ciências Médicas da Santa Casa de São Paulo. Diretora do Serviço de Anestesiologia Pediátrica – SAPE, Sabará Hospital Infantil e Hospital Infantil Menino Jesus. Supervisora do Programa de Residência Médica – MEC em Anestesiologia Pediátrica do Instituto PENSI – Sabará Hospital Infantil.

Eneida Maria Vieira

TEA/SBA. Mestrado pela Universidade de São Paulo (USP) – Ribeirão Preto. Doutorado pela Faculdade de Medicina de São José do Rio Preto. Professor Adjunto da

Anestesiologia da FAMERP. Chefe do Departamento de Especialidades Cirúrgicas. Chefe da Anestesia Pediátrica do Hospital da Criança e Maternidade da FAMERP.

Eva Marquez Flores

Anestesiologista dos Serviços Médicos de Anestesia (SMA). Pós-graduada em Anestesia Regional e Anestesia e Terapia Intensiva Pediátrica. Mestra em Ciências da Saúde pelo Instituto de Ensino e Pesquisa.

Fabiane Barbero Klem

Médica formada pela Universidade Federal do Paraná (UFPR). Médica anestesista formada pela Universidade Estadual de Campinas (UNICAMP) – TEA.

Fernanda Silva Terzi

Anestesiologista pelo Hospital das Clínicas da Faculdade de Medicina da Universidade de São Paulo. Anestesiologista do Sabará Hospital Infantil e Hospital Municipal Infantil Menino Jesus.

Fernanda Spegiorin Rimoli

Anestesiologista no Instituto da Criança e do Adolescente da Faculdade de Medicina da Universidade de São Paulo (ICr-FMUSP). Membro do Núcleo de Pediatria da SAESP.

Hugo Ítalo Melo Barros

Anestesiologista Pediátrico do Hospital Sabará. Especialização em Anestesia Pediátrica no Hospital Pequeno Príncipe, Curitiba, PR. Membro do Serviço de Anestesiologia Pediátrica SAPE do Sabará Hospital Infantil e Hospital Infantil Menino Jesus, São Paulo, SP. Sócio-fundador do canal de ensino Conexão AP. Membro do Núcleo de Pediatria da SAESP.

Isabela Borges de Melo

Anestesiologista pelo Hospital das Clínicas de Ribeirão Preto da Universidade de São Paulo (HCRP-USP). TEA/SBA. *Fellow* em Dor Crônica Intervencionista. Mestre pela Universidade de São Paulo. Membro do corpo clínico da CHMED Anestesia.

Julia Maria Olsen

Médica Assistente do Hospital Infantil Sabará, Hospital Municipal Vila Santa Catarina e Hospital Menino Jesus. Especialista em Otorrinolaringologia pela Santa Casa de São Paulo. Mestre em Saúde Pública pela Faculdade de Saúde Pública da Universidade de São Paulo (FSP-USP).

Laís Helena Navarro e Lima

Assistant Professor – Department of Anesthesiology, Perioperative, and Pain Medicine – Winnipeg, MB, Canada.

Luis Paulo de Vasconcelos Borges

TEA. *Fellowship* em Anestesiologia Pediátrica pelo Hospital Pequeno Príncipe.

Maíra Fernandes Gonçales

Graduação em Medicina pela Faculdade de Ciências Médicas da Santa Casa de Misericórdia de São Paulo (FCMSCSP). Residência médica em Anestesiologia na Irmandade da Santa Casa de Misericórdia de São Paulo (ISCMSP). Especialização na área de atuação em Dor pelo Hospital Vera Cruz (HVC Campinas, SP). Título de Especialista na área de atuação em Dor pela Associação Médica Brasileira (AMB). Pós-graduação em Cuidados Paliativos pelo Instituto PALIUM (Buenos Aires – Argentina).

Marcella Marino Malavazzi Clemente

Anestesista Pediátrica do SMA, Equipe de Transplante Hepático Infantil do Hospital Sírio-Libanês. Coordenadora do Curso de Especialização em Anestesia e Terapia Intensiva Pediátrica do Instituto de Ensino e Pesquisa do Hospital Sírio-Libanês.

Mariana Fontes Lima Neville

TSA-SBA. Doutorado pela Faculdade de Medicina da Universidade de São Paulo (FMUSP). Anestesiologista do Sabará Hospital Infantil e do Hospital São Paulo – Universidade Federal de São Paulo (UNIFESP). Membro do Núcleo Científico IDE da SAESP. Membro do Núcleo de Pediatria da SAESP.

Marta de Almeida Correia

Anestesiologista no Hospital das Clínicas da Faculdade de Medicina da Universidade de São Paulo (HCFMUSP). Título Superior em Anestesia pela Sociedade Brasileira de Anestesiologia (SBA). Curso de Pós-graduação *lato sensu* – Especialização em Anestesiologia e Terapia Intensiva Pediátrica – Hospital Sírio-Libanês (HSL). Corpo Clínico do Hospital Infantil Sabará – Serviço de Anestesiologia Pediátrica.

Natalia Petri Dias

Anestesiologista do Sabará Hospital Infantil. Assistente de Ensino Princípios e Práticas de Pesquisa Clínica – T. H. Chan School of Public Health – Harvard University.

Membro do Núcleo de Apoio ao Ensino da SAESP. Membro do Núcleo de Pediatria da SAESP.

Norma Sueli Pinheiro Módolo

Faculdade de Medicina, Universidade Estadual Paulista (UNESP), Botucatu, São Paulo.

Paula Eduarda Miranda Carneiro de Albuquerque

Médica pela Faculdade Pernambucana de Saúde (FPS). Anestesiologista pela Universidade de Pernambuco (UPE). *Fellowship* em Anestesia Pediátrica e Neonatal no Hospital das Clínicas da Faculdade de Medicina da Universidade de São Paulo (HCFMUSP). Trabalha no HCFMUSP e no Instituto da Criança e do Adolescente da FMUSP.

Priscilla Ferreira Neto Cardoso

Médica anestesiologista na França. FCM Santa Casa de São Paulo. Anestesiologista pelo Hospital das Clínicas da Faculdade de Medicina da Universidade de São Paulo (HCFMUSP). Trabalhou 12 anos como anestesista no Instituto da Criança e do Adolescente do HCFMUSP. Estágio em Anestesia Pediátrica Cardiotorácica no Hopital Necker Enfants-Malades à Paris.

Priscilla Maekawa Cordts

Anestesiologista no Hospital Israelita Albert Einstein. Membro do Núcleo de Via Aérea e de Pediatria da SAESP.

Raíssa Christina Cassimiro Franco

Anestesiologista pela Irmandade Santa Casa de Misericórdia de São Paulo. Anestesiologista do Sabará Hospital Infantil e Hospital Municipal Infantil Menino Jesus.

Raquel Pei Chen Chan

TSA-SBA. Doutora em Ciências pela Faculdade de Medicina da Universidade de São Paulo. Corresponsável CET-HCFMUSP. Professora de Medicina da Faculdade de Medicina Uninove – São Bernardo do Campo. Especialista em Anestesia em Cardiopatias Congênitas.

Renata Pinheiro Modolo

MD Anestesiologista do Hospital São Luiz Rede D'Or – CMA Anestesia, São Paulo, SP.

Roberta Figueiredo Vieira

Doutora em Medicina pela Universidade de São Paulo. *Fellowship* em Transplante de Órgãos no TGH, Canadá. Membro do Núcleo de Apoio ao Ensino da SAESP.

Rodrigo Moreira e Lima

TEA/SBA. Mestre e Doutor pela Faculdade de Medicina de Botucatu - UNESP. *Fellow Research University of Texas Medical Branch* - Galveston, Tx. *Clinical Fellow Queen's University* – Kingston, ON. Instrutor SAVA e SAAP Diretoria Lasra. Membro do Núcleo de Anestesia Regional – SAESP.

Silvia Corrêa Soares

Anestesiologista da Urologia do Hospital das Clínicas da Faculdade de Medicina da Universidade de São Paulo (HCFMUSP). Doutora em Ciências pela FMUSP. Anestesiologista responsável pelos protocolos de alergia e anafilaxia do HCFMUSP. Coordenadora do Laboratório de Habilidades da Anestesia FMUSP. Membro do Núcleo de Pediatria da SAESP.

Stefano Malaguti Ferreira

Médico e anestesiologista pela Faculdade de Medicina de Ribeirão Preto da Universidade de São Paulo (FMRP-USP). Formação complementar em Hannover, Cleveland e Boston. TSA/SBA. Instrutor corresponsável pelo CET do HCFMRP-USP. Diretor científico da CHMED Anestesia.

Suzana Teruya

Médica corresponsável pelo Instituto da Criança e do Adolescente do Hospital das Clínicas da Faculdade de Medicina da Universidade de São Paulo (ICr--HCFMUSP). Coordenadora do Serviço de Anestesiologia do GRAACC – Instituto de Oncologia Pediátrica.

Tatiana Saruhashi Jacobucci

Médica anestesiologista do Grupo SAPE. Anestesiologista no Sabará Hospital Infantil. Coordenadora da SAPE no Hospital Municipal Infantil Menino Jesus. Preceptora da Residência de Anestesiologia da Santa Casa de Misericórdia de São Paulo. Coordenadora do Núcleo de Pediatria da SAESP.

Teófilo Augusto Araújo Tiradentes

TSA/SBA – EDAIC/ES. Mestre em Epidemiologia da Parada Cardíaca pela Faculdade de Medicina de Botucatu – UNESP. Corresponsável e instrutor do CET-SBA/MEC da Santa Casa de Marília/SAM. Preceptor da Residência em Anestesiologia da

FAMEMA - Hospital Materno-Infantil. Membro associado dos Serviços Médicos de Anestesia (SMA/SP). Instrutor SAVA, SAAPed e PALS. Membro do Núcleo de Anestesia Obstétrica da SAESP.

Tiago Caneu Rossi

TSA/SBA. Área de atuação em Dor. Membro do Comitê de Anestesia Pediátrica – SBA. Coordenador da Residência em Anestesiologia da Santa Casa de São José dos Campos, SP. Coordenador do Workshop SAAPed/SAESP.

Vanessa Henriques Carvalho

Professora Assistente do Departamento de Anestesiologia da Faculdade de Ciências Médicas da Universidade de Campinas (UNICAMP). Instrutora Corresponsável da Residência Médica do CET-SBA do Departamento de Anestesiologia da Faculdade de Ciências Médicas da UNICAMP. Diretora Científica da SAESP, biênio 2024/2026.

Vinícius Caldeira Quintão

Anestesiologista Pediátrico do Instituto da Criança e do Adolescento do Hospital das Clínicas da Faculdade de Medicina da Universidade de São Paulo.

Wyndira Marhalle Simião Nunes Venâncio Andrade

Medicina pela Faculdade Pernambucana de Saúde – Recife, PE. Anestesiologia TEA/SBA pelo CET Hospital Angelina Caron – Curitiba PR. *Fellow* em Anestesiologia Pediátrica pelo Hospital Pequeno Príncipe – Curitiba, PR.

Sumário

Prefácio

A anestesia pediátrica é uma área repleta de desafios únicos e complexidades que exigem não apenas conhecimento técnico, mas também confiança inabalável e preparação sólida. É com grande satisfação que apresentamos *Suporte Avançado em Anestesia Pediátrica - SAAPed*, novo título da Série SAESP, que se propõe a ser um guia essencial para anestesiologistas dedicados ao cuidado de nossos pacientes mais jovens.

HISTÓRICO DO CURSO SAAPed

O curso "Suporte Avançado em Anestesia Pediátrica (SAAPed)" nasceu da necessidade de oferecer uma formação altamente qualificada e direcionada para a prática anestésica pediátrica, um campo que exige conhecimento aprofundado, habilidades específicas e tomadas de decisão rápidas e precisas. Desenvolvido pela Sociedade de Anestesiologia do Estado de São Paulo (SAESP), o SAAPed se consolidou como um dos cursos de maior impacto na capacitação de anestesiologistas, combinando metodologias inovadoras, como simulações realísticas, com uma abordagem prática e focada em situações críticas do perioperatório.

O curso é resultado do esforço colaborativo de especialistas renomados na área, que trazem sua experiência e vivências clínicas para proporcionar aos participantes uma imersão completa nos desafios do cuidado anestésico pediátrico. Ao longo de sua história, o SAAPed formou centenas de profissionais, ajudando-os a desenvolver a confiança e segurança necessárias para atuar em cenários complexos e de alta responsabilidade.

SOBRE O LIVRO

Fruto do rigoroso trabalho desenvolvido no curso SAAPed, este livro é oferecido pela Sociedade de Anestesiologia do Estado de São Paulo, a qual se destaca pela excelência na formação de profissionais. Com a contribuição de especialistas renomados, ele explora de maneira incisiva os desafios que podem surgir no período perioperatório em pediatria, oferecendo uma visão abrangente e atualizada sobre o manejo de situações críticas, como complicações respiratórias e arritmias cardíacas, além de síndromes clínicas que demandam atenção especial.

Cada capítulo apresenta a teoria atualizada, além de conectá-la de forma prática aos cenários reais que os anestesiologistas enfrentam. O foco na simulação realística permite que os profissionais aprimorem suas habilidades não apenas nas técnicas anestésicas, mas também nas habilidades não técnicas, que são igualmente cruciais em situações de emergência.

Suporte Avançado em Anestesia Pediátrica - SAAPed vai além do simples conhecimento: é um recurso indispensável que visa fortalecer a confiança clínica e garantir a segurança dos pacientes pediátricos. Ao investir nesse conhecimento, os anestesiologistas se equipam para oferecer um atendimento de excelência, comprometendo-se com a saúde e o bem-estar de cada criança sob seus cuidados.

Nosso desejo é que este livro sirva como fonte de inspiração e aprendizado contínuo, contribuindo para a formação de profissionais cada vez mais capacitados e seguros na prática da anestesia pediátrica.

Felipe S. Thyrso de Lara
MD, MSc, TSA/SBA.
Responsável CET Santa Casa de Santos.
Coordenador COREME Irmandade da Santa Casa de Santos.
Presidente da Sociedade de Anestesiologia do Estado de São Paulo (SAESP).

Parada cardiorrespiratória em anestesia pediátrica e uso de oxigenação extracorpórea por membrana

Daniel Dongiu Kim
Raquel Pei Chen Chan
Marcella Marino Malavazzi Clemente

DESTAQUE DO TEMA

1. Apesar de suas peculiaridades, a anestesia na faixa etária pediátrica em nosso país é realizada por profissionais generalistas, fato que aumenta a incidência de complicações perioperatórias.
2. As causas mais comuns de parada cardiorrespiratória (PCR) perioperatória na faixa etária pediátrica são as cardiovasculares, respiratórias e relacionadas a medicações.
3. A principal causa de PCR perioperatória em crianças relacionada à anestesia é a respiratória.
4. A execução das manobras de reanimação cardiopulmonar de alta qualidade ainda é o principal fator relacionado à maior sobrevida e menor morbidade em PCR.
5. A PCR no centro cirúrgico normalmente tem melhor prognóstico em relação à PCR que ocorre em outros cenários.

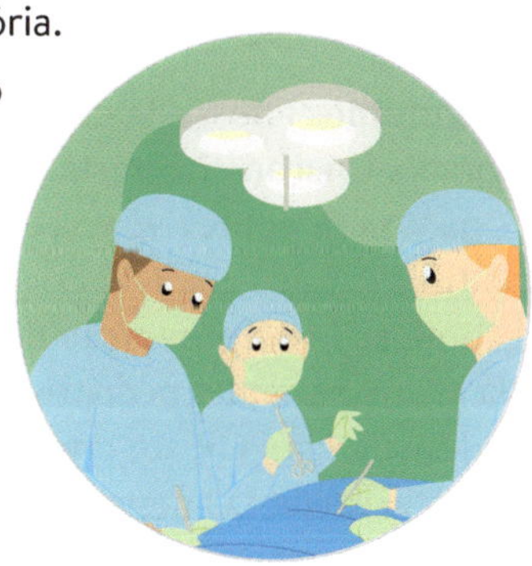

6. Evidências atuais demonstram que o uso da oxigenação extracorpórea por membrana (ECMO) em casos específicos de PCR aumenta as chances de sobrevida.

INTRODUÇÃO

No cenário nacional, a prática do anestesiologista ocorre majoritariamente em hospitais gerais, portanto o atendimento de pacientes na faixa etária pediátrica faz parte da rotina dos profissionais no país.[1] Em diversos estudos, a prevalência de eventos críticos relacionados à anestesia é maior na faixa etária pediátrica, principalmente quanto mais jovem o paciente e pior a sua condição clínica. Um dos poucos fatores modificáveis relacionados ao desfecho clínico em anestesia pediátrica é a experiência do profissional.[2-4]

O treinamento por meio de simulação associado a *feedback* demonstrou-se um dos melhores métodos de ensino disponíveis para a área médica, não só para treinamento de habilidades, mas principalmente para modificação de comportamentos de risco.[5,6] Dessa forma, treinamentos que envolvem simulação em anestesia pediátrica são uma forma interessante de melhorar o treinamento dos anestesiologistas e reduzir a incidência de eventos adversos perioperatórios nessa faixa etária.[7]

A PCR na faixa etária pediátrica apresenta peculiaridades em relação à população adulta geral. Esse evento é majoritariamente resultado da evolução desfavorável de doenças respiratórias e cardiovasculares na infância, enquanto na população adulta a PCR é na maioria das vezes secundária à evolução da doença cardíaca isquêmica.[8,9] O objetivo deste capítulo é revisar a epidemiologia associada à PCR na infância, suas peculiaridades e o papel da ECMO.

EPIDEMIOLOGIA DA PCR EM ANESTESIA PEDIÁTRICA

Nos últimos anos, a taxa de sobrevivência após PCR intra-hospitalar tem melhorado. Uma análise norte-americana mostrou um aumento de cerca de três vezes na taxa de sobrevivência em 10 anos (de 14% para 39%).[10] A PCR ocorre no centro cirúrgico em 3-12 crianças a cada 10 mil anestesias pediátricas.[2,11-13]

Estima-se que a proporção de PCR relacionadas à anestesia seja de 0,1 a 3,4 a cada 10 mil pacientes pediátricos.[4,13-15] Diretrizes para o suporte cardiovascular e atendimento da PCR em crianças oferecem atendimento uniforme e com evidências atualizadas. O desenvolvimento de tais diretrizes e a sua implementação por meio de treinamentos de simulação, entre outros métodos, contribuem para a melhora dos resultados.[16]

PRINCIPAIS CAUSAS DE PCR EM ANESTESIA PEDIÁTRICA

Ao analisar os estudos, observamos que as principais causas de PCR perioperatória em crianças são as cardiovasculares, como hemorragia e hipotensão, seguida das causas respiratórias e medicamentosas. Quando se analisam só as causas ligadas à anestesia, as causas respiratórias sobressaem, principalmente a obstrução respiratória, como laringoespasmo e broncoespasmo grave, e a falha na intubação e/ou oxigenação. A não familiaridade com as medicações anestésicas na faixa etária pediátrica é uma causa importante de eventos adversos perioperatórios e tem ganhado atenção especial em projetos de melhoria da segurança e da qualidade em anestesia pediátrica nos últimos anos, com inúmeras publicações sobre o tema.

O grupo de pacientes com maior risco de eventos críticos e PCR no centro cirúrgico são as crianças abaixo de 1 ano de idade, com comorbidades severas, e crianças submetidas a procedimentos de urgência ou emergência.[4,14] Exemplos de causas reversíveis de PCR no centro cirúrgico estão listadas na Tabela 1 e categorizadas de acordo com o acrônimo 4H4T.

TABELA 1 Exemplos de causas reversíveis de parada cardiorrespiratória (PCR) em crianças no centro cirúrgico, categorizadas pelo acrônimo 4H4T

Causas reversíveis de PCR	Exemplos de PCR pediátrica no centro cirúrgico
Hipóxia	Laringoespasmo Dificuldade de intubação Ventilação ou oxigenação inadequadas (incluindo falhas de equipamentos) Extubação precoce ou inadequada
Hipovolemia	Hipovolemia absoluta por perda sanguínea Hipotensão relativa a medicamentos, raqui total e anafilaxia
Hipo ou hipercalemia, Hipo ou hipercalcemia, Hipo ou hipermagnesemia e hipoglicemia	Hipercalemia associada a: 1. Transfusão maciça 2. Hemólise 3. Rabdomiólise em crianças com miopatias expostas a agentes halogenados ou succinilcolina 4. Final de tempo de isquemia (ex.: síndromes compartimentais, clampeamento aórtico sem circulação extracorpórea) 5. Síndrome de lise tumoral aguda Erros de medicação
Hipo ou hipertermia	Hipertermia maligna
Pneumotórax hipertensivo	Ventilação com pressão positiva em paciente com pneumotórax
Tamponamento cardíaco	Complicação de cateterismo cardíaco ou punção de acesso venoso central
Tromboembolismo	Embolia aérea ou gordurosa Embolização de trombos preexistentes

(continua)

TABELA 1 Exemplos de causas reversíveis de parada cardiorrespiratória (PCR) em crianças no centro cirúrgico, categorizadas pelo acrônimo 4H4T (*continuação*)

Causas reversíveis de PCR	Exemplos de PCR pediátrica no centro cirúrgico
Toxicidade	Toxicidade sistêmica por anestésicos locais Erros de medicação
Outras causas reversíveis	Hipertensão intracraniana

Fonte: adaptada de Buis e Turner, 2022.[17]

PROGNÓSTICO

A PCR no centro cirúrgico normalmente tem melhor prognóstico em relação à PCR em outros cenários, o que se deve à presença de profissionais treinados no manejo da via aérea, à monitorização completa previamente instalada no paciente, ao rápido acesso aos medicamentos e ao desfibrilador. As causas de PCR relacionadas à anestesia estão associadas a menor mortalidade quando comparadas a outras causas de PCR no perioperatório.[13]

ECMO NA RESSUSCITAÇÃO CARDIOPULMONAR PEDIÁTRICA

A ressuscitação cardiopulmonar com o uso de ECMO (E-RCP) é a colocação rápida de ECMO durante a parada cardíaca, com o objetivo de fornecer suporte cardiovascular imediato para pacientes não responsivos à RCP (ressuscitação cardiopulmonar) convencional, e representa um avanço promissor no manejo da parada cardíaca com crescente evidência clínica favorável.[18-20]

Um grande estudo na pediatria mostrou que a sobrevida e o prognóstico neurológico são melhores com E-RCP do que com RCP convencional (40% *versus* 27% e 27% *versus* 18%). A RCP convencional, mesmo bem efetuada, fornece só uma fração do débito cardíaco normal, em particular quando se refere ao fluxo cerebral e miocárdico.[20,21] A organização ELSO (Extracorporeal Life Support Organization) reforça esse resultado, relatando sobrevida de 40% nas populações neonatal e pediátrica que utilizaram E-RCP no período de 2009-2015.[22]

A vantagem da E-RCP é a perfusão estável e aumentada, permitindo a parada das compressões torácicas externas, o que diminui trauma, estresse e interrupções frequentes. As desvantagens são o alto custo dos recursos financeiro e humano, os cuidados complexos e as morbidades e mortalidades ligadas à ECMO em si.[20,23]

Racionalidade da utilização da E-RCP

Vários são os fatores relacionados ao prognóstico na parada cardíaca:

- Um ritmo inicial "chocável" (fibrilação ventricular [FV] ou taquicardia ventricular [TV]) está associado a melhor prognóstico, pois aparentemente representa uma alteração do ritmo em um miocárdio previamente saudável, diferentemente de uma falência miocárdica por doença cardíaca crônica.
- A existência de comorbidades diminui a sobrevida, mesmo em pacientes com FV.
- A parada cardíaca presenciada com RCP precoce melhora o prognóstico.
- O tempo entre a desfibrilação de um ritmo "chocável" ou a administração da adrenalina em um ritmo não "chocável" está inversamente relacionado à sobrevida, sugerindo que, passado o tempo suficiente de isquemia, diminui a resposta aos esforços de RCP ou há perda irreversível da energia celular.
- A RCP bem efetuada resulta em melhora do débito cardíaco e aparentemente aumenta o tempo antes que a irreversibilidade se instale, aumentando a chance de sobrevida.[21]

O manejo da parada cardíaca refratária com E-RCP tem o potencial de alterar alguns dos fatores relatados anteriormente. A E-RCP elimina a necessidade de retorno à circulação espontânea para que se tenha perfusão dos órgãos vitais, pois, assim que se inicia o fluxo da ECMO, as perfusões cerebral, miocárdica e esplâncnica são imediatamente restabelecidas.[21]

A melhora do fluxo miocárdico aumenta a chance de recuperação miocárdica e o retorno ao ritmo espontâneo ou a um ritmo "chocável". Além disso, intervenções se tornam mais fáceis, há diminuição do risco de lesão neurológica e a hipotermia terapêutica pode ser rapidamente instalada e mantida.[21]

Indicações da E-RCP

O sucesso da E-RCP depende do seu início precoce em um paciente com potencial de recuperação miocárdica.[21] Ela pode ser indicada na parada cardiopulmonar refratária em duas situações: (1) suporte do paciente durante a ressuscitação cerebrocardiopulmonar (RCP cerebral) e (2) suporte de órgãos para doação.[22]

No caso da RCP-cerebral, são três as indicações de ECMO: (1) ponte para recuperação, ao dar tempo para procedimentos diagnósticos e/ou terapêuticos; (2) ponte para transplante; (3) ponte para decisão, incluindo a decisão de continuar, de parar o suporte tecnológico avançado e ponte para tratamento paliativo (Tabela 2).[22,24]

Não há estudos prospectivos em E-RCP e não há critérios bem estabelecidos de seleção e iniciação da ECMO na parada cardíaca. A American Heart Association (AHA) reconhece que atualmente não há evidências para que se recomende o uso rotineiro de ECMO na parada cardíaca, mas aconselha que esta seja considerada em casos nos quais a E-RCP está prontamente disponível, a interrupção do fluxo sanguíneo durante a parada foi breve e a causa da parada é reversível.[21,23-26]

A decisão mais importante quanto à E-CPR é, portanto, a seleção do paciente. Programas que oferecem E-RCP devem ter critérios de seleção de grupos de

TABELA 2 Indicações de oxigenação extracorpórea por membrana (ECMO) na pediatria

Indicações	Neonato	Pediatria
Cardíaca	Defeito congênito (hipoplasia do coração esquerdo, obstrução da saída do ventrículo esquerdo, obstrução da saída do ventrículo direito, defeito de septos). Cardiomiopatia (ponte para recuperação, transplante ou definitivo) Miocardite	Defeito congênito (obstrução da saída do ventrículo esquerdo, obstrução da saída do ventrículo direito, defeito de septos). Cardiomiopatia (ponte para recuperação, transplante ou definitivo) Miocardite
Respiratória	Síndrome da aspiração do mecônio Hipertensão pulmonar persistente do recém-nascido/circulação fetal persistente Pneumonia (viral/bacteriana/aspirativa) Hérnia diafragmática congênita Pneumonia (viral/bacteriana/aspirativa) Sepse	Pneumonia (viral/bacteriana/aspirativa) Pneumonia (viral/bacteriana/aspirativa)
Outras indicações em qualquer idade	Transplante (pré-transplante como ponte para transplante, disfunção primária do enxerto após transplante cardíaco ou pulmonar) Suporte em procedimentos eletivos (transplante pulmonar, cirurgia de traqueia) Parada cardíaca por qualquer causa (ponte para decisão, doença de base tratável) Síndrome do vazamento de ar Falha na saída da circulação extracorpórea	

Fonte: adaptado de Erdil et al., 2019.[24]

pacientes predefinidos (por exemplo, parada cardíaca intra-hospitalar ou fora do hospital) onde se espera que a ECMO seja uma ajuda de qualidade na RCP. Protocolos devem ser desenvolvidos e operacionalizados para esses grupos específicos.[22,24]

Nessa toada, o programa PALS (*Pediatric Advanced Life Support*) recomenda a E-RCP em serviços em que existam protocolos de ECMO e tenham experiência e equipamento. Ele atesta que a E-RCP pode ser benéfica em pacientes selecionados que falharam na ressuscitação convencional após a parada cardíaca intra-hospitalar e, no seu algoritmo, considera a colocação de E-RCP nos ritmos chocáveis.[22,25-28]

Tempo para indicação de E-RCP

A parada cardíaca pediátrica intra-hospitalar ocorre em 1-3% das UTI (unidades de terapia intensiva) pediátricas. A sobrevida nesses casos tem melhorado de 9% para 13,7 a 35%, com 78% de bom prognóstico neurológico.[24,29,30] A melhora no prognóstico tem sido, em parte, atribuída à E-RCP como estratégia de resgate, com sobrevida variando 33% e 42% em UTI geral.[22,29,30]

Historicamente, a RCP pediátrica convencional é considerada fútil após 20 minutos de ressuscitação ou a administração de mais de duas doses de adrenalina. A sobrevida cai linearmente nos primeiros 15 minutos da RCP convencional. Ao contrário disso, pacientes em E-RCP não apresentam diferenças na sobrevida durante toda a E-RCP.[29,30]

Estudos mostram que a RCP deve ser considerada refratária após 15 minutos. A colocação de ECMO deve ser o mais rápido possível após esse período. O tempo-alvo para completar a transição para E-RCP é de 30 minutos quando possível e não mais do que 60 minutos.[21,29,30]

O curso PALS recomenda a ativação da E-RCP após o insucesso de aproximadamente 10 minutos de RCP convencional, em pacientes com condições clínicas possivelmente reversíveis após um período em E-RCP (por exemplo, miocardite, embolia aérea pulmonar, envenenamento, após cirurgia cardíaca ou hipotermia) ou uso da E-RCP como ponte para tratamentos (por exemplo, transplante cardíaco).[19,27,29]

Existem quatro intervalos que delineiam as fases de cuidado quando se instala a E-RCP. Os passos e a duração de cada fase são críticos para o bom prognóstico. São eles:

- Intervalo 1: intervalo entre o início da parada cardíaca (T = 0) e o início da RCP convencional. Ideal: < 1 minuto.

- Intervalo 2: intervalo entre o início da RCP e o início do preparo de material e pessoal para instalação da ECMO. Cada hospital deve ter protocolo próprio que inclua fluxogramas de "quem, o que e onde" a canulação vai ocorrer e iniciada (por exemplo, no centro cirúrgico ou UTI). Ideal: 10 minutos.
- Intervalo 3: intervalo entre o início do preparo da ECMO e o retorno do fluxo e perfusão. Ideal: 30-60 minutos.
- Intervalo 4: intervalo entre o retorno da circulação e cuidados pós-parada cardíaca.[21,22,27,29]

Técnicas e aplicação da E-RCP

O modo de suporte para a E-RCP é a venoarterial (ECMO-VA), pois os outros dois tipos (venovenosa e arteriovenosa) fornecem troca gasosa, mas não suporte circulatório. A ECMO-VA fornece ambos. O suporte ECMO-VA envolve a canulação do átrio direito para a drenagem venosa e da aorta (ou de uma artéria calibrosa como a artéria femoral ou carótida) para o retorno arterial.[21,24] O coração e os pulmões são excluídos (*bypass*) durante a ECMO, sendo o suporte cardiopulmonar totalmente fornecido pelo circuito extracorpóreo. O fluxo sanguíneo, nesse caso, é a soma do débito cardíaco com o fluxo extracorpóreo.[21,24]

Vários locais e formas de canulação podem ser efetuados. A escolha depende das circunstâncias da parada cardíaca; a canulação pode ser central ou periférica.[19,21,22,24]

A canulação central em geral está reservada para casos de cirurgia cardíaca e se faz por meio de esternotomia mediana com a drenagem venosa feita diretamente pelo átrio direito e o retorno pela raiz da aorta.[19,21,24,24] A canulação periférica, por sua vez, é padrão nos outros casos. Em adolescentes de 50 kg, ela se faz através dos vasos femorais, podendo ser por via percutânea, com a ajuda de ultrassom, ou por via cirúrgica, sob visualização direta.[19,21,22,24]

Crianças com menos de 10-15 kg serão mais rapidamente canuladas via artéria carótida e veia jugular direita, por visualização cirúrgica direta. A escolha da cânula arterial e venosa depende do tamanho dos vasos e fluxo desejado. Atualmente as bombas utilizadas são centrífugas e têm circuitos com baixo volume.[21,22,24]

Geralmente o volume de *prime* usado (para preencher o circuito de ECMO) é uma solução eletrolítica balanceada isotônica (cristaloide). Alguns centros adicionam albumina para diminuir as trocas osmóticas no início da ECMO.[21,22]

Crianças têm circuitos extracorpóreos relativamente maiores que seu volume sanguíneo e podem necessitar de volume de *prime* sanguíneo para restabelecer seu hematócrito. Geralmente ocorre quando o volume do circuito extracorpóreo é 30% maior que o volume sanguíneo do paciente. A transfusão durante a ECMO deve manter o hematócrito entre 35 e 40%.[21,22]

Uma técnica de dois estágios pode ser aplicada e pode facilitar a decisão de canular ou não. Se não houver resposta à ressuscitação convencional em 10 minutos, podem-se canular os vasos femorais com cateteres vasculares de pequeno porte. Se a ressuscitação continuar falha e há a escolha da ECMO, então a canulação poderá ser feita usando fios-guias através dos cateteres existentes (técnica de Seldinger).[21]

Complicações e cuidados após a instalação da ECMO

Sangramento é a complicação mais comum da E-RCP. O local mais comum de sangramento é o da canulação e é mais frequente após colocação cirúrgica. O sangramento no local da canulação pode ser resolvido com drogas trombóticas tópicas, mas pode precisar de exploração cirúrgica. Por envolver anticoagulação sistêmica, há aumento do sangramento em outros locais como a intracraniana e a gastrintestinal. Outras complicações ligadas ao uso de ECMO incluem infarto cerebral e convulsões.[21,22,31-34]

O fluxo-alvo e a pressão de perfusão dependem do diagnóstico e da idade do paciente. Deve-se manter com cuidado uma perfusão cerebral adequada, pois a reperfusão está associada à alteração da autorregulação cerebral e *stunning* do miocárdio (miocárdio "atordoado").[21,24]

A difusão do oxigênio na membrana da ECMO deve ser o mais baixo possível, para manter uma PO_2 arterial pós-membrana > 100 a 150 mmHg. A FiO_2 do ventilador deve ser diminuída para 21% ou o mais baixo possível. Monitorização com sistema de análise por infravermelho (NIRS) e Doppler transcraniano pode ser benéfica (Figura 1).[21]

Prognóstico da E-RCP com uso de ECMO

A sobrevida com uso de ECMO na PCR chega a 50% dos casos comparado a 35% na ressuscitação convencional. Entretanto, o prognóstico neurológico das crianças sobreviventes através do uso de E-RCP é inconsistente, de até 60% na ressuscitação convencional.[33,34]

Os fatores de risco para mau prognóstico na E-RCP incluem PCR de causa não cardíaca. Um estudo mostrou sobrevida de 46% com uso de E-RCP, média de idade das crianças de 10 meses, tempo de PCR de 45 minutos e prognóstico neurológico favorável de 30%; 70% das indicações de E-RCP foram por causa cardíaca e menos de 5% por causa respiratória.[33]

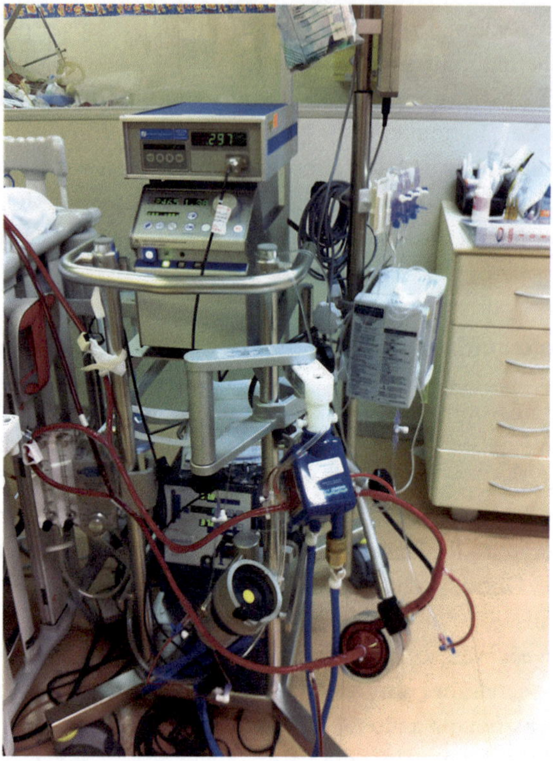

FIGURA 1 Máquina de oxigenação extracorpórea por membrana (ECMO) em uso no Instituto do Coração do Hospital das Clínicas da Faculdade de Medicina da Universidade de São Paulo (InCor-HCFMUSP).

Outro estudo mostrou que o nível de lactato alto após E-RCP é variável e independe de diminuição da sobrevida e bom prognóstico neurológico e que a diminuição do lactato durante ECMO é um importante preditor de bom prognóstico. As condições gastrintestinais e a hipotermia terapêutica também estão associadas a má sobrevida e prognóstico neurológico. Uso de diálise na máquina de ECMO e adrenalina não estão associados a prognósticos.[34]

CONSIDERAÇÕES FINAIS

- Estima-se que a proporção de PCR relacionadas a anestesia seja de 0,1 a 3,4 a cada 10 mil pacientes pediátricos.
- Fatores de risco: crianças abaixo de 1 ano de idade, com comorbidades severas, e crianças submetidas a procedimentos de urgência ou emergência.

- Manobras de RCP de alta qualidade aumentam a chance de sobrevida e reduzem a morbidade.
- Considerar ECMO nas PCR acima de 15 minutos e com etiologia potencialmente reversível.
- O prognóstico cerebral em pacientes sob E-RCP é inconsistente, e sua indicação pelo PALS é restrita a casos específicos.
- A indicação, colocação e manutenção da E-RCP devem ser efetuadas em hospital com equipe multiprofissional experiente e equipamentos adequados pelas potenciais complicações inerentes à ECMO.

REFERÊNCIAS BIBLIOGRÁFICAS

1. Kim DD, Cumino DO, Lima LC. Suporte de vida em pediatria. In: Suporte avançado de vida em anestesia. 2. ed. Sociedade Brasileira de Anestesiologia; 2018. p. 124-40.
2. Habre W, Disma N, Virag K, Becke K, Hansen TG, Jöhr M, et al. Incidence of severe critical events in pediatric anesthesia (APRICOT): a prospective multicentre observational study in 261 hospitals in Europe. Lancet Respir Med. 2017;5(5):412-25.
3. Zgleszewski SE, Graham DA, Hickey PR, Brustowicz RM, Odegard KC, Koka R, et al. Anesthesiologist- and system-related risk factors for risk-adjusted pediatric anesthesia--related cardiac arrest. Anesth Analg. 2016;122(2):482-9.
4. Gonzalez L, Pignaton W, Kusano P, Modolo N, Braz J, Braz L. Anesthesia-related mortality in pediatric patients: a systematic review. Clinics. 2012;67(4):381-7.
5. McGaghie WC, Issenberg SB, Cohen ER, Barsuk JH, Wayne DB. Does simulation-based medical education with deliberate practice yield better results than traditional clinical education? A meta-analytic comparative review of the evidence: Acad Med. 2011;86(6):706-11.
6. Cheng A, Nadkarni VM, Mancini MB, Hunt EA, Sinz EH, Merchant RM, et al. Resuscitation education science: Educational strategies to improve outcomes from cardiac arrest: a scientific statement from the american heart association. Circulation. 2018;138(6):e82--e122.
7. Ambardekar AP, Singh D, Lockman JL, Rodgers DL, Hales RL, Gurnaney HG, et al. Pediatric anesthesiology fellow education: is a simulation-based boot camp feasible and valuable? Paediatr Anaesth. 2016;26(5):481-7.
8. Young KD, Seidel JS. Pediatric cardiopulmonary resuscitation: a collective review. Ann Emerg Med. 1999;33(2):195-205.
9. Naghavi M, Abajobir AA, Abbafati C, Abbas KM, Abd-Allah F, Abera SF, et al. Global, regional, and national age-sex specific mortality for 264 causes of death, 1980–2016: a systematic analysis for the Global Burden of Disease Study 2016. Lancet. 2017;390(10100):1151-210.
10. Girotra S, Spertus JA, Li Y, Berg RA, Nadkarni VM, Chan PS. Survival trends in pediatric in-hospital cardiac arrests: an analysis from get with the guidelines-resuscitation. Circ Cardiovasc Qual Outcomes. 2013;6(1):42-9.
11. Lee JH, Kim EK, Song IK, Kim EH, Kim HS, Kim CS, et al. Critical incidents, including cardiac arrest, associated with pediatric anesthesia at a tertiary teaching children's hospital. Paediatr Anaesth. 2016;26(4):409-17.

12. Disma N, Veyckemans F, Virag K, Hansen TG, Becke K, Harlet P, et al. Morbidity and mortality after anaesthesia in early life: results of the European prospec- tive multicentre observational study, neonate and children audit of anaesthesia practice in Europe (NECTARINE). Br J Anaesth. 2021;126(6):1157-72.
13. Christensen RE, Lee AC, Gowen MS, Rettiganti MR, Deshpande JK, Morray JP. Pediatric perioperative cardiac arrest, death in the off hours: a report from Wake up safe, the pediatric quality improvement initiative. Anesth Analg. 2018;127(2):472-7.
14. Bhananker SM, Ramamoorthy C, Geiduschek JM, Posner KL, Domino KB, Haberkern CM, et al. Anesthesia-related cardiac arrest in children: update from the pediatric perioperative cardiac arrest registry. Anest Analg. 2007;105(2):344-50.
15. Sanabria-Carretero P, Ochoa-Osorio C, Martín-Vega A, Lahoz-Ramón A, Rodríguez-Pérez E, Reinoso-Barbero F, et al. Anesthesia-related cardiac arrest in children. data from a tertiary referral hospital registry. Rev Esp Anestesiol Reanim. 2013;60(8):424-33.
16. Phillips RS, Scott B, Carter SJ, Taylor M, Peirce E, Davies P, et al. Systematic review and meta-analysis of outcomes after cardiopulmonary arrest in childhood. PLoS One. 2015;10(6):1-13.
17. Buis ML, Turner NM. New European Resuscitation Council guidelines for pediatric life support and their implications for pediatric anesthesia: An educational article. Pediatr Anaesth. 2022;32(4):497-503.
18. Geller BJ, Abella BS. Evolving strategies in cardiac arrest management. Cardiol Clin. 2018(36):73-84.
19. Lasa JJ, Jain P, Raymond TT, Minard CG, Topjian A, Nadkarni V, et al. Extracorporeal cardiopulmonary resuscitation in the pediatric cardiac population: in search of a standard of care. Pediatr Crit Care. 2018;19(2):125-30.
20. De Mul A, Nguyen D-A, Doell C, Perez M-H, Cannizzaro V, Karam O. Prognostic evaluation of mortality after pediatric resuscitation assisted by extracorporeal life support. J Ped Intensive Care. 2019;8(2):57-63.
21. Conrad as, Rycus PT. Extracorporeal membrane oxygenation for refractory cardiac arrest. Ann Card Anaesth. 2017;20(Supplement):S4-S10.
22. Laussen PC, Guerguerian AM. Establishing and sustaining an ECPR Program. Front Pediatr. 2018;6:152.
23. Tonna JE, Johnson NJ, Greenwood J, Gaieski DF, Shinar Z, Bellezo JM, et al. Practice characteristics of emergency department extracorporeal cardiopulmonary resuscitation (eCPR) programs in the United States: the current state of the art of emergency department extracorporeal membrane oxygenation (ED ECMO). Resuscitation. 2016:107:38-46.
24. Erdil T, Lemme F, Konetzka A, Cavigelli-Brunner A, Niesse O, Dave H, et al. Extracorporeal membrane oxygenation support in pediatrics. Ann Cardiothorac Surg. 2019;8(1): 109-15.
25. Holmberg MJ, Geri G, Wiberg S, Guerguerian A-M, Donnino MW, Nolan JP, et al. Extracorporeal cardiopulmonary resuscitation for cardiac arrest: a systematic review. Resuscitation. 2018:131:91-100.
26. Maconochie IA, Aickin R, Hazinski MF, Atkins DL, Bingham R, Couto TB, et al. Pediatric Life Support: 2020 International Consensus on Cardiopulmonary Resuscitation and Emergency Cardiovascular Care Science with treatment Recommendations. Circulation. 2020;142(16_suppl_1):S140-S184.
27. Fleeger E, Kleinman M. Pediatric advanced life support (PALS); 2024. In: UpToDate, Connor RF (Ed), Wolters Kluwer.

28. Choi YH, Kim DK, Kang EK, Kim J-T, Na JY, Park B, et al. 2020 Korean guidelines for cardiopulmonary resuscitation. Part 7. Pediatric Adcanced Life Support. Clin Exp Emerg Med. 2021;8(S):S81-S95.
29. Lasa JJ, Rogers RS, Localio R, Shults J, Raymond T, Gaies M, et al. Extracorporeal cardiopulmonary resuscitation (E-CPR) during pediatric in-hospital cardiopulmonary arrest is associated with improved survival to discharge. Circulation. 2016;133(2):165-76.
30. Sood N, Sangari A, Goyal A, Conway JAS. Predictors of survival for pediatric extracorporeal cardiopulmonary resuscitation: a systematic review and meta-analysis. Medicine. 2022;101(39):30860.
31. Barbaro RP, Paden ML, Guner YS, Raman L, Ryerson LM, Alexander P, et al. pediatric extracorporeal life support registry international report 2016. ASAIO J. 2017;63(4):456-63.
32. Tan BKK. Extracorporeal membrane oxygenation in cardiac arrest. Singapore Med. 2017;53:446-8.
33. Farhat A, Ling RR, Jenks CL, Poon WH, Yang IX, Li X, et al. Outcomes of pediatric extracorporeal cardiopulmonary resuscitation: a systematic review and meta-analysis. Crit Care Med. 2021;49(4):682-92.
34. Meert KL, Guerguerian AM, Barbaro R, Slomine BS, Christensen JR, Berger J, et al. Extracorporeal cardiopulmonary resuscitation: one-year survival and neurobehavioral outcome among infants and children with in-hospital cardiac arrest. Crit Care Med. 2019;47(3):393-402.

2

Suporte avançado de vida em pediatria

Vinícius Caldeira Quintão
Norma Sueli Pinheiro Módolo

DESTAQUE DO TEMA

1. A parada cardiorrespiratória (PCR) perioperatória é geralmente presenciada e ocorrerá em um ambiente de suporte avançado de vida.
2. A principal causa de PCR perioperatória em crianças relacionada à anestesia é respiratória.
3. É importante reconhecer os sinais de alerta para prevenir a PCR.
4. A sistematização C-A-B é recomendada para a reanimação cardiopulmonar (RCP) perioperatória, mas recomenda-se estabelecer via aérea avançada o mais precocemente possível.
5. Epinefrina é o fármaco de escolha para todos os ritmos de PCR.
6. Amiodarona ou lidocaína devem ser usados para a PCR refratária.
7. É importante reconhecer as causas reversíveis 8 Hs/8 Ts e fazer o diagnóstico diferencial durante a RCP.

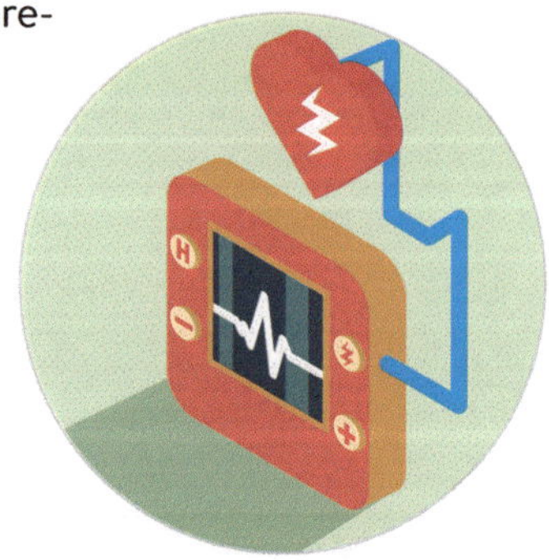

INTRODUÇÃO

A PCR durante o período perioperatório é um evento raro. Em crianças, é ainda mais infrequente. O projeto *Wake Up Safe* relata uma incidência de 0,36/10 mil em uma análise de mais de 1 milhão de casos nos Estados Unidos entre 2010 e 2015.[1] O estudo europeu APRICOT, com mais de 30 mil crianças, relata uma incidência de 0,03%.[2] Já em um estudo brasileiro, em um hospital terciário de ensino, a incidência foi de 20,65 em 10 mil casos.[3] O que explica essa alta incidência, em relação aos demais estudos, é a gravidade dos pacientes, com causas de PCR mais relacionadas à sepse e cardiopatia congênita.

Analisando esses estudos, as principais causas de PCR perioperatória em crianças são as cardiovasculares, como a hemorragia e a hipotensão. Quando se analisam somente as causas relacionadas à anestesia, as causas respiratórias sobressaem, principalmente a obstrução respiratória, como o laringoespasmo e o broncoespasmo grave, e a falha na intubação e/ou oxigenação. O estudo derivado do projeto *Wake Up Safe* descreve como fatores de risco para PCR perioperatória crianças menores de 6 meses, estado físico da American Society of Anesthesiologists (ASA) ≥ 3, cirurgias de emergência e procedimentos à noite e nos fins de semana.[1] Já o estudo brasileiro mostrou como fatores de risco crianças menores de 1 ano, estado físico ASA ≥ 3 e cirurgias de emergência.[3]

AVALIAÇÃO DOS SINAIS DE ALERTA EM PEDIATRIA

A PCR perioperatória é diferente da PCR em outros setores hospitalares e fora do hospital.[4,5] Em geral é presenciada, com o paciente monitorizado e acesso intravenoso. Além disso, os anestesiologistas são especialistas em vias aéreas, tornando essa abordagem mais fácil e assertiva. Outra característica do perioperatório é a disponibilidade de ajuda especializada em situações de crise, como uma PCR.

Sem dúvida, a principal diferença da PCR perioperatória é o reconhecimento precoce de sinais de insuficiência cardiopulmonar que, se não tratados, podem evoluir para PCR.[4,5] Em crianças, o reconhecimento dos sinais de alerta é imprescindível para evitar a PCR, que terá prognóstico bem pior.

Segundo a American Heart Association (AHA), nos protocolos para atendimento em crianças, devemos dividir os sinais de alerta em consciência, respiração e circulação. Essa tríade, também chamada de Triângulo de Avaliação Pediátrica (TAP), é o passo inicial na avaliação de uma criança grave, também chamada de impressão inicial (Figura 1).[6,7]

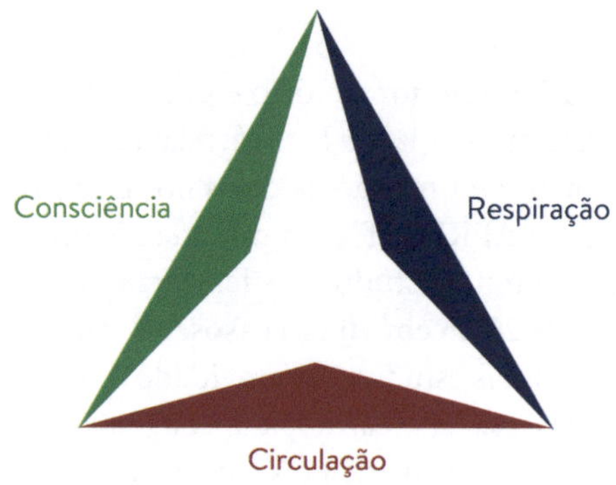

FIGURA 1 Triângulo de Avaliação Pediátrica.

Consciência

Devem-se avaliar o nível de consciência e a interação da criança, lembrando que no período perioperatório essa avaliação pode ser prejudicada devido aos efeitos dos fármacos anestésicos. É importante avaliar o tônus dos membros, o grau de consolabilidade, as características do olhar, fala e choro. Se, durante essa avaliação, a criança não responder, não respirar ou apresentar somente *gasping*, deve-se checar o pulso por no mínimo cinco e no máximo 10 segundos, sendo o pulso braquial ou femoral preferíveis em crianças com menos de 1 ano e pulso carotídeo nas crianças acima de 1 ano.[6,7] Uma maneira prática de avaliar o nível de consciência é o método mnemônico AVDI: A, para alerta; V, para responsivo à voz; D, para responsivo somente à dor; I, inconsciente.[8]

Respiração

O esforço respiratório deve ser avaliado em pacientes sem via aérea avançada. Batimento de asa nasal, retrações ou uso de músculos acessórios são sinais de desconforto respiratório que podem evoluir para insuficiência respiratória e, se não tratada, PCR.

Os sons respiratórios devem ser auscultados. Sibilos, gemidos e estridor são sinais de obstrução de vias aéreas inferiores e superiores, respectivamente. Sibilos indicam broncoespasmo, que, se grave, pode ser causa de PCR perioperatória em crianças. Estridor pode ser por laringoespasmo na indução ou no despertar, situação de crise em anestesia pediátrica que também pode evoluir para PCR perioperatória. Gemidos são sinais importantes de insuficiência respiratória que deve ser prontamente tratada, para evitar insuficiência cardiopulmonar.

Circulação

Na avaliação da circulação, deve-se observar a cor da pele, procurando por palidez, moteamento ou cianose. Pulsos fracos ou ausentes, associados a um tempo de enchimento capilar aumentado, hemorragia significativa ou púrpura, são sinais de choque circulatório que pode evoluir para insuficiência cardiopulmonar, que, se não tratada, evolui para PCR perioperatória. Se a criança apresenta frequência cardíaca (FC) < 60 bpm, deve-se iniciar a RCP.

MANOBRAS DE DESOBSTRUÇÃO DE VIAS AÉREAS

A obstrução das vias aéreas superiores pode ser causa de desconforto respiratório que, se não tratada, pode evoluir para insuficiência respiratória e PCR. A obstrução deve ser abordada primeiramente com manobras manuais, como a tração da mandíbula e a elevação do mento, e prontamente substituída por dispositivos básicos, como as cânulas orofaríngea e nasofaríngea. As manobras de desobstrução das vias aéreas, inclusive por corpos estranhos, serão discutidas com mais detalhes no Capítulo "Via aérea pediátrica".

Verificação de pulso

Em crianças menores de 1 ano de idade, é recomendado palpar o pulso braquial, por ser uma região de fácil acesso e palpação nas crianças dessa faixa. O pulso femoral também pode ser palpado nessa faixa etária. Em crianças maiores de 1 ano de idade, o pulso carotídeo deve ser palpado.[7]

É recomendado palpar o pulso por no mínimo cinco segundos, para detectar pulsos mais bradicárdicos, mas nunca ultrapassar 10 segundos, o que aumentaria o tempo sem compressões torácicas e consequentemente o tempo sem fluxo sanguíneo cerebral.

ATENDIMENTO SISTEMATIZADO C-A-B

Desde 2010, a AHA recomenda o atendimento sistematizado C-A-B, mesmo em crianças em quem os eventos adversos respiratórios são importantes causas de PCR.[7] Recomenda-se iniciar as compressões torácicas [C], seguidas de abordagem das vias aéreas [A], do inglês *airway*, e ventilações [B], do inglês *breathing*.

Em crianças já com as vias aéreas avançadas (intubação traqueal ou dispositivo supraglótico), recomenda-se uma reanimação assíncrona, com compressões torácicas a uma frequência de 100-120 por minuto associadas a uma ventilação a cada 2 a 3 segundos (20 a 30 ventilações por minuto).[9] Quando a criança não tem via aérea avançada e será ventilada somente com máscara facial, recomenda-se uma reanimação síncrona. Se tiver somente um reanimador, recomendam-se 30 compressões para duas ventilações. Se tiver dois reanimadores, recomendam-se 15 compressões para duas ventilações, lembrando que a PCR perioperatória em geral é abordada por mais de um reanimador.

COMPRESSÕES TORÁCICAS EM CRIANÇAS

Em crianças de qualquer faixa etária, recomendam-se compressões torácicas a uma frequência de 100-120 por minuto. Segundo a AHA, mesmo para um recém-nascido, fora de uma unidade neonatal ou sala de parto, recomenda-se a mesma frequência de compressões torácicas.[7] Essas recomendações visam à uniformização do atendimento de crianças de todas as faixas etárias.

Em crianças recomenda-se a compressão de 1/3 do diâmetro anteroposterior do tórax (ou 4 cm abaixo de 1 ano e 5 cm acima de 1 ano). A posição das mãos durante as compressões torácicas também muda, de acordo com a idade da criança. Quando somente um reanimador está fazendo as compressões de crianças menores de 1 ano, recomenda-se usar dois dedos. Se dois reanimadores estão atendendo, recomenda-se envolver a criança com as mãos e usar os polegares. Nessa faixa etária se comprime no centro do tórax (Figura 2). Já em crianças acima de 1 ano, recomenda-se comprimir no terço inferior do esterno com uma ou duas mãos.

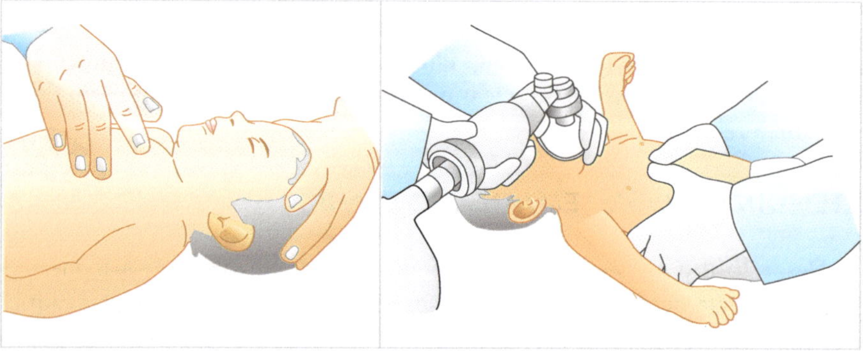

FIGURA 2 Compressões torácicas nas crianças com menos de um ano com um ou dois reanimadores.

DINÂMICA DE ATENDIMENTO DE UMA PCR

Uma reanimação bem-sucedida da criança no ambiente perioperatório exige uma equipe de alto desempenho que não somente domine os conhecimentos técnicos, mas que tenha habilidades não técnicas fundamentais para um desfecho favorável. Os profissionais envolvidos no atendimento da criança em situação crítica no ambiente perioperatório devem mostrar eficácia na comunicação e dinâmica de equipe.[6,7] A equipe de alto desempenho é composta por um líder e demais membros, cada qual com funções bem definidas (Figura 3).

Funções do líder

As principais funções do líder incluem:

- Tomar decisões.
- Atribuir funções aos demais membros.
- Monitorar a atuação dos outros membros.
- Dar *feedback* durante o atendimento.

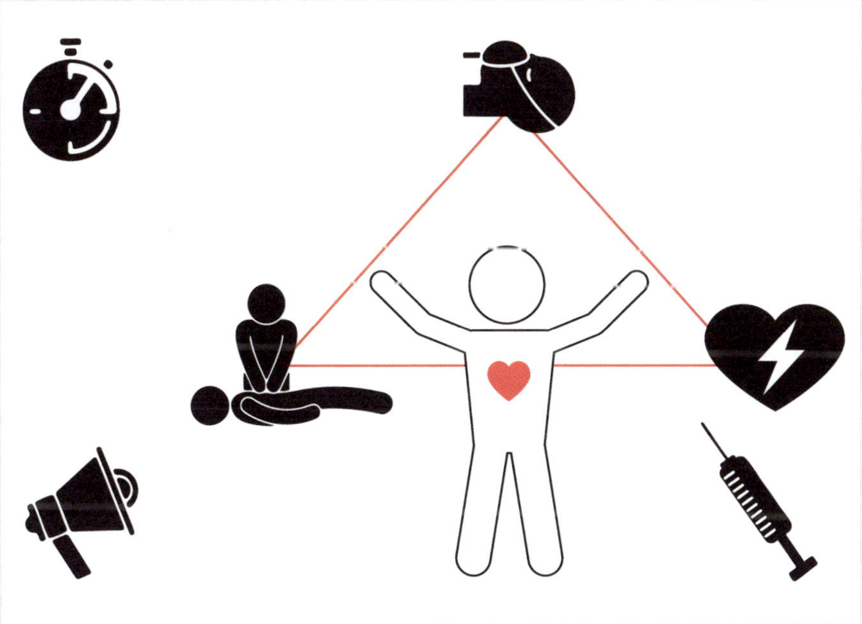

FIGURA 3 Membro da equipe de reanimação de alta *performance*.

- Facilitar o entendimento durante o atendimento.
- Assumir as funções não atribuídas.

Demais funções durante uma PCR

Os outros membros da equipe de *alta performance* durante o atendimento da criança crítica no ambiente perioperatório incluem:

- Vias aéreas: um membro será responsável pela abordagem básica e/ou avançada das vias aéreas, que inclui o acesso às vias aéreas e a ventilação. O líder pode ter de intervir na abordagem das vias aéreas se ele for o mais experiente, ou atribuir essa função para o membro mais experiente da equipe.
- Compressões: um membro será responsável pelas compressões torácicas durante a PCR. Esse membro deverá executar 5 ciclos de compressões alternadas com ventilações, quando o paciente não está com via aérea avançada, ou manter as compressões por 2 minutos, se o paciente estiver com via aérea avançada. Para evitar a fadiga do compressor, ele deverá alternar suas funções com o membro responsável pela monitorização/desfibrilação. A qualidade das compressões, que faz parte da RCP de qualidade, deverá ser monitorada pelo líder.
- Monitorização/desfibrilação: um membro será responsável pela monitorização e desfibrilação, quando indicada. Esse membro irá alternar suas funções com o membro que está nas compressões para evitar a fadiga do último.
- Medicações e acessos: um membro será responsável por providenciar acessos intravenosos ou intraósseo, além de ser responsável pela administração dos fármacos de acordo com as orientações do líder.
- Anotações: um membro será responsável por anotar todos os tempos considerados importantes, como tempo dos ciclos, intervalos de administração dos fármacos e das desfibrilações. Os tempos das interrupções também deverão ser anotados e informados ao líder.

Comunicação efetiva

Para que uma equipe de alto desempenho seja bem-sucedida, é necessário que a comunicação seja efetiva. Recomenda-se que a comunicação aconteça em circuito fechado, ou seja, o membro da equipe comunica sua ação e o líder confirma. Por exemplo:

- Líder: "Administre 10 mcg/kg de adrenalina IV agora seguida de *flush* de 10 mL de solução salina".

- Membro nas medicações: "Administrados 10 mcg/kg de adrenalina IV seguidos de *flush*".
- Líder: "Entendido e obrigado".

As mensagens têm de ser claras, diretas e objetivas, sempre mantendo respeito mútuo e cordialidade entre os membros da equipe. A situação de atendimento de uma criança crítica no ambiente perioperatório já é estressante o suficiente para que aconteçam discussões entre os membros. O líder deve estar atento para que o respeito mútuo e a cordialidade sejam regras durante a *performance* da equipe.

É preciso que todos os membros da equipe façam intervenções construtivas durante o atendimento, principalmente se um erro for detectado, inclusive do líder. Mais uma vez é importante manter o respeito mútuo e a cordialidade durante as intervenções construtivas.

Por fim, é importante que o conhecimento, das técnicas de reanimação e da história do paciente, seja compartilhado entre os membros da equipe. A PCR perioperatória tem a característica de ser, na grande maioria das vezes, presenciada e de causa conhecida. Durante a PCR perioperatória, o líder sabe da história clínica do paciente e deve compartilhá-la com a equipe, assim como um membro da equipe deve compartilhar o que ele sabe da história clínica do paciente. Uma forma sistematizada é a revisão dos 8 Hs e 8 Ts (Tabela 1).[5]

TABELA 1 Diagnósticos diferenciais (8 Hs e 8 Ts)

8 Hs	8 Ts
Hipóxia	Trauma
Hipovolemia	Tamponamento cardíaco
Hipercalemia/hipocalemia	Trombose pulmonar
Hipotermia	Trombose coronariana
Hipoglicemia	Hipertensão pulmonar
Hipervagal	Toxinas
Hipertermia maligna	qT longo
H+ (acidose)	Pneumotórax hipertensivo

ACESSO VENOSO E ENDOTRAQUEAL

O acesso intravenoso (IV) é a primeira opção para a administração de fármacos durante uma PCR, principalmente durante uma PCR perioperatória, em que o acesso intravenoso já está estabelecido na grande maioria dos casos. Em pacientes com insuficiência cardiopulmonar ou já em PCR, a via intraóssea (IO) deve ser estabelecida se o acesso intravenoso não está presente e se não é possível estabelecê-lo imediatamente.[7]

Durante uma PCR, os fármacos devem ser administrados em *bolus* seguidos de *flush* de solução salina de 5 mL para crianças com menos de 10 kg e de 10 mL para crianças acima de 10 kg. De preferência, os fármacos devem ser administrados durante as compressões torácicas.

Pela via intraóssea, pode-se administrar qualquer fármaco ou fluido, inclusive hemocomponentes. O principal sítio de punção é a região anterossuperior da tíbia (Figura 4), sendo que a região distal do fêmur, crista ilíaca anterossuperior ou maléolo medial podem ser alternativas. O acesso intraósseo é contraindicado em ossos fraturados, síndromes que cursam com ossos frágeis ou tentativa anterior no mesmo osso. Assim que a criança for reanimada, um acesso intravenoso deverá ser estabelecido, e o acesso intraósseo deverá ser retirado em até 24 horas após a punção.[6,7,10]

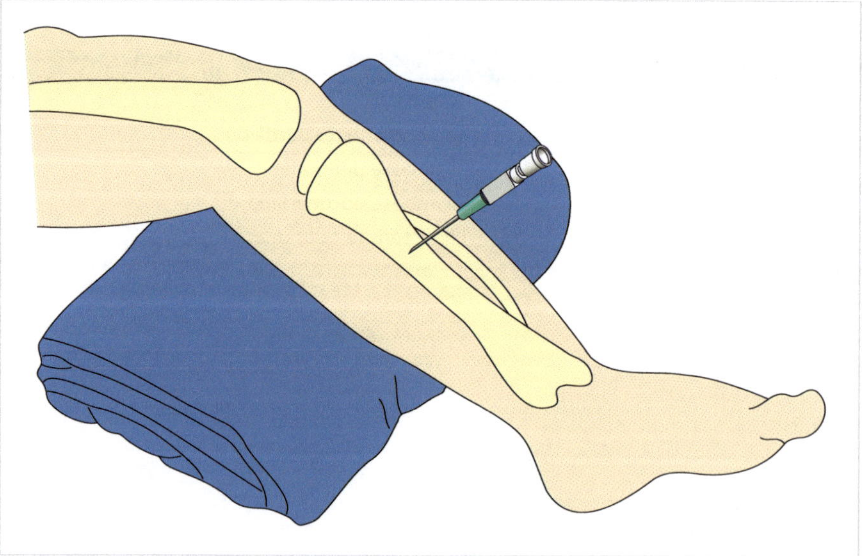

FIGURA 4 Sítio de punção da via intraóssea: região anterossuperior da tíbia.

A última opção para a administração de fármacos durante uma PCR é a via endotraqueal. Fármacos lipossolúveis podem ser administrados. O acrônimo ANEL lembra os fármacos que podem ser usados por essa via: atropina, naloxona, epinefrina e lidocaína. A dose da epinefrina deve ser 10 vezes a dose por via IO/IV, e as doses dos outros fármacos, duas a três vezes a dose IO/IV. Recomenda-se suspender as compressões torácicas brevemente, instilar o fármaco seguida de instilação de 5 mL de solução salina e cinco ventilações rápidas.[7]

IDENTIFICAÇÃO DE RITMO CHOCÁVEL E NÃO CHOCÁVEL[6]

Os ritmos de PCR perioperatória em crianças são divididos em chocáveis e não chocáveis, igual aos adultos. Os ritmos chocáveis podem ser fibrilação ventricular (FV) ou taquicardia ventricular sem pulso (TVSP). Os ritmos não chocáveis podem ser assistolia ou atividade elétrica sem pulso (AESP). Como em crianças bradicárdicas com FC menor que 60 bpm e com sinais de insuficiência cardiopulmonar, é recomendado iniciar RCP, esse ritmo também pode ser considerado de PCR perioperatória em crianças. Em crianças, no período perioperatório, é mais comum PCR com ritmos não chocáveis.

DESFIBRILAÇÃO[6,7]

A desfibrilação somente é indicada para ritmos chocáveis, como a FV e TVSP. Em crianças menores de 1 ano (ou ≤ 10 kg), é recomendado o uso de pás infantis de 4,5 cm. Em crianças acima de 1 ano (ou > 10 kg), podem-se usar as pás de adultos, que podem ter entre 8 e 13 cm. Os desfibriladores modernos já têm as duas pás, sendo as infantis encaixadas embaixo das pás de adultos (Figura 5). O DEA (desfibrilador externo automático) pode ser usado em qualquer faixa etária, mas de preferência devem-se usar pás infantis ou com redutor de carga. A dose do primeiro choque é de 2 J/kg. Se for necessário um segundo choque, deve-se dobrar a dose, 4 J/kg. Os choques subsequentes serão com doses maiores de 4 J/kg, sendo a dose máxima de 10 J/kg ou a dose para adultos.

CONTROLE DA VIA AÉREA

Causas respiratórias, como o laringoespasmo, broncoespasmo grave e falha no controle das vias aéreas, são causas importantes de PCR perioperatória em crianças. É importante garantir uma boa ventilação e oxigenação da criança durante a PCR perioperatória. Se o reanimador não for experiente com vias aéreas em Pediatria, uma ventilação com máscara facial será recomendada; mas, se um

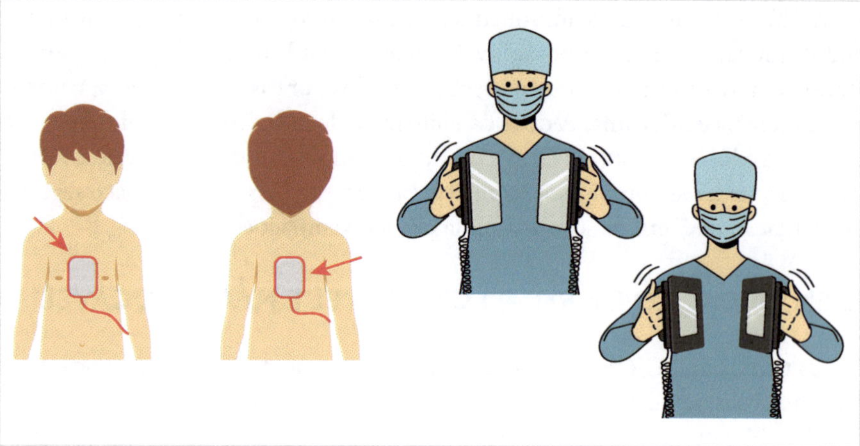

FIGURA 5 Locais das pás adesivas de desfibrilação em crianças e pás do desfibrilador manual com tamanhos infantil e adulto.

dos membros da equipe for experiente, será recomendado garantir uma via aérea avançada, que inclui os dispositivos supraglóticos e a intubação orotraqueal. Recomenda-se fazer intubação com tubos com balonete para diminuir a chance de troca do tubo e laringoscopias repetidas.[9] Com a via aérea avançada, a RCP será mais bem monitorizada com a capnografia e a oxigenação estará mais garantida, excluindo uma das causas reversíveis, o "H" de hipóxia. Além disso, podem-se administrar fármacos pelo tubo endotraqueal na impossibilidade de obter acesso intravenoso ou intraósseo. O controle das vias aéreas é mais bem discutido no Capítulo "Via aérea pediátrica".

QUALIDADE DA RCP[11]

Para um suporte avançado de vida em pediatria, é imprescindível um bom suporte básico de vida. E, para um bom suporte básico de vida, é importante manter uma RCP de qualidade. Uma RCP de qualidade inclui comprimir o tórax rápido e forte, sendo a frequência de compressão torácica entre 100 e 120 por minuto em qualquer faixa etária. O tórax deve ser comprimido até 1/3 do diâmetro anteroposterior, que na criança com menos de 1 ano significa 4 cm e, na criança acima de 1 ano, 5 cm. É recomendado deixar o tórax voltar à posição anterior para permitir o enchimento cardíaco.

A ventilação deve ser realizada a cada 2 a 3 segundos, ou 20 a 30 ventilações por minuto, quando a RCP está assíncrona devido à via aérea avançada.[9] A ventilação deve ser em 1 segundo, tempo suficiente para ver o tórax elevar. Deve-se evitar ao máximo a hiperventilação e, se a criança não está com a via aérea avançada, aspirar o estômago se este estiver distendido. Todas as interrupções devem ser minimizadas para no máximo 10 segundos (Tabela 2).

TABELA 2 Resumo da reanimação cardiopulmonar (RCP) de qualidade em pediatria

Compressões torácicas a uma frequência de 100 a 120 por minuto em todas as faixas etárias
Em crianças até 1 ano ou 10 kg, comprimir 4 cm do diâmetro anteroposterior do tórax (1/3 do diâmetro anteroposterior)
Em crianças acima de 1 ano, comprimir 5 cm do diâmetro anteroposterior do tórax (1/3 do diâmetro anteroposterior)
Permitir o retorno completo do tórax durante as compressões
Minimizar as interrupções para no máximo 10 segundos
Evitar a hiperventilação (via aérea avançada: 20 a 30 ventilações/minuto)
Se necessário, aspirar o estômago para melhorar a ventilação
Cada ventilação em 1 segundo, o necessário para ver a elevação do tórax
Monitorizar a capnografia

FÁRMACOS UTILIZADOS DURANTE UMA RCP

A epinefrina é o fármaco de escolha durante a PCR perioperatória em crianças.[6] A dose é de 10 $mcg.kg^{-1}$ e deve ser repetida em intervalos de 3 a 5 minutos. Por questões práticas, recomenda-se administrar a epinefrina a cada 4 minutos, que equivale a dois ciclos de 2 minutos de uma RCP. A diluição recomendada da epinefrina é de uma ampola, que contém 1.000 mcg/1 mL com 9 mL de solução salina, resultando na solução final de 100 $mcg.mL^{-1}$. Com essa diluição, administra-se 1 mL da solução final para cada 10 kg de peso. Em crianças menores de 10 kg, recomenda-se utilizar seringa de 1 mL. A atropina não é mais indicada durante uma PCR, reservada somente para tratamento de bradicardia por estímulo vagal.

A amiodarona é indicada para FV ou TVSP refratárias ao terceiro choque e primeira dose de epinefrina. Deve ser administrada em *bolus* na dose de 5 $mg.kg^{-1}$ e pode ser repetida até duas vezes. Em 2018, a AHA publicou suas atualizações e ratificou a recomendação de 2015 em que a lidocaína pode substituir a amiodarona no tratamento da FV ou TVSP refratária do terceiro choque e primeira dose de epinefrina. A lidocaína deve ser administrada em *bolus* na dose de 1 $mg.kg^{-1}$ e seguir uma manutenção de 20 a 50 $mcg.kg^{-1}.min^{-1}$; o *bolus* pode ser repetido se a infusão contínua não iniciar em 15 minutos do primeiro *bolus*.[12]

O sulfato de magnésio é indicado para tratamento de TVSP tipo *torsades de pointes*. A dose é de 25 a 50 $mg.kg^{-1}$ em *bolus*, sendo dose máxima de 2 g.[7] Cálcio somente deve ser administrado se hipocalcemia ionizada documentada, sendo a dose do cloreto de cálcio de 20 $mg.kg^{-1}$ e do gluconato de cálcio, 60 $mg.kg^{-1}$.[13]

O bicarbonato de sódio somente deve ser administrado em casos de hipercalemia, hipermagnesemia ou intoxicação por bloqueadores de canais de sódio. Uma forma prática de calcular a dose em mEq é: (0,3 × peso em kg × excesso de base) ou 1 $mEq.kg^{-1}$ (Tabela 3).[7]

TABELA 3 Fármacos e doses no suporte avançado em pediatria

Epinefrina	10 $mcg.kg^{-1}$ (a cada 3 a 5 minutos)
Amiodarona	5 $mg.kg^{-1}$ (pode repetir até duas vezes)
Lidocaína	Ataque: 1 $mg.kg^{-1}$ Manutenção: 20-50 $mcg.kg^{-1}.min^{-1}$ (pode repetir *bolus* depois de 15 minutos do primeiro)
Sulfato de magnésio	25-50 $mg.kg^{-1}$ (máximo 2 g)[7]
Cálcio	20 $mg.kg^{-1}$ (cloreto Ca^{2+}) ou 60 $mg.kg^{-1}$ (gluconato Ca^{2+})
Bicarbonato de sódio	(0,3 x peso em kg x excesso de base) ou 1 $mEq.kg^{-1}$

A Figura 6 mostra um algoritmo de RCP adaptado para o ambiente perioperatório em pediatria.

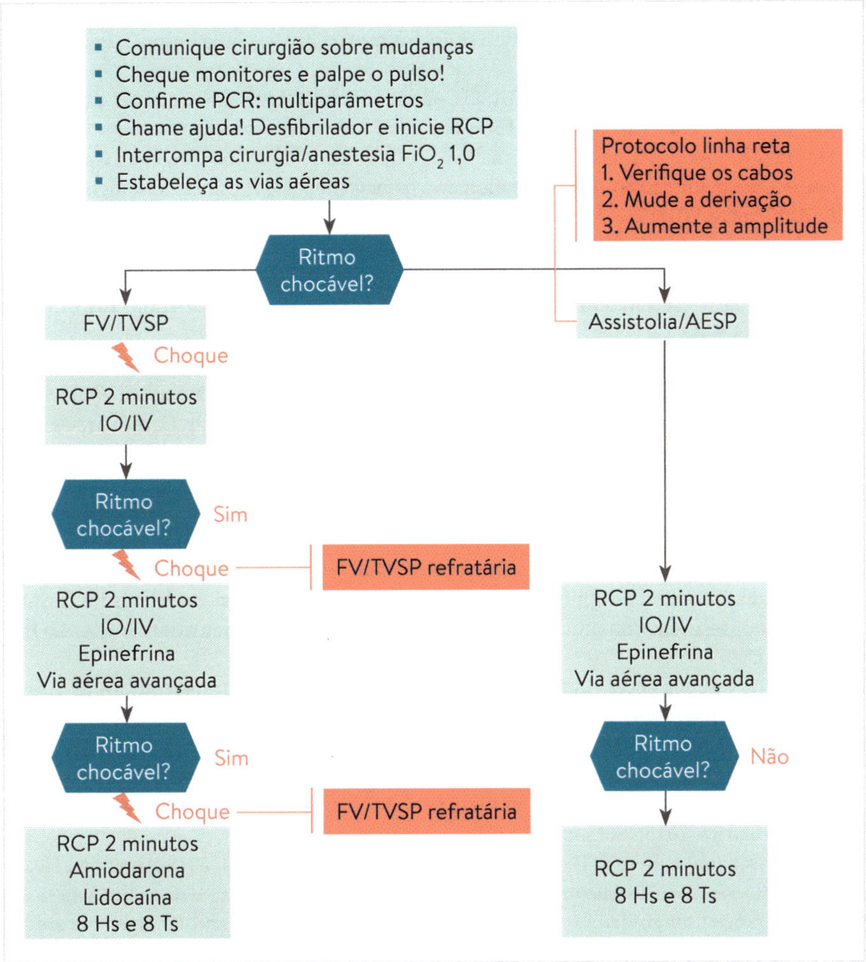

FIGURA 6 Algoritmo de reanimação cardiopulmonar (RCP) adaptado para o ambiente perioperatório.

REFERÊNCIAS BIBLIOGRÁFICAS

1. Christensen RE, Lee AC, Gowen MS, Rettiganti MR, Deshpande JK, Morray JP. Pediatric perioperative cardiac arrest, death in the off hours: a report from Wake Up Safe, The Pediatric Quality Improvement Initiative. Anesth Analg. 2018;127(2):472-7.
2. Habre W, Disma N, Virag K, Becke K, Hansen TG, Jöhr M, et al. Incidence of severe critical events in paediatric anaesthesia (APRICOT): a prospective multicentre observational study in 261 hospitals in Europe. Lancet Respir Med. 2017;5(5):412-25.

3. Gonzalez LP, Braz JR, Módolo MP, de Carvalho LR, Módolo NS, Braz LG. Pediatric perioperative cardiac arrest and mortality: a study from a tertiary teaching hospital. Pediatr Crit Care Med. 2014;15(9):878-84.
4. Moitra VK, Gabrielli A, Maccioli GA, O'Connor MF. Anesthesia advanced circulatory life support. Can J Anaesth. 2012;59(6):586-603.
5. Moitra VK, Einav S, Thies KC, Nunnally ME, Gabrielli A, Maccioli GA, et al. Cardiac arrest in the operating room: resuscitation and management for the anesthesiologist: Part 1. Anesth Analg. 2018;127(3):e49-e50.
6. de Caen AR, Berg MD, Chameides L, Gooden CK, Hickey RW, Scott HF, et al. Part 12: Pediatric advanced life support: 2015 American Heart Association guidelines update for cardiopulmonary resuscitation and emergency cardiovascular care. Circulation. 2015;132(18 Suppl 2):S526-42.
7. Kleinman ME, Chameides L, Schexnayder SM, Samson RA, Hazinski MF, Atkins DL, et al. Part 14: pediatric advanced life support: 2010 American Heart Association Guidelines for Cardiopulmonary Resuscitation and Emergency Cardiovascular Care. Circulation. 2010;122(18 Suppl 3):S876-908.
8. Hoffmann F, Schmalhofer M, Lehner M, Zimatschek S, Grote V, Reiter K. Comparison of the AVPU Scale and the pediatric GCS in prehospital setting. Prehosp Emerg Care. 2016;20(4):493-8.
9. Topjian AA, Raymond TT, Atkins D, Chan M, Duff JP, Joyner BL, et al. Part 4: Pediatric basic and advanced life support: 2020 American Heart Association guidelines for cardiopulmonary resuscitation and emergency cardiovascular care. Circulation. 2020;142(16_suppl_2):S469-S523.
10. Anson JA. Vascular access in resuscitation: is there a role for the intraosseous route? Anesthesiology. 2014;120(4):1015-31.
11. Atkins DL, Berger S, Duff JP, Gonzales JC, Hunt EA, Joyner BL, et al. Part 11: Pediatric basic life support and cardiopulmonary resuscitation quality: 2015 American Heart Association guidelines update for cardiopulmonary resuscitation and emergency cardiovascular care. Pediatrics. 2015;136(Suppl2):S167-75.
12. Duff JP, Topjian A, Berg MD, Chan M, Haskell SE, Joyner BL, et al. 2018 American Heart Association focused update on pediatric advanced life support: an update to the American Heart Association guidelines for cardiopulmonary resuscitation and emergency cardiovascular care. Circulation. 2018;138(23):e731-e9.
13. Gngadharan S, Nawathe P, Schleien CL. Cardiopulmonary resuscitation. In: Coté CJ, Lerman J, Anderson B, editores. A practice of anesthesia for infants and children. 6. ed. Elsevier; 2019.

3

Habilidades não técnicas

Débora de Oliveira Cumino
Fabiane Barbero Klem
Tatiana Saruhashi Jacobucci

DESTAQUE DO TEMA

1. Habilidades não técnicas são definidas como comportamentos que afetam o desempenho do indivíduo e sua relação com outras pessoas, contribuindo para uma *performance* mais segura e eficiente da equipe. No entanto, é notória a deficiência de treinamentos de habilidades não técnicas durante a formação médica.
2. A capacidade de adquirir essas habilidades não é construída de maneira educacional habitual, mas normalmente exige dedicação, autorreflexão e autodesenvolvimento.
3. A comunicação não violenta é uma abordagem que transforma a maneira como nos comunicamos, promovendo empatia, compreensão mútua e resolução pacífica de conflitos.
4. O objetivo do *Crisis Resource Management* é coordenar a utilização de todos os recursos disponíveis, incluindo recursos humanos e suas habilidades, para proporcionar o melhor atendimento possível ao paciente durante situações críticas.

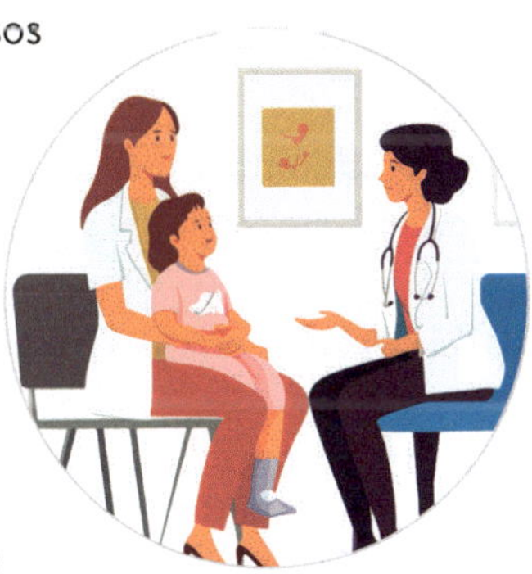

5. O *debriefing* é um processo estruturado de *feedback*, utilizado nas metodologias ativas de aprendizado e no ensino baseado em simulações. Também pode ser aplicado como estratégia de abordagem para profissionais envolvidos em eventos adversos graves.

INTRODUÇÃO

Atualmente, com a incorporação de múltiplos equipamentos e dispositivos no atendimento ao paciente, além dos processos e fluxos institucionais e do crescente uso da inteligência artificial, notamos que a habilidade técnica isolada não é suficiente para um bom atendimento e convívio interpessoal no ambiente de trabalho. Atualmente, o termo "habilidades não técnicas", ou *soft skills*, é utilizado em diversas áreas e profissões, mas o conceito surgiu dentro da aviação na busca por melhorias em segurança. Habilidades não técnicas podem ser definidas como comportamentos que afetam o desempenho do indivíduo e sua relação com outras pessoas, de modo a contribuir para uma *performance* mais segura e eficiente da equipe. Essas habilidades tendem a otimizar o conhecimento técnico por meio de melhorias na tomada de decisão, no trabalho em equipe, na liderança e no manejo do estresse do grupo.

As habilidades não técnicas compreendem diversas aptidões, como capacidade de comunicação, empatia perante a equipe, o paciente e a família, liderança, trabalho em equipe, gerenciamento de estresse e inteligência emocional; também incluem conceitos como vigilância, antecipação, comunicação clara e coordenação de equipe, fatores importantes na redução da incidência de erros e acidentes. Nos últimos anos, esses conceitos ganharam força dentro das áreas da saúde, em especial na medicina, com o aumento da preocupação das instituições com relação à qualidade e segurança do paciente, porém ainda é evidente a deficiência de treinamentos dessas *soft skills* durante a formação médica.

A capacidade de desenvolver e treinar essas habilidades não ocorre de maneira educacional convencional, mas normalmente envolve metodologias ativas que demandam dedicação, autorreflexão e autodesenvolvimento. A importância de aperfeiçoar habilidades não técnicas em equipes de alta *performance* é indiscutível, já que observamos que as equipes que se dedicam a esse aprendizado possuem maiores índices de satisfação do paciente, melhoram a segurança e diminuem o risco de complicações, além de contribuir para um ambiente de trabalho mais positivo.

Este capítulo trará técnicas para auxiliar no desenvolvimento de *soft skills* tanto individuais como em grupo.

HABILIDADES NÃO TÉCNICAS

Comunicação não violenta

"A comunicação é a base do desenvolvimento da sociedade humana, criando relações humanas e construindo a capacidade do ser humano em criar estórias e construir a história" (Yuval Harari). Mas, para a comunicação ser expressa propriamente, é necessário considerar a existência de elementos fundamentais como: quem a envia, quem a recebe, a mensagem em si, o canal no qual ela é enviada, sua codificação e o contexto em que todos esses elementos estão inclusos. Se qualquer um desses elementos são insuficientes ou inefetivos, resultará em algum tipo de conflito. Assim, para sermos efetivos em nossa comunicação, podemos utilizar a comunicação não violenta (CNV). Desenvolvida pelo psicólogo Marshall Rosenberg, a CNV consiste em abordagem que busca transformar a forma como nos comunicamos, promovendo empatia, compreensão mútua e resolução pacífica de conflitos.

A CNV se baseia em quatro princípios:

- Observação: descrever os fatos de forma objetiva, sem julgamentos.
- Sentimentos: expressar como os fatos nos fazem sentir, sem generalizações.
- Necessidades: identificar as necessidades universais por trás dos nossos sentimentos.
- Pedidos: fazer pedidos claros e positivos, que atendam às nossas necessidades e respeitem as dos outros.

É fundamental praticar e abordar as situações com CNV, tanto para resolver conflitos na equipe como para lidar com a ansiedade do paciente ou de seus familiares em relação ao processo de hospitalização como um todo. Levando em consideração os princípios da CNV, pode-se construir um diálogo em 4 pilares: ouvir ativamente o interlocutor, dando atenção plena ao que o paciente ou o que o colega de trabalho está dizendo, sem interromper. Após, empatizar com o seu interlocutor, entendendo e compreendendo os sentimentos e evitando qualquer tipo de julgamento pessoal. As perguntas devem ser abertas para que o interlocutor se sinta à vontade para se expressar e compartilhar as suas preocupações. E sempre utilizar uma linguagem clara e simples, pois alguns termos e jargões não são de total compreensão do outro.

A CNV deve ser a base de qualquer interlocução, principalmente em ambientes críticos, durante o manejo de situações de crise e nos momentos de *feedback*.

TÉCNICAS DE ENSINO E TREINAMENTO

ANTS é uma sigla da expressão em inglês para *anesthetists non technical skills*, e essa conceituação surgiu primeiramente por Flin et al. (2010) para criar um método de ensino e avaliação de habilidades não técnicas para novos anestesistas. A base para a criação desse método, já citada neste capítulo, foi a aviação e a capacitação de pilotos para manejo de crises. Podemos dividir essa avaliação em 4 elementos, explicados na Tabela 1.

TABELA 1 Avaliação de habilidades não técnicas

Categorias	Elementos
Gerenciamento de tarefas	Planejamento e preparação
	Priorização
	Estabelecimento e manutenção de padrões
	Identificação e utilização de recursos
Trabalho em equipe	Coordenação de atividades com membros da equipe
	Troca de informações
	Utilização de fala e comportamento assertivo
	Avaliação de capacidades
	Apoio a outros
Percepção situacional	Coleta de informações
	Reconhecimento e compreensão
	Antecipação de eventos críticos
Tomada de decisão	Identificação de opções
	Equilíbrio de riscos e seleção de opções
	Reavaliação

Alguns exemplos de bons marcadores comportamentais incluem capacidade de discutir o caso com cirurgiões ou colegas, confirmar papéis de cada membro da equipe, assim como suas responsabilidades e capacidades, considerar as necessidades dos outros e cooperação mútua para alcançar objetivos. Os marcadores comportamentais fornecem exemplos concretos de como cada elemento pode ser observado e avaliado em um contexto real. Por exemplo, um anestesista que demonstra boa percepção situacional é aquele que antecipa possíveis complicações e ajusta o plano de ação de acordo. Em resumo, esse quadro oferece um guia prático para avaliar as habilidades não técnicas em anestesistas, essenciais para garantir a segurança do paciente e a eficácia do procedimento.

MANEJO DE CRISE – CRM

A investigação de acidentes aéreos mostrou que a maior parte dos erros ocorre por falha no trabalho em equipe, e não por falta de conhecimento teórico ou técnico dos indivíduos. Sendo assim, surgiu a preocupação de desenvolver treinamentos focados em otimizar o trabalho em equipe, por meio de princípios como liderança, comunicação e utilização de recursos. Em um cenário de trabalho

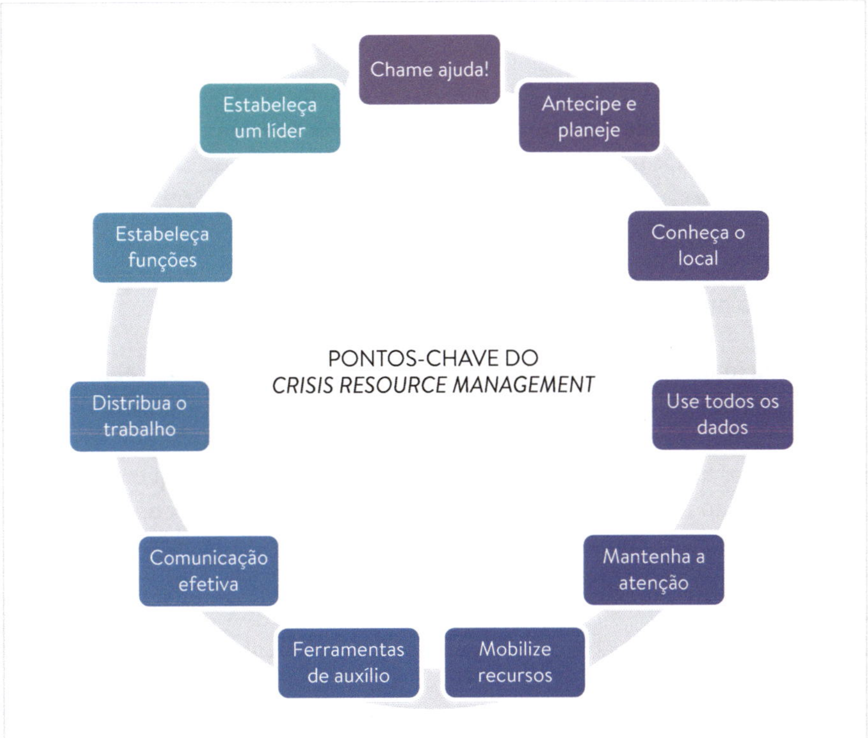
Chame ajuda!
Antecipe e planeje
Conheça o local
Use todos os dados
Mantenha a atenção
Mobilize recursos
Ferramentas de auxílio
Comunicação efetiva
Distribua o trabalho
Estabeleça funções
Estabeleça um líder
PONTOS-CHAVE DO
CRISIS RESOURCE MANAGEMENT

FIGURA 1 Diagrama com os pontos-chave do *Crisis Resource Management*.

complexo como a anestesiologia, muitas vezes é necessário tomar decisões rápidas em condições de estresse, e, pelas semelhanças com a aviação, foi sugerida a adaptação do CRM para a anestesiologia. O objetivo é coordenar e utilizar todos os recursos disponíveis, o que inclui pessoas e suas habilidades, para proporcionar o melhor atendimento possível ao paciente.

Chame por ajuda cedo

Chamar por ajuda o mais precoce possível possibilita que o apoio chegue a tempo de fazer diferença dentro do cenário de crise. É preciso ter em mente que, independentemente do local, a ajuda irá demorar alguns minutos para chegar. Conhecer as próprias limitações e chamar por ajuda é reflexo de competência, é uma demonstração de respeito e senso de responsabilidade em relação à segurança do paciente. A recomendação é chamar ajuda precocemente na crise ou na suspeita dela, sendo melhor errar por pedir mais ajuda do que atrasar o atendimento.

Antecipe e planeje

Antecipar dificuldades permite o planejamento de possíveis soluções, caso os problemas realmente aconteçam. O ideal é que isso seja feito antes da crise, no momento de menor trabalho e maior tranquilidade. Isso evita surpresas durante situações de crise, ajudando a reduzir o estresse no momento em que o foco do anestesiologista será mais necessário.

Conheça o ambiente e seus recursos

O manejo da crise se inicia antes mesmo que a situação aconteça, incluindo consciência situacional, ou seja, conhecer o ambiente naquele momento. É fundamental saber como os recursos funcionam e onde estão alocados. Isso inclui tanto recursos humanos como dispositivos e equipamentos. Saber quem é possível chamar, quanto tempo essa ajuda irá demorar, além de conhecer as habilidades de cada membro da equipe e onde cada um pode atuar; essa consciência agiliza o atendimento, reduz o estresse na crise tanto para o líder quanto para os outros colaboradores.

Além disso, apenas saber que determinado equipamento está disponível pode não ser suficiente em um cenário de urgência. É importante saber onde está e como é usado, e assim podem-se economizar minutos preciosos no atendimento.

Use todas as informações disponíveis

Um cenário de crise, em geral, acontece após a deterioração do quadro clínico do paciente, envolvendo inúmeras variáveis e possíveis diagnósticos. É fundamental que o líder tenha acesso a todas as informações para realizar o diagnóstico e iniciar o tratamento o mais rápido possível. É importante lembrar que, em situações de crise, a mente humana tende a desconsiderar informações que parecem não fazer sentido; dessa forma, erros cognitivos podem ocasionar imprecisões nos diagnósticos. Assim, recomenda-se que as informações sejam checadas e revisitadas ao longo do atendimento por meio da reavaliação contínua do cenário.

Alocação da atenção de forma consciente

É muito importante ter consciência de que a atenção humana é limitada e que a distração de múltiplas tarefas pode acarretar erros no atendimento. Sistematizar o pensamento e ações através de uma ordem ou sequência, como na ressuscitação cardiopulmonar ou no trauma, pode ajudar. Outro exercício recomendado é alternar a atenção entre detalhes e o todo, o que muitas vezes acontece é que a atenção fica focada em uma única informação e o profissional perde a visão ampla do cenário. Evitar distrações e redirecionar a atenção constantemente é fundamental para evitar os erros de fixação e, assim, evitar que informações sejam perdidas.

Mobilize os recursos disponíveis

Pense em todos os recursos que podem ajudar na situação de crise; isso inclui recursos humanos e equipamentos. Chamar colegas mais experientes que estejam no centro cirúrgico ou utilizar os equipamentos disponibilizados pela instituição, mas que não estão em sala, são formas de otimizar o atendimento e que nem sempre são lembradas no momento de maior estresse.

Uso de auxílio cognitivo

Em situações de crise, sistematizar o atendimento é a melhor forma de otimizar o cuidado e evitar que etapas importantes sejam esquecidas. Porém, o estresse é um fator muito importante e pode prejudicar o desempenho cognitivo de qualquer pessoa. Os auxílios cognitivos têm o objetivo de facilitar a sistematização do atendimento, evitando que qualquer etapa seja perdida e possibilitando que a mente do líder fique focada no diagnóstico e tratamento das condições prioritárias. Recomenda-se que o líder esteja familiarizado com o conteúdo, formato e localização do auxílio cognitivo antes da situação de crise. Existem diversos auxílios cognitivos, úteis no momento da crise, antes ou depois no *debriefing*, disponibilizados impressos ou em plataformas eletrônicas. Um excelente exemplo é o Pedi Crisis App®, da Society for Pediatric Anesthesia (https://pedsanesthesia.org/pedi-crisis-app/).

Comunicação efetiva

Comunicação é a chave para o sucesso no atendimento de situações de crise, devendo ser clara e objetiva. Um bom trabalho em equipe depende da sincronia dos participantes e de comunicação eficaz, permitindo que todos saibam o que está acontecendo, o que precisa ser feito e o que já foi feito. Comunicação em alça fechada é a forma mais efetiva de garantir que a mensagem transmitida foi recebida e que a ação solicitada foi realizada com sucesso, por isso é importante incentivar a equipe a confirmar tarefas realizadas. Nesse momento, conhecer as pessoas para endereçar diretamente as solicitações é muito importante.

Distribuição de tarefas

Uma das atribuições do líder é distribuir as tarefas entre os membros da equipe de acordo com a capacidade de cada um, permitindo que eles saibam suas responsabilidades e ajudando a evitar que alguma tarefa solicitada não seja executada. É responsabilidade dos membros da equipe sinalizar ao líder caso a tarefa atribuída esteja fora de seu escopo de atuação ou se houver alguma limitação física e/ou emocional que impeça um bom desempenho. A divisão de tarefas deve ser revisada durante o atendimento para identificar sinais de sobrecarga ou de dificuldade de algum membro. Recomenda-se que o líder não realize tarefas manuais, a fim de manter seu foco na observação do cenário e na coordenação das atividades do grupo.

Estabeleça funções

Cada membro da equipe deve estar ciente da sua função e precisa estar apto para ela; em caso de dúvida, pergunte ativamente para confirmar a sua atribuição. Todos devem colaborar com o líder e realizar suas tarefas da melhor maneira possível, além de intervir se as decisões do líder não forem benéficas para o paciente. Uma boa comunicação no grupo, livre de julgamentos, possibilita que todos se sintam confortáveis para participar e contribuir com sugestões e ideias. Todos são igualmente responsáveis pelo cuidado do paciente; atritos e diferenças entre membros da equipe são discutidos após o término do cuidado.

Estabeleça um líder

É importante sinalizar com clareza o indivíduo que assumirá a liderança do atendimento, e, caso isso não esteja claro, os demais membros da equipe devem perguntar ativamente quem assumirá esse papel. Toda a equipe precisa de um líder, alguém para centralizar as informações, distribuir tarefas e coordenar as ações de forma clara e objetiva, mas isso não significa que a responsabilidade pelo atendimento seja exclusivamente dessa pessoa. Estes são os 11 pontos principais do CRM, mas alguns autores sugerem outros aspectos que podem melhorar o atendimento:

- Reavaliação constante: o estado clínico do paciente pode se alterar em situações de urgência, tornando essencial a vigilância em relação a pequenas mudanças, sem se fixar em diagnósticos e tratamentos precoces. A reavaliação contínua e dinâmica permite a inclusão rápida de novas informações e ajustes no raciocínio clínico, o que pode beneficiar o tratamento do paciente.

- Prevenção e manejo de erros de fixação: as ações humanas são moldadas por representações mentais da situação atual; se essas representações forem imprecisas, as ações também serão. Erros de fixação podem surgir em crises de diversas maneiras, como focar excessivamente em um diagnóstico e não considerar alternativas, desconsiderar uma condição mais grave por não querer aceitar essa possibilidade ou não reconhecer uma emergência por supor que ela não poderia ocorrer. Uma estratégia para superar um erro de fixação é buscar a opinião de um colega que não esteve envolvido no caso, tomando cuidado para não direcionar seu raciocínio de forma tendenciosa. Quando isso não é viável, recomenda-se mudar a perspectiva e reexaminar o caso desde o início para identificar detalhes que possam ter passado despercebidos.
- Dupla checagem: em situações de estresse, a mente pode não funcionar da maneira habitual, e é importante ter consciência de que a memória pode falhar. Por isso, é fundamental verificar as informações e as ações realizadas mais de uma vez, em busca de potenciais erros.
- Aproveitamento eficaz do trabalho em equipe: trabalhar em equipe pode ser mais desafiador do que se imagina, pois envolve mais do que apenas reunir pessoas para a cooperação. É crucial que a equipe se conheça, mantenha uma boa comunicação e cada membro compreenda seu papel no grupo. A eficácia de uma equipe é maior quando cada integrante conhece suas funções e sabe como executá-las corretamente – ainda que essa divisão de responsabilidades nem sempre possa ser realizada antes de uma crise. Assim, o *debriefing* torna-se extremamente valioso, proporcionando uma oportunidade de aprendizado.
- Definição contínua de prioridades: situações de crise são dinâmicas, com o surgimento de novas informações e sinais ou sintomas durante o atendimento, por isso a tomada de decisão do líder deve ser flexível e ágil. A prioridade é manter os sinais vitais estáveis ou o mais próximo possível dessa condição, enquanto diagnósticos e tratamentos podem ser reavaliados e ajustados conforme necessário.

DEBRIEFING

O conceito de *debriefing*, que se originou no contexto militar, refere-se ao relatório elaborado após uma missão. Esse documento é criado por um dos participantes, e, a partir da análise das informações contidas nele, são desenvolvidas estratégias para futuras missões ou exercícios de treinamento e aprendizagem, abrangendo objetivos tanto operacionais quanto educacionais.

Com o tempo, o *debriefing* se expandiu para além do ambiente de combate e educacional, também adotado em ambientes clínicos, como uma técnica terapêutica e psicológica voltada para a mitigação de danos em situações traumáticas.

Ao reconstruir os eventos em grupo, os participantes conseguem compreender e reinterpretar o que ocorreu, permitindo que novas estratégias sejam elaboradas tanto pelo grupo quanto por seus líderes.

Na medicina, o *debriefing* é aplicado como uma abordagem terapêutica para profissionais envolvidos em eventos adversos graves, além de ser uma técnica de aprendizado no ensino baseado em simulações.

Embora existam diversas técnicas e abordagens para o *debriefing*, há uma premissa fundamental e uma estrutura comum. Essa premissa envolve a responsabilidade ética dos facilitadores em criar um ambiente de confidencialidade, segurança, respeito e abertura para a troca de experiências, a fim de proteger a autoestima dos participantes. Um ambiente de apoio é essencial para que os envolvidos se sintam à vontade para compartilhar suas dificuldades e, assim, aprender com as simulações ou com os eventos adversos.

A estrutura básica do *debriefing* inclui sete elementos:

- Facilitador do *debriefing*.
- Participantes do *debriefing*.
- Experiência (cenário de simulação).
- Impacto da experiência (cenário de simulação).
- Recordar/relembrar.
- Relatar.
- Tempo.

Os dois primeiros elementos podem ser reunidos em um só, caso o facilitador também tenha participado do evento analisado. O terceiro elemento refere-se à experiência, que pode ser um evento adverso ou caso clínico em uma simulação. O quarto elemento aborda o impacto, que mede o nível de envolvimento emocional dos participantes e a relevância do evento em suas vidas. Isso é crucial, pois adultos geralmente aprendem melhor a partir de experiências impactantes. O quinto elemento envolve recordar o que ocorreu, e os relatos podem variar com as percepções individuais sobre a mesma experiência. Os relatos podem ser feitos de forma verbal ou escrita, dependendo dos objetivos do grupo. Por fim, o último elemento, o tempo, pode variar, e as lembranças do evento podem mudar conforme o momento em que o *debriefing* é feito.

Embora diferentes modelos de *debriefing* existam, a maioria deriva do processo natural de processamento humano: vivenciar um evento, refletir sobre ele, discutir com os outros, aprender e modificar comportamentos com base na experiência. Esse processo pode ocorrer de maneira espontânea em algumas situações, mas o *debriefing* serve como recurso para sistematizar e otimizar essa dinâmica, podendo ser adaptado conforme os objetivos de ensino e as características dos participantes.

REFERÊNCIAS BIBLIOGRÁFICAS

1. Adriani PA, Hino P, Taminato M, Okuno MFP, Santos OV, Fernandes H. Non-violent communication as a technology in interpersonal relationships in health work: a scoping review. BMC Health Serv Res. 2024;24(1):289.
2. Fanning RM, Gaba DM. The role of debriefing in simulation-based learning. Simul Healthc. 2007;2(2):115-25.
3. Flin R, Patey R, Glavin R, Maran N. Anaesthetists' non-technical skills. Br J Anaesth. 2010;105(1):38-44.
4. Lamri J, Lubart T. Reconciling hard skills and soft skills in a common framework: the generic skills component approach. J Intell. 2023;11(6):107.
5. Rall M, Dieckmann P. General principles of managing critical situations and preventing errors in anesthesia and intensive care medicine. Euroanesthesia. 2005.
6. Rosenberg MB. Comunicação não-violenta: técnicas para aprimorar relacionamentos pessoais e profissionais. São Paulo: Ágora; 2006.

4

Cuidados pós-reanimação

Maíra Fernandes Gonçales
Marcella Marino Malavazzi Clemente
André Marcos de Oliveira

DESTAQUES DO TEMA

1. Otimização da ventilação e oxigenação:
   - Assistir à ventilação no caso de comprometimento ventilatório importante.
   - Considerar via aérea avançada (intubação orotraqueal) com *cuff*.[36]
   - Considerar agentes de bloqueio neuromuscular.
   - Utilizar capnografia para ajuste de parâmetros de VM.
   - Ajustar ventilação e $PaCO_2$ para a condição específica de cada paciente/individualmente.
   - Utilizar a menor fração inspirada de oxigênio para manter a saturação mínima de 94%.
   - Evitar hiperventilação e hipoventilação.
   - Solicitar radiografia de tórax.
   - Considerar inserção de sonda gástrica para diminuir a distensão gástrica após ventilação com pressão positiva.
2. Otimização hemodinâmica:
   - Manter a pressão arterial sistólica acima do quinto percentil para idade.
   - Utilizar fluidos, inotrópicos ou drogas vasoativas para atingir esse parâmetro, respeitando as particularidades de cada caso.

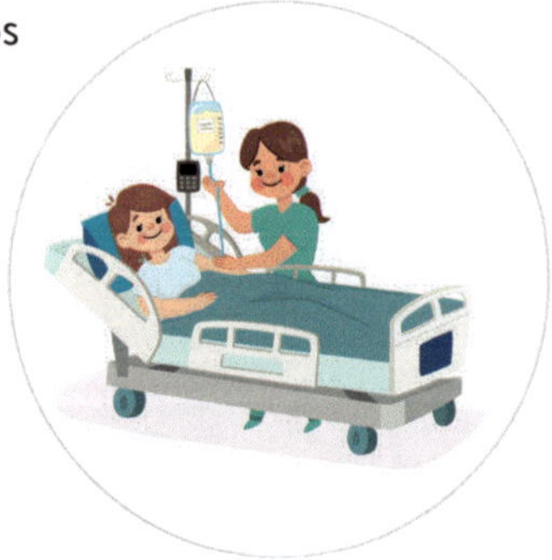

- Manter eletrocardiograma de 12 derivações contínuo e tratar arritmias.
- Considerar monitorização ecocardiográfica para quantificar o grau de disfunção miocárdica e avaliar a resposta às terapias.
- Considerar monitorização da pressão venosa central, saturação de oxigênio venoso central, lactato sérico e débito urinário para avaliar a resposta às terapias.
- Tratar causas reversíveis de PCR (8Hs/8Ts).

3. Otimização neurológica:
   - Monitorar continuamente a temperatura central.
   - Considerar hipotermia em casos específicos.
   - Evitar e tratar hipertermia.
   - Evitar e tratar tremores.
   - Tratar a pressão intracraniana elevada.
   - Tratar convulsões.
   - Considerar exames de imagem para diagnosticar causas tratáveis da PCR.
   - Elevar a cabeceira a 30°.
   - Considerar sedação e analgesia.
4. Suporte metabólico:
   - Monitorizar glicemia e débito urinário.
   - Evitar hipoglicemia e hiperglicemia.
   - Manter eletrólitos nas faixas normais para evitar possíveis arritmias potencialmente fatais.
5. Prognóstico pós-PCR:
   - Avaliação neurológica 72 horas após.

INTRODUÇÃO

A parada cardiorrespiratória (PCR) é a causa mais frequente de isquemia global cerebral. Embora o retorno sustentado da circulação espontânea seja estabelecido inicialmente após a ressuscitação em crianças, muitas não sobrevivem até a alta hospitalar devido à síndrome pós-parada cardíaca.

A sobrevida da PCR hospitalar de crianças melhorou substancialmente nas últimas décadas, de taxas de sobrevivência de 10% na década de 1980 para mais de 25% em 2005.[1] No entanto, o maior relatório de epidemiologia de parada cardíaca, publicado pelo National Registry of Cardiopulmonary Resuscitation

(NRCPR) em 2006, após análise de mais de 19 mil adultos e 500 crianças que recuperaram a circulação espontânea, mostrou mortalidade intra-hospitalar de 67% e 55%, respectivamente.[2]

A síndrome pós-parada cardíaca pode evoluir em dias a semanas após o retorno da circulação sustentada e combina resposta sistêmica de isquemia-reperfusão, disfunção de múltiplos órgãos, patologia precipitante persistente, disfunção miocárdica e lesão cerebral, sendo a última a principal causa de morte.

Após o retorno da circulação espontânea (RCE), é necessário antecipar, identificar e tratar essa fisiologia complexa para melhorar a sobrevida e os resultados neurológicos. Assim, torna-se essencial a abordagem sistemática respiratória, cardiológica, metabólica e neurológica.[3,4]

OBJETIVOS

Os cuidados pós-PCR têm o potencial de evitar a mortalidade precoce e tardia. Em uma fase inicial, a mortalidade relaciona-se à instabilidade hemodinâmica e a problemas respiratórios. Como consequência, causam o dano cerebral e a lesão de múltiplos órgãos.

Apesar da morbidade e mortalidade significativamente altas após a parada cardíaca pediátrica, características associadas a melhor prognóstico incluem parada intra-hospitalar, curta duração da parada, início precoce da RCP e hipotermia como causa da parada. Enquanto isso, a hipotensão pós-ressuscitação e a duração prolongada da RCP têm sido preditores de mau prognóstico.[4]

Assim, os objetivos principais da gestão dos cuidados pós-parada incluem melhorar a função cardiopulmonar e a perfusão sistêmica, transportar as vítimas para a unidade de terapia intensiva (UTI), identificar a causa precipitante da PCR, tratar e prevenir sua recorrência e instituir medidas que visam aumentar a taxa de sobrevida e diminuir as sequelas neurológicas.

As principais medidas a serem adotadas baseiam-se na otimização da ventilação, da oxigenação e do estado hemodinâmico, no tratamento da fisiopatologia precipitante persistente, no controle direcionado da temperatura e glicemia e no prognóstico neurológico.

DISCUSSÃO

A recente declaração científica de 2020 da American Heart Association (AHA) enfatiza o gerenciamento dos quatro componentes críticos do estado de síndrome pós-PCR: lesão cerebral, disfunção miocárdica, resposta sistêmica de isquemia/reperfusão e fisiopatologia precipitante persistente.[5]

A lesão cerebral pós-parada cardíaca continua sendo a principal causa de morbidade e mortalidade em adultos e crianças porque o cérebro tem tolerância limitada a isquemia, hiperemia ou edema.[6] As manifestações clínicas de lesão cerebral após a parada incluem coma, edema cerebral, convulsões, mioclonia, hiperexcitação simpática e déficits neurocomportamentais e funcionais de longo prazo.

A disfunção miocárdica global que leva à mortalidade precoce ocorre mesmo na ausência de uma causa cardíaca da PCR, e a gravidade da disfunção miocárdica pode estar relacionada à duração do tempo sem fluxo durante a parada cardíaca. As manifestações clínicas da disfunção miocárdica incluem hipotensão, disfunção sistólica ou diastólica do ventrículo esquerdo e do direito, resultando em débito cardíaco reduzido, arritmias e edema pulmonar, que pode resultar em parada cardíaca recorrente.[3]

Especificamente, a resposta de isquemia e reperfusão após parada cardíaca pode desencadear um estado inflamatório sistêmico. As manifestações clínicas são semelhantes às da sepse e incluem extravasamento capilar com hipovolemia intravascular, vasoplegia, coagulopatia, hiperglicemia, insuficiência adrenal e oxigenação prejudicadas, contribuindo para a disfunção orgânica multissistêmica.

O manejo da criança após a PCR inclui diagnóstico e tratamento da causa precipitante. A falha em identificá-la e corrigi-la deixa o paciente em risco de lesão secundária e recorrência da parada cardíaca.[3]

Assim, uma abordagem sistemática é necessária não só para o manejo imediato do paciente instável, mas também para a prevenção da descompensação no paciente inicialmente estável. Em todos os casos, o tratamento é focado na reversão das manifestações fisiopatológicas da síndrome pós-PCR e na preservação das funções orgânicas, a fim de evitar a progressão da lesão e manter adequada a pressão de perfusão nos diversos territórios vasculares.

Medidas de suporte gerais

O manejo geral de pacientes pós-PCR deve seguir os padrões de cuidados dos casos mais graves no ambiente da UTI. A criança deverá permanecer monitorizada por meio de métodos não invasivos e invasivos específicos, incluindo oximetria de pulso, eletrocardiograma contínuo de 12 derivações, radiografia de tórax, gasometria arterial (dosagem de eletrólitos e lactato), glicemia, pressão venosa central, saturação venosa de oxigênio central, débito urinário, pressão arterial invasiva, temperatura central, ecocardiograma e monitorização do sistema nervoso central quando necessários.[7] Após a estabilização da criança, é necessário coordenar o seu transporte seguro à UTI para a manutenção do cuidado e das medidas iniciadas, além da investigação da doença subjacente e da causa da parada.

Otimização da ventilação e oxigenação

Após o RCE, a obtenção de uma via aérea definitiva adequada e o suporte da ventilação mecânica (VM) podem ser necessários. Além disso, deve-se obter amostra de sangue arterial para a análise de gasometria e fazer radiografia do tórax para verificar a correta posição do tubo, identificar condições pulmonares subjacentes (pneumotórax, fratura de costelas, aspiração de conteúdo gástrico), bem como excluir iatrogenias associadas às manobras de reanimação. Caso haja distensão gástrica por conta da ventilação bolsa-válvula-máscara, uma sonda gástrica pode ser utilizada para aspiração do conteúdo e melhora da ventilação, se não existir contraindicação.

A oxigenação e a frequência cardíaca do paciente devem ser monitorizadas de forma contínua com oximetria de pulso. A leitura do $EtCO_2$ pelo capnógrafo auxilia no estabelecimento dos parâmetros adequados para a VM, adaptada à situação clínica do paciente, e também nas medidas hemodinâmicas indiretas.

A administração do oxigênio deve ser titulada para a menor fração inspirada de oxigênio suficiente para manter a saturação mínima de 94%, evitando a hiperóxia, que facilita o aumento no estresse oxidativo e está associada a pior prognóstico neurológico,[7-10] assim como a hipoxemia deve ser evitada particularmente durante a titulação do oxigênio.[9] Em casos de pacientes com lesão cardíaca cianótica, ajustar a meta de saturação de oxigênio à sua saturação basal e ao estado clínico da criança.

Já o nível ideal da pressão parcial arterial de dióxido de carbono ($PACO_2$) depende da circunstância clínica, porém, caso a função pulmonar da criança seja previamente normal, busca-se manter a normocarbia (35 a 45 mmHg).[7-9] Em crianças com problemas neurológicos, evitar a hiperventilação, exceto se houver sinais de herniação cerebral iminente.[7] Já no caso de pacientes asmáticos, não se deve corrigir a hipercarbia rapidamente, pois isso poderá resultar em complicações como o pneumotórax.

Estratégias de proteção pulmonar, incluindo baixo volume inspiratório e pressão expiratória final positiva, são necessárias para minimizar a lesão pulmonar e o comprometimento hemodinâmico. Cuidados com o volume corrente também devem ser instituídos, uma vez que a hiperventilação pode aumentar a pressão intratorácica, prejudicar o débito cardíaco e levar à vasoconstrição cerebral.[10] A hipoventilação pode acarretar vasodilatação cerebral, hipóxia e hipercarbia.[7]

Portanto, é recomendado pela AHA o uso de volume corrente de 6-8 mL/kg quando utilizada ventilação por volume e pressão inspiratória de pico de 20-30 cmH_2O na ventilação mecânica limitada por pressão. O PEEP deve ser mantido entre 3 e 5 cmH_2O, mas podem ser necessários níveis mais altos em casos de doença pulmonar. O tempo inspiratório deve ser ajustado para 0,5 a 1,0 segundo e frequência respiratória conforme a faixa etária: 20-30 irpm para lactentes, 16-20 irpm para crianças e 8-12 irpm para adolescentes.

Otimização do estado hemodinâmico

A ausência de circulação durante a PCR provoca hipoperfusão cerebral, e, após a reanimação, a reperfusão também colabora para a isquemia e o edema cerebral. Ambos os fenômenos contribuem para a disfunção circulatória que pode prolongar-se por cerca de 48-72 horas após a recuperação do ritmo cardíaco e da circulação espontânea. Como é provável que a disfunção miocárdica se desenvolva em cerca de dois terços dos pacientes após o RCE e subsequentemente melhore, acredita-se que seja um fator de risco modificável. O objetivo do tratamento circulatório é manter a pressão arterial e o débito cardíaco adequados para restaurar ou manter a oxigenação dos tecidos e a transferência de substratos metabólicos.

A monitorização eletrocardiográfica contínua com 12 derivações é essencial para o diagnóstico de arritmias e isquemia miocárdica.[7] A monitorização da pressão arterial invasiva, por sua vez, tem o intuito de viabilizar a titulação das drogas vasoativas administradas em um acesso venoso central, indicado após a estabilização inicial, além de facilitar a coleta de gasometrias e outros exames. A hipotensão pós-PCR está associada a pior prognóstico e aumento da taxa de mortalidade após alta hospitalar,[12,13] por isso deve ser tratada de forma agressiva.

O volume intravascular (pré-carga) deve ser restaurado e mantido. Assim, fluidos, inotrópicos ou drogas vasoativas devem ser utilizados para manter a pressão arterial sistólica acima do quinto percentil para a idade (Tabela 1).[7,9] Administrar *bolus* de fluido (10-20 mL/kg de cristaloide isotônico, por 5 a 20 minutos) conforme a necessidade para restaurar volume intravascular, porém evitar a administração excessiva na presença de disfunção miocárdica ou insuficiência respiratória.

Caso a hipotensão seja consequência da vasodilatação excessiva, avaliar a necessidade do uso precoce de vasopressor. A infusão precoce e contínua de epinefrina para hipotensão pós-PCR é o agente preferido em pacientes pediátricos.[14] Também é preciso considerar a transfusão de hemoderivados para pacientes com hematócrito baixo e/ou sinais de transferência de oxigênio inadequada.

A ECMO pode ser considerada após o RCE quando o paciente apresenta instabilidade cardiovascular persistente, apesar da expansão de volume adequada e administração de inotrópicos, vasopressores e, se indicado, antiarrítmicos. A disfunção miocárdica pós-PCR pode gerar, nas primeiras 24 horas depois do RCE, instabilidade hemodinâmica, lesão secundária de outros órgãos e outra PCR. Por isso, deve-se considerar a monitorização ecocardiográfica para quantificar o grau de disfunção miocárdica e avaliar a resposta às terapias. Monitorização da pressão venosa central, saturação de oxigênio venoso central, lactato e débito urinário também contribuem para avaliar a resposta às terapias.[7,10]

TABELA 1 Medicamentos mais utilizados no tratamento pós-PCR

Medicamento	Via	Dose
Epinefrina	IV/IO	0,1 a 1 mcg/kg/min
Dopamina	IV/IO	2 a 20 mcg/kg/min
Norepinefrina	IV/IO	0,1 a 2 mcg/kg/min
Dobutamina	IV/IO	2 a 20 mcg/kg/min
Milrinona	IV/IO	Ataque: 50 mcg/kg por 10-60 minutos; infusão: 0,25 a 0,75 mcg/kg/min
Amrinona	IV/IO	Ataque: 0,75 a 1 mg/kg por 5 minutos (pode ser repetida duas vezes - máximo 3 mg/kg total); infusão: 5 a 10 mcg/kg/min

Fonte: Aehlert, 2018.[7]

TABELA 2 Relação entre idade e pressão arterial

Idade	Sistólica	Diastólica
Prematuro	55-75	35-45
0-3 meses	65-85	45-55
3-6 meses	70-90	50-65
6-12 meses	80-100	55-65
1-3 anos	90-105	55-70
3-6 anos	95-110	60-75
6-12 anos	100-120	60-75
> 12 anos	110-135	65-85

Fonte: Coté et al., 2018.[11]

TABELA 3 Estimativa das necessidades de fluidos de manutenção (método 4-2-1)

Peso (kg)	Necessidade de fluidos de manutenção por hora
< 10	4 mL/kg por hora
10-20	40 mL/h +2 mL/kg por hora para cada kg entre 10 e 20 kg
> 20	60 mL/h + 1 mL/kg por hora para cada kg acima dos 20 kg*

* Um cálculo alternativo do fluxo de fluido de manutenção por hora para pacientes com mais de 20 kg seria: peso (kg) + 40 mL/h.
Fonte: Aehlert, 2018.[7]

Tratamento da fisiopatologia precipitante persistente

No período pós-RCE imediato, o tratamento da causa da PCR pode exigir intervenções direcionadas específicas, como hemodiálise para intoxicações, cirurgia para choque hemorrágico ou lesões de massa intracraniana. Como essas intervenções podem instabilizar o paciente, os profissionais devem considerar a relação risco-benefício. É essencial que todos os membros da equipe multidisciplinar de saúde tenham uma compreensão clara das prioridades de gerenciamento pós-PCR.[3]

Controle direcionado da temperatura

Após a PCR, é comum haver a elevação da temperatura sistêmica e a consequente sobrecarga metabólica, que pode piorar a lesão neurológica. A febre (≥ 38°C) está associada a pior prognóstico e aumento de mortalidade, por isso a temperatura central (retal ou esofágica) deve ser monitorizada de forma contínua e tratada "agressivamente" com antipiréticos ou esfriamento ativo.[7,9,10]

Nas crianças, mesmo comatosas, devemos manter a normotermia (36 a 37,5°C) após o RCE[7-9,12,15-17] ou manter 2 dias de hipotermia contínua (32 a 34°C) seguidos por 3 dias de normotermia contínua (36 a 37,5°C).[18] A hipotermia terapêutica está sendo amplamente utilizada no período neonatal, nos casos de eventos hipóxico-isquêmicos antes, durante ou após o parto.[19,20] Nesse período, ela aumenta a chance de sobrevida dos recém-nascidos e reduz o risco de dano neurológico grave e de paralisia cerebral. No entanto, apesar das recomendações atuais, muito ainda precisa ser estudado em relação ao controle direcionado de temperatura em paradas cardíacas pediátricas, incluindo taxa de reaquecimento, momento, temperatura e duração total ideais do controle direcionado de temperatura.

Controle glicêmico

Dados da literatura mostram que tanto hiperglicemia como hipoglicemia estão associadas a pior prognóstico após PCR em neonatos, crianças e adultos, porém não há certeza se são causa ou mera associação aos fatores que levam a esse pior prognóstico.[8] Também não há evidências suficientes para determinar a concentração ideal de glicose no sangue durante o período periparada e pós-ressuscitação. É necessário identificar, prevenir e tratar prontamente a hipoglicemia para evitar insultos neurológicos adicionais. Além disso, a hiperglicemia grave deve ser evitada, porque pode exacerbar a depleção de volume pós-parada cardíaca e a instabilidade hemodinâmica.

Assim, deve ser realizada a monitorização da glicemia e do débito urinário de todas as crianças após PCR. O "controle rígido" (80-110 mg/dL) da glicemia aumentou o risco de hipoglicemia quando comparado ao controle moderado em neonatos, crianças e adultos. Por isso, recomenda-se evitar hiper ou hipoglicemia após RCE.[21,22]

TABELA 4 Relação entre idade e glicemia

Parâmetro	Neonato pré-termo	Neonato termo	≥ 2 anos
Glicemia (mEq/L)	40-60	40-80	70-110

Fonte: Coté et al., 2018.[11]

Prognóstico neurológico

O monitoramento cerebral é útil em pacientes comatosos pós-PCR e pode ajudar a identificar lesão cerebral hipóxico-isquêmica em evolução e orientar a terapia destinada a prevenir lesões neurológicas secundárias. Além disso, é essencial utilizar parâmetros para estimar o prognóstico neurológico das crianças sobreviventes após PCR, pois nos permitem planejar se deveremos continuar ou descontinuar medidas de suporte à vida, além de oferecer apoio familiar.

Vários fatores foram estudados como possíveis preditores de sobrevida e desfecho neurológico após PCR pediátrica. Estes incluem o eletroencefalograma (EEG) contínuo, a resposta pupilar, a presença de hipotensão arterial, os biomarcadores neurológicos séricos e o lactato.[9,23] Dada a alta incidência de convulsões após RCE,[24] o EEG contínuo deve ser feito nos primeiros 7 dias após PCR e considerado para a determinação do prognóstico neurológico no momento da alta hospitalar, mas não deve ser utilizado isoladamente.[9,25-27] A hipotensão após PCR, por sua vez, está associada a pior prognóstico e aumento da taxa de mortalidade após alta hospitalar e deve ser tratada agressivamente.

Alguns estudos correlacionam a reatividade pupilar após 24 horas de PCR com a melhora da sobrevida após 180 dias e melhor desfecho neurológico; outros relacionam valores de lactato mais baixos nas primeiras 12 horas após PCR à maior sobrevivência após alta hospitalar.[28]

Os biomarcadores séricos usados em conjunto com dados clínicos podem gerar modelos que preveem a detecção precoce de lesões neurológicas, permitindo intervenções diagnósticas e terapêuticas mais oportunas e reduzindo potencialmente a morbidade neurológica na UTI.[29]

A neuroimagem (tomografia ou ressonância) é útil para identificar a causa cerebral de PCR e a presença de lesão cerebral grave durante o cuidado pós-PCR, auxiliando na tomada de decisões clínicas.[18,30,31]

O NIRS (*near infrared spectroscopy*) é uma tecnologia de leitura de saturação regional por meio da espectroscopia por infravermelho próximo. Ela promove a monitorização específica da saturação regional (rSO_2) do tecido ou órgão onde está localizado o sensor e ocorre de forma contínua, não invasiva e em tempo real. No caso da monitorização cerebral, a faixa considerada normal de rSO_2 é de 60% a 80%, pois a maior parte do sangue nas regiões do lobo frontal, área captada pelos sensores do NIRS, é venosa.[32] Essa nova tecnologia tem sido usada durante a PCR por sua capacidade de fornecer medidas em situações de baixo fluxo sanguíneo.[33] O estudo de Singer et al. mostrou que o RCE raramente ocorre quando o rSO_2 permanece abaixo de 30%.[34] Porém, mais estudos são essenciais para estabelecer se de fato o monitoramento da saturação cerebral e a melhora de rSO_2 durante a ressuscitação têm impacto na sobrevida e nos resultados neurológicos do paciente após o RCE.

O uso de potenciais evocados para neuroprognóstico é promissor porque eles podem ser realizados à beira do leito, não são afetados por sedação ou hipotermia e podem ser avaliados repetidamente. O mais utilizado é o potencial evocado somatossensorial, que testa a integridade do nervo mediano, medula espinhal, tronco cerebral e córtex cerebral.[35]

Diante do exposto, é importante considerar que a confiabilidade de qualquer variável para prognóstico neurológico em crianças após PCR ainda não foi estabelecida e múltiplos fatores devem ser considerados em conjunto ao avaliar o prognóstico da criança após RCE.

As diretrizes da AHA de 2020 recomendam que o tempo para estabelecer prognósticos neurológicos em pacientes não tratados com controle direcionado da temperatura seja de 72 horas após o RCE e até 5 dias para os pacientes tratados.[18] Estudos recentes têm focado em estratégias terapêuticas alternativas para aumentar a neuroproteção imediatamente após o RCE. O uso de gases inalatórios como NO, H_2 e XE demonstraram efeitos citoprotetores em lesões de órgãos relacionadas à síndrome pós-PCR.

Reabilitação e recuperação

Um novo elo da cadeia de sobrevivência da AHA é a reabilitação do paciente que sobrevive à PCR. Assim, é aconselhável a avaliação neurológica por pelo menos 1 ano depois da PCR, por se tratar de uma recuperação longa e contínua.[36]

CONCLUSÃO

A PCR é um evento dramático e de elevada mortalidade. Nos pacientes que sobrevivem, o período de ausência de circulação e as lesões de reperfusão podem levar a sequelas neurológicas graves. Embora não haja terapêuticas farmacológicas eficazes nessa situação, a minimização dos fatores de risco (hipotensão, hiper ou hipoglicemia, hipoxemia ou hipocapnia, hipertermia, distúrbios eletrolíticos) e a otimização da pressão de perfusão cerebral podem melhorar o prognóstico.

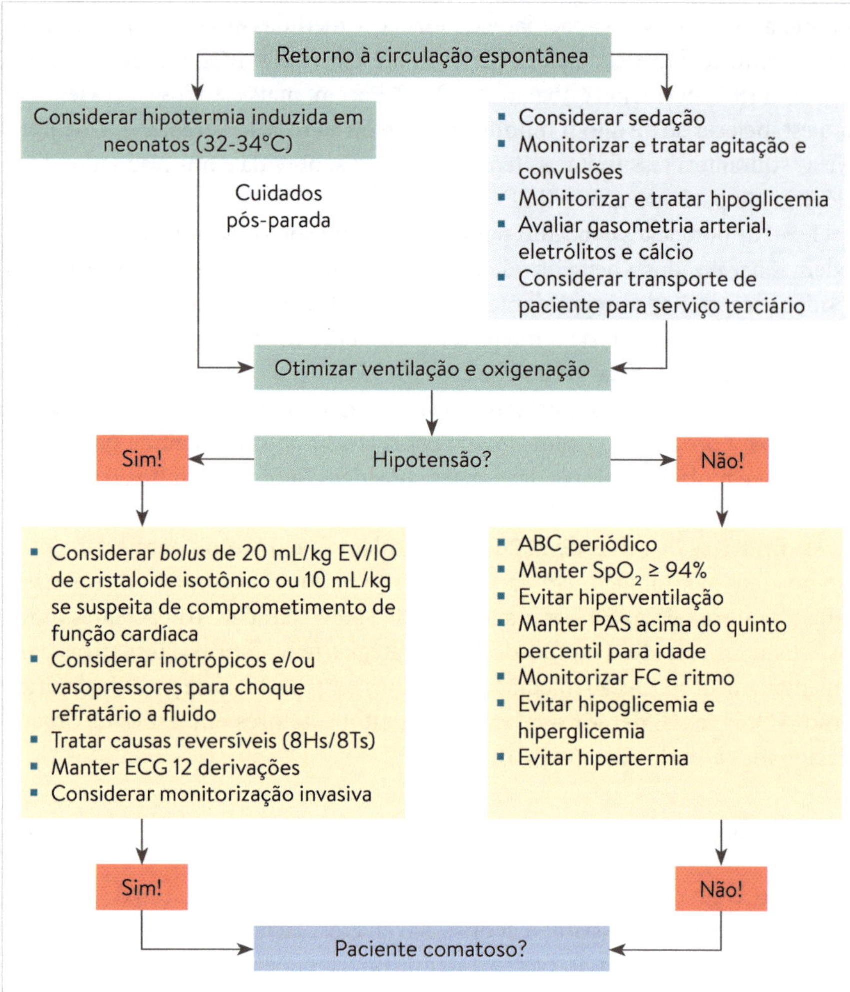

FIGURA 1 Fluxograma de tratamento.

REFERÊNCIAS BIBLIOGRÁFICAS

1. Donoghue AJ, Abella BS, Merchant R, Praestgaard A, Topjian A, Berg R, et al. Cardiopulmonary resuscitation for in-hospital events in the emergency department: s comparison of adult and pediatric outcomes and care processes. Resuscitation. 2015;92:94-100.
2. Neumar RW, Nolan JP, Adrie C, Aibiki M, Berg RA, Böttiger BW, et al. Post-cardiac arrest syndrome epidemiology, pathophysiology, treatment, and prognostication: a consensus statement from the International Liaison Committee on Resuscitation; the American Heart Association Emergency Cardiovascular Care Committee; the Council on Cardio-

vascular Surgery and Anesthesia; the Council on Cardiopulmonary, Perioperative, and Critical Care; the Council on Clinical Cardiology; and the Stroke Council. Circulation. 2008;118:2452-83.

3. American Heart Association (AHA). Disponível em: https://www.heart.org/.
4. Jindal A, Jayashree M, Singhi SC. Pediatric cardiopulmonary resuscitation and stabilization. Indian J Pediatr. 2011;78(9):1109-17.
5. Topjian AA, de Caen A, Wainwright MS, Abella BS, Abend NS, Atkins DL, et al. Pediatric post-cardiac arrest care: a scientific statement from the American Heart Association. Circulation. 2019;140(6):e194-e233.
6. Becker LB. New concepts in reactive oxygen species and cardiovascular reperfusion physiology. Cardiovasc Res. 2004;61:461-70.
7. Aehlert B. PALS - Pedriatric Advanced Life Support. 4. ed. Jones & Bartlett; 2018.
8. Resuscitation Council UK. [acesso em dezembro de 2024]. Disponível em: resus.org.uk
9. De Caen AR, Berg MD, Chameides L, Gooden CK, Hickey RW, Scott HF, et al. Part 12: Pediatric Advanced Life Support: 2015 American Heart Association Guidelines Update for Cardiopulmonary Resuscitation and Emergency Cardiovascular Care. Circulation. 2015;132:S526-S542.
10. Topjian AA, Berg RA, Taccone FS. Haemodynamic and ventilator management in patients following cardiac arrest. Curr Opin Crit Care. 2015;21(3):195-201.
11. Coté CJ, Lerman J, Anderson BJ. A practice of anesthesia for infants and children. 6. ed. Elsevier; 2018.
12. Topjian AA, Telford R, Holubkov R, Nadkarni VM, Berg RA, Dean JM, et al. Association of early postresuscitation hypotension with survival to discharge after targeted temperature management for pediatric out-of-hospital cardiac arrest: secondary analysis of a randomized clinical trial. JAMA Pediatr. 2018;172:143-53.
13. Topjian AA, French B, Sutton RM, Conlon T, Nadkarni VM, Moler FW, et al. Early postresuscitation hypotension is associated with increased mortality following pediatric cardiac arrest. Crit Care Med. 2014; 42:1518-523.
14. Lin YR, Li CJ, Huang CC, Lee TH, Chen TY, Yang MC, et al. Early epinephrine improves the stabilization of initial post-resuscitation hemodynamics in children with non-shockable out-of-hospital cardiac arrest. Front Pediatr. 2019;7:220.
15. Moler FW, Silverstein FS, Holubkov R, Slomine BS, Christensen JR, Nadkarni VM, et al. Therapeutic hypothermia after out-of-hospital cardiac arrest in children. N Engl J Med. 2015;372:1898-908.
16. Moler FW, Silverstein FS, Holubkov R, Slomine BS, Christensen JR, Nadkarni VM, et al. Therapeutic hypothermia after in-hospital cardiac arrest in children. N Engl J Med. 2017;376:318-29.
17. Moler FW, Silverstein FS, Holubkov R, Slomine BS, Christensen JR, Nadkarni VM, et al. Therapeutic hypothermia after in-hospital cardiac arrest in children. N Engl J Med. 2017; 376:318-29.
18. Topjian AA, de Caen A, Wainwright MS, Abella BS, Abend NS, Atkins DL, et al. Pediatric post-cardiac arrest care: a scientific statement from the American Heart Association. Circulation. 2019;140(6):e194-e233.
19. Tangin MA, Woolcott CG, Vincer MJ, Whyte RK, Stinson DA. Hypothermia for neonatal hypoxic encephalopathy: an updated systematic review and meta-analysis. Arch Pediatr Adolesc Med. 2012;166:558-66.
20. PBSF. [acesso em dezembro de 2024]. Disponível em: pbsf.com.br

21. Macrae JD, Pappachan JV, Grieve R, Parslow R, Nadel S, Schilder M, et al. Control of hyperglycaemia in paediatric intensive care (CHiP): study protocol. BMC Pediatrics. 2010;10:5.
22. Chen L, Li T, Fang F, Zhang Y, Faramand A. Tight glycemic control in critically ill pediatric patients: a systematic review and meta-analysis. Crit Care. 2018;22(1):57.
23. Fink EL, Berger RP, Clark RSB, Watson RS, Angus DC, Richichi R, et al. Serum biomarkers of brain injury after pediatric cardiac arrest. Crit Care Med. 2014;42(3):664-74.
24. Abend NS, Gutierrez-Colina AM, Topjian AA, Zhao H, Guo R, Donnelly M, et al. Non-convulsive seizures are common in critically ill children. Neurology. 2011;76:1071-7.
25. Thibodeau GDP, Sanchez SM, Jawad AF, Nadkarni VM, Berg RA, Abend NS, et al. Seizure detection by critical care providers using amplitude-integrated EEG and color density spectral array in pediatric cardiac arrest patients. Pediatr Crit Care Med. 2017;18(4):363-9.
26. Topjian AA, Sánchez MA, Shults J, Berg RA, Dlugos DJ, Abend NS. Early EEG Background features predict outcomes in children resuscitated from cardiac arrest. Pediatr Crit Care Med. 2016;17(6):547-57.
27. Sanchez SM, Carpenter J, Chapman KE, Dlugos DJ, Gallentine WB, Giza CC, et al. Pediatric ICU EEG monitoring: current resources and practice in the United States and Canada. J Clin Neurophysiol. 2013; 30:156-60.
28. Topjian AA, Clark AE, Charles Casper T, Berger JT, Schleien CL, Dean JL, et al. Early Lactate Elevations Following Resuscitation From Pediatric Cardiac Arrest Are Associated With Increased Mortality. Pediatr Crit Care Med. 2013;14(8):e380-e387.
29. Gardner MM, Kirschen MP, Wong HR, McKeone DJ, Halstead ES, Thompson JM, et al. Biomarkers Associated with Mortality in pediatric patients with cardiac arrest and acute respiratory distress syndrome. Resuscitation. 2022:170:184-93.
30. Starling RM, Shekdar K, Licht D, Nadkarni VM, Berg RA, Topjian AA. Early head CT findings are associated with outcomes after pediatric out-of-hospital cardiac arrest. Pediatr Crit Care Med. 2015;16:542-8.
31. Rafaat KT, Spear RM, Kuelbs C, Parsapour K, Peterson B. Cranial computed tomographic findings in a large group of children with drowning: diagnostic, prognostic, and forensic implications. Pediatr Crit Care Med. 2008;9:567-72.
32. Ibrahim AW, Trammell AR, Austin H, Barbour K, Onuorah E, House D, et al. Cerebral oximetry as a real-time monitoring tool to assess quality of in-hospital cardiopulmonary resuscitation and post cardiac arrest care. J Am Heart Assoc. 2015;4:e001859.
33. Ahn A, Yang J, Inigo-Santiago L, Parnia S. A feasibility study of cerebral oximetry monitoring during the post-resuscitation period in comatose patients following cardiac arrest. Resuscitation. 2014;85:522-6.
34. Cournoyer A, Iseppon M, Chauny JM, Denault A, Cossette S, Notebaert E. Near-infrared spectroscopy monitoring during cardiac arrest: a systematic review and meta-analysis. Acad Emerg Med. 2016;23(8):851-62.
35. Mandel R, Martinot A, Delepoulle F, Lamblin MD, Laureau E, Vallee L, et al. Prediction of outcome after hypoxic-ischemic encephalopathy: a prospective clinical and electrophysiologic study. J Pediatr. 2002;141:45-50.
36. Topjian AA, Raymond TT, Atkins D, Chan M, Duff JP, Joyner BL Jr, et al.; Pediatric Basic and Advanced Life Support Collaborators. Part 4: Pediatric Basic and Advanced Life Support: 2020 American Heart Association Guidelines for Cardiopulmonary Resuscitation and Emergency Cardiovascular Care. Circulation. 2020;142(16_suppl_2):S469-S523.

5

Reanimação neonatal para o anestesista

Alex Madeira-Vieira
André Marcos de Oliveira

DESTAQUE DO TEMA

1. A reanimação neonatal deve ser guiada por três perguntas:
   - A gestação é a termo?
   - A respiração/choro estão presentes?
   - O paciente apresenta tônus muscular em flexão?
2. Ventilação pulmonar adequada é determinante do sucesso da reanimação.
3. A aspiração encontra-se reservada a pacientes com obstrução de via aérea por excesso de secreção.
4. Frequência cardíaca (FC) e SpO_2 devem ser reavaliadas constantemente durante o processo.
5. Cada ciclo da ressuscitação cardiopulmonar (RCP) dura 60 segundos, sendo três compressões e uma ventilação, na frequência de 120 eventos por minuto (90 compressões e 30 ventilações), com profundidade de 1/3 do diâmetro torácico.

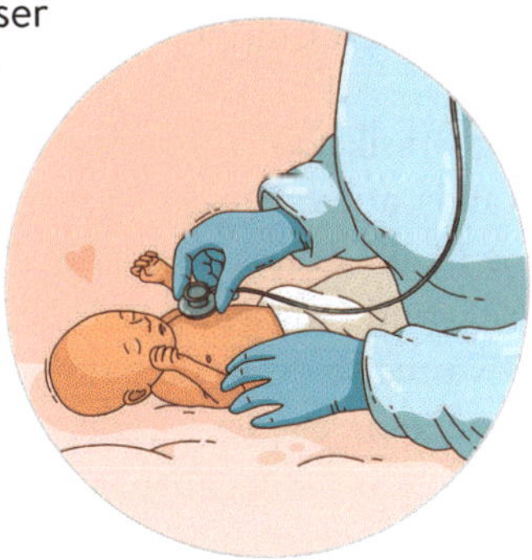

INTRODUÇÃO

O nascimento de um bebê representa a mais dramática transição fisiológica da vida humana. Em nenhum outro momento o risco de morte ou lesão cerebral é tão elevado.[1] O anestesista tem um trabalho fundamental no nascimento da criança, seja parto normal com analgesia, seja parto cesárea, estando imediatamente em contato com o recém-nascido (RN). Apesar de não ser ideal, segundo algumas jurisprudências, caso não haja neonatologista ou pediatra, o anestesiologista é o responsável pelo primeiro atendimento ao RN.[2]

A afirmação mencionada é histórica e tem como grande exemplo a escala de Apgar, utilizada para avaliar o RN e que curiosamente não foi desenvolvida pela pediatria ou neonatologia, e sim por uma anestesista, Dra. Virginia Apgar (1909-1974). Portanto, por termos um país de dimensões continentais e diversas realidades médico-sociais, é de suma importância para o anestesista saber a reanimação neonatal, tal qual a de criança e adulto. Vale ressaltar que o conceito de nascimento é o desprendimento completo do concepto.

Alguns dados alarmantes da morbimortalidade neonatal mundial mostram que, em menores de 5 anos, a mortalidade teve redução de 3,6 milhões entre 2000 e 2013. Entretanto, ainda são contabilizados 2,5 milhões de óbitos a cada ano, que têm como principais causas a prematuridade, o parto e a infecção.[3-5]

Segundo a Sociedade Brasileira de Pediatria (SBP), a International Liaison Committee on Resuscitation (ILCOR), a American Academy of Pediatrics (AAP), a American Heart Association (AHA), bem como a Organização Mundial da Saúde (OMS), o Brasil é o décimo país do mundo em nascidos vivos prematuros.[6-9]

EPIDEMIOLOGIA

No Brasil, a asfixia perinatal é a terceira causa de óbitos em crianças abaixo de 5 anos, atrás apenas de prematuridade e anomalias congênitas. Em 2019, entre os 18.402 óbitos neonatais, 3.613 (20%) estão associados à asfixia neonatal, considerando RN acima de 2.500 g de peso corporal.[10] Estima-se que 1 em cada 10 RN precise de ajuda para iniciar a respiração efetiva (no Brasil, chegam a 500.000/ano), e apenas 1-2 em cada 100 RN necessita de intubação orotraqueal (IOT) e, felizmente, apenas 1-3 em cada 1.000 RN precise de IOT + RCP e/ou medicações, desde que a ventilação esteja adequada. Portanto, vejamos como é importante a ventilação para essa faixa etária.[10-12] Considerando alguns conceitos básicos da fisiologia neonatal e das estatísticas das complicações dessa faixa etária, devemos lembrar que o débito cardíaco (DC) do RN se deve principalmente à FC. Logo, esse parâmetro deverá ser um grande norteador em nossas condutas, bem como devemos ter em mente que a hipóxia/asfixia são os principais causadores de parada cardiorrespiratória (PCR) nessa faixa etária. Enquanto, nos adultos, eventos cardiológicos são as principais causas de PCR, nos RN causas cardíacas devem ser pensadas em casos muito específicos.[13]

CONDUTA

Toda assistência deverá ser iniciada com o preparo dos materiais, berço aquecido, ausência de inclinação da mesa de reanimação, diluição prévia de adrenalina, aquecimento da sala (23-26°C), treinamento das equipes (inclusive o anestesista) e observação de fatores de risco (antenatais e relacionados ao parto). Convém lembrar que temperatura acima de 37,5°C, principalmente em prematuros, pode levar a dano neurológico, sendo o colchão térmico o maior relacionado à hipertermia iatrogênica.[13-16] Além disso, devemos sempre fazer três grandes questionamentos que vão guiar nossa reanimação neonatal:[17]

1. Gestação a termo (37 a 41 s + 6 d).
2. Respiração/choro presente.
3. Tônus muscular em flexão.

Caso todas as perguntas sejam sim, esse se torna o melhor cenário possível, podendo o clampeamento do cordão ser feito de 1-3 minutos depois do nascimento. Seguiremos nessa situação a avaliação da FC com estetoscópio, para observar de forma contínua a atividade, o tônus muscular e a respiração/choro. Podemos, então, deixar em contato pele a pele com a mãe, que traz benefícios para o binômio. Lembrando que parto cesariano entre 37 e 39 semanas, mesmo sem fatores de risco antenatais para asfixia, eleva a chance de necessidade de ventilação com pressão positiva (VPP). Em RN que não respira logo após nascer, o clampeamento tardio retarda as manobras de reanimação, e em RN que não apresenta boa vitalidade ao nascer sugere-se estímulo tátil no dorso, delicadamente e no máximo por duas vezes.

O retardo ao clampeamento do cordão no cenário anterior está bem documentado em estudos nos quais, depois de um minuto, veem-se benefícios hematimétricos entre 3 e 6 meses, embora eleve a necessidade de fototerapia na primeira semana. Outra opção do clampeamento do cordão seria entre 30 s e 1 minuto, para os RN < 34 semanas com boa respiração e tônus adequado, visto que o clampeamento depois de 30 segundos reduz as chances de enterocolite e hemorragia intracraniana. Um outro cenário de clampeamento do cordão refere-se ao prematuro > 34 s, porém com boa vitalidade, podendo o clampea- mento ocorrer depois de 1 a 3 minutos. A ordenha do cordão não está indicada em situação alguma, não mudando desfecho e podendo levar a sobrecarga volêmica.[18-20]

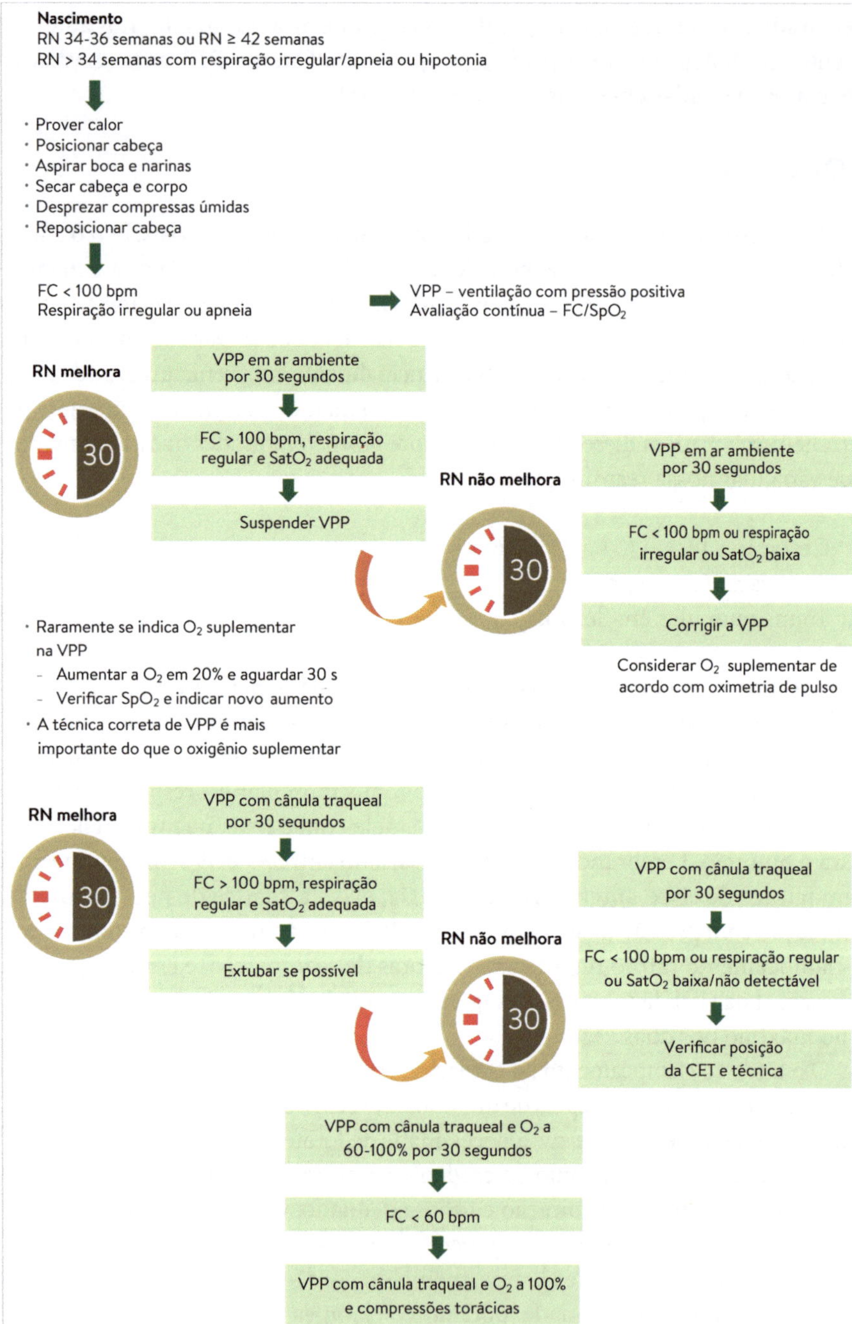

FIGURA 1 Reanimação neonatal: conduta em recém-nascido de 34-36 semanas ou recém-nascido > 42 semanas.

Já na situação em que um dos três grandes questionamentos vier negativo (gestação a termo, respiração ou choro ausentes e tônus muscular em flexão) dentro dos próximos 30 segundos depois do clampeamento do cordão, devemos, nesta mesma ordem: prover calor, deixar a cabeça em leve extensão, aspirar boca e nariz (s/n) e secar.[21-25]

POR QUE O MARCO DAS 34 SEMANAS É TÃO IMPORTANTE?

Porque é uma idade de maturidade neurológica, quando podemos exigir um pouco mais desse pequeno RN. A partir desse marco, observam-se menor chance de apneia, maior capacidade de controle da temperatura corpórea, melhor sucção, deglutição e respiração. Tendo esse marco claro, fica mais fácil entender por que todos os pacientes < 34 semanas serão encaminhados à mesa de cuidados para os passos iniciais, independentemente de sua vitalidade, choro e tônus.[26,27]

Tendo em vista os conceitos mencionados, entendemos facilmente que o sucesso da reanimação neonatal é a ventilação pulmonar adequada, fazendo que os pulmões dos RN insuflem, com dilatação da vasculatura pulmonar e hematose adequada.

A aspiração encontra-se reservada a pacientes que tiverem obstrução de via aérea por causa do excesso de secreção (meconial ou não), independentemente da idade gestacional (IG). Nesses casos, aspiramos primeiro a boca e depois as narinas (sonda número 8 a 10), com zelo para não usar pressão maior que 100 mmHg. Não há evidências para indicar, de modo rotineiro, a aspiração traqueal sob visualização direta no RN não vigoroso com líquido amniótico meconial; independentemente de sua viscosidade, a aspiração das vias aéreas ao desprendimento do polo cefálico não deverá ser feita, pois retarda uma provável reanimação caso seja necessária.[28]

Após esses 30 s iniciais (prover calor, cabeça em leve extensão, aspirar boca e nariz, se necessário, e secar), checamos a FC por meio da ausculta cardíaca, palpação do cordão umbilical (ambos subestimam a FC em 15-25 bpm), oximetria de pulso (MSD) e cardioscópio, sendo esta a mais fidedigna. Partimos, agora, para o primeiro divisor: FC > 100 ou FC < 100:[29,30]

Em caso de apneia ou respiração irregular e/ou FC < 100 bpm, a VPP deverá ser iniciada com O_2 ambiente dentro dos primeiros 60 segundos. A ventilação pulmonar é o procedimento mais importante e efetivo na reanimação do RN. Se FC > 100 bpm e respiração espontânea regular, a situação volta a ser favorável e então observaremos o RN, podendo deixá-lo em contato pele a pele com a mãe. Essas condutas serão independentes de IG menor ou maior que 34 semanas. Esse marco de idade é determinante, neste momento, para a FiO_2 a ser ofertada, com concentração de 21% (ar ambiente) nos maiores de 34 s e com oferta de 30% de O_2 nos menores de 34 s.

TABELA 1 Valores-alvo de $SatO_2$ pré-ductal

Minutos após o nascimento	$SatO_2$ alvo pré-ductal
Até 5	70-80%
5-10	80-90%
> 10	85-95%

Depois de 30 segundos de VP oxigênio a 21% e sem melhora da saturação, já tendo se passado 90 s do paciente sobre a mesa de reanimação, devemos rever a técnica, aumentar a pressão inspiratória (PInsp), progredir a FiO_2 para 40% e depois 60% a cada 30 segundos (independentemente da IG) e realizar novamente a VPP por mais 30 segundos.[31] Depois desse "segundo ciclo de VPP", tendo corrigido a técnica, aumentado a concentração de O_2 fornecida e excluído o mecônio em via aérea (VA), consideramos falha de VPP e optamos por IOT + ventilação por 30 s. Nesse momento, já teremos decorrido 120 s quando optamos por IOT.[33-35]

Após os 30 segundos de VPP com IOT, já tendo decorrido 150 s e sem melhoras clínicas e oximétricas, progredimos para aumento da concentração de O_2 para 60%-100%. Caso, em qualquer momento do nosso atendimento, a FC esteja acima de 100 bpm, pode-se interromper a VPP e extubar o paciente, monitorando e observando a necessidade suporte de O_2. Em um pior cenário, após VPP e IOT, caso a FC < 60 bpm, devido ao DC desses seres serem muito dependentes da FC, consideramos PCR, sendo necessária a RCP. Assim, a RCP iniciará se FC < 60 bpm após 30 s de IOT com VPP e uso de O_2 a 60-100%.

Cada ciclo da RCP dura 60 segundos, sendo três compressões e uma ventilação, na frequência de 120 eventos por minuto (90 massagens e 30 ventilações), com profundidade de 1/3 do diâmetro torácico. A técnica de compressão cardíaca adequada é aquela com dois polegares, pois oferta um maior pico de pressão sistólica, perfusão coronariana e leva mais tempo para levar à fadiga do realizador. Nesse primeiro ciclo (150 s depois de iniciado atendimento), não há indicação de adrenalina (0,01-0,03 mg/kg IV), reservando-se a partir do segundo ciclo (170 s depois de iniciado o atendimento) e repetindo a cada 3-5 minutos.[36-38]

Nesse momento, deve-se progredir a cateterização umbilical. Caso não haja acesso venoso disponível, pode-se fazer uma única vez endotraqueal, com dose 0,1 mg/ kg, ainda de eficácia questionável. Após realizar RCP sem adrenalina, seguida do segundo ciclo com adrenalina, e se não houver retorno da circulação espontânea (RCE), nesse momento nosso atendimento terá 270 segundos, devendo fazer expansão volêmica com 10 mL/kg em 5-10 minutos.[38-42]

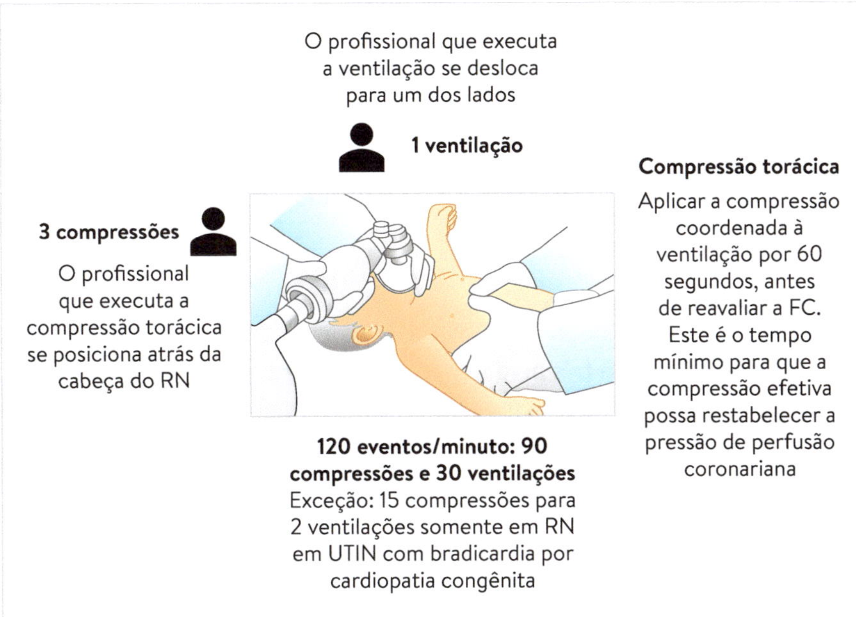

FIGURA 2 Técnica de reanimação cardiopulmonar.

Não existe um marco ético sobre até quando devemos manter a RCP nem de viabilidade do concepto, devendo ser essa uma decisão conjunta com familiares, se possível. Mas aceita-se que, em assistolia, após 10 minutos de RCP, se suspendam os esforços. Segue um marco cronológico dos tempos de recepção e atendimento ao RN – maiores de 34 semanas e menores de 34 semanas:

1. Maiores de 34 semanas

- Tempo: 0 s – uma das três perguntas negativas (termo, respirando e/ou chorando, tônus): encaminhar para a mesa de reanimação.
- Tempo: 30 s – calor, posicionamento da cabeça, aspirar s/n, secar.
- Tempo: 60 s:
  - FC > 100 bpm: pele a pele com a mãe.
  - FC ≤ 100 bpm: VPP por 30 s (FiO_2 21%).
- Tempo 90 s – pode ser mecônio?
  - Sim: aspirar sob visualização direta.
  - Não: rever técnica + aumento da PInsp – VPP por 30 s com FiO_2 de 50%.
- Tempo 120 s – falha da VPP – IOT com ventilação por 30 s.
- Tempo 150 s – aumentar FiO_2 para 60%-100%:

    - FC > 100 bpm: extubação.
    - FC 60-100 bpm: manter suporte ventilatório.
    - FC < 60 bpm: RCP por 60 s.
- Tempo 210 s – FC < 60 bpm: cateterização umbilical + adrenalina + RCP por 60 s.
- Tempo 270 s – FC < 60 bpm: expansor de volume (soro fisiológico 0,9% 10 mL/kg em 5 minutos).

2. Menores de 34 semanas

- Tempo 0 s – uma das três perguntas negativas (termo, respirando e/ou chorando, tônus): encaminhar para mesa de reanimação.
- Tempo 30 s – calor, posicionamento da cabeça, aspirar s/n, secar.
- Tempo 60 s:
    - FC > 100 bpm: pele a pele com a mãe.
    - FC ≤ 100 bpm: VPP por 30 s (FiO_2 30%).
- Tempo 90 s – pode ser mecônio?
    - Sim: aspirar sob visualização direta.
    - Não: rever técnica + aumento da PInsp – VPP por 30 s com FiO_2 de 50%.
- Tempo 120 s – falha da VPP: IOT com ventilação por 30 s.
- Tempo 150 s – aumentar FiO_2 para 60%-100%.
    - FC > 100 bpm: extubação.
    - FC 60-100 bpm: manter suporte ventilatório.
    - FC < 60 bpm: RCP por 60 s.
- Tempo 210 s – FC < 60 bpm: cateterização umbilical + adrenalina + RCP por 60 s.
- Tempo 270 s – expansor de volume (soro fisiológico 0,9% 10 mL/kg em 5 minutos).

Resumidamente, essas são as diretrizes para recepção e atendimento ao RN e seus possíveis desdobramentos com relação à idade pós-conceptual e como devemos proceder em uma complicação mais grave – nesse caso, uma PCR. Quanto melhores forem a recepção e o atendimento, maiores as chances de sucesso e menores as possíveis sequelas ao RN.

REFERÊNCIAS BIBLIOGRÁFICAS

1. Almeida MFB, Guinsburg R. Reanimação do recém-nascido ≥ 34 semanas em sala de parto: diretrizes 2022 da Sociedade Brasileira de Pediatria. Rio de Janeiro: Sociedade Brasileira de Pediatria; 2022.
2. Parecer CRM-MS 18/2011 decorrente do processo CRM-MS número 01 emitido pela Dra. Denise Aparecida de Tamazato elaborado para o Diretor Clínico da Associação beneficente de Maracaju – Responsabilidade do anestesiologista pelo atendimento do recém-nascido, na ausência do neonatologista e/ou pediatra – Tribunal de Justiça do Mato Grosso do Sul; 2011.
3. World Health Organization. Born too soon: the global action report on preterm birth. Genebra: WHO; 2012.
4. Brasil. Ministério da Saúde. Portal da Saúde. DATASUS: Estatísticas Vitais.Disponível em: https://datasus.saude.gov.br/estatisticas-vitais/.
5. Rede Brasileira de Pesquisas Neonatais. Dados. Disponível em: https://redeneonatal.com.br/nossos-dados/.
6. Stoll BJ, Hansen NI, Bell EF, Shankaran S, Laptook AR, Walsh MC, et al. Neonatal outcomes of extremely preterm infants from NICHD Neonatal Research Network. Pediatrics. 2010;126(3):443-56.
7. Hillman NH, Kallapur SG, Jobe AH. Physiology of transition from intrauterine to extrauterine life. Clin Perinatol. 2012;39(4):769-83.
8. O'Donnell CP, Schmölzer GM. Resuscitation of preterm infants: delivery room interventions and their effect on outcomes. Clin Perinatol. 2012;39(4):857-69.
9. Perlman JM, Willie J, Kattwinkel J, Wyckoff MH, Aziz K, Guinsburg R, et al. Part 7: Neonatal Resuscitation: 2015 international consensus on cardiopulmonary resuscitation and emergency cardiovascular care Science with treatment recommendations. Circulation. 2015;132(16 suppl 1):S204-41.
10. Wyllie J, Perlman JM, Kattwinkel J, Wyckoff MH, Aziz K, Guinsburg R, et al. Part 7: Neonatal Resuscitation: 2015 international consensus on cardiopulmonary resuscitation and emergency cardiovascular care science with treatment recommendations. Resuscitation. 2015;95:e169-201.
11. Almeida MFB, Guinsburg R. Reanimação do recém-nascido < 34 semanas em sala de parto: diretrizes 2022 da Sociedade Brasileira de Pediatria. Rio de Janeiro: Sociedade Brasileira de Pediatria; 2022.
12. Perlman JM, Wyllie J, Kattwinkel J, Wyckoff MH, Aziz K, Guinsburg R, et al. Part 7: Neonatal Resuscitation: 2015 international consensus on cardiopulmonary resuscitation and emergency cardiovascular care Science with treatment recommendations (Reprint). Pediatrics. 2015;136(suppl 2):S210-6614.
13. De Almeida MF, Guinsburg R, Sancho GA, Rosa IR, Lamy ZC, Martinez FE, et al. Hypothermia and early neonatal mortality in preterm infants. J Pediatr. 2014;164(2):271-5.e1.
14. McCall EM, Alderdice F, Halliday HL, Jenkins JG, Vohra S. Interventions to prevent hypothermia at birth in preterm and/or low birthweight infants. Cochrane Database Syst. Rev. 2010;(3):CD004210.
15. Pinheiro JM, Furdon SA, Boynton S, Dugan R, Reu-Dolon C, Jensen S. Decreasing hypothermia during delivery room stabilization of preterm neonates. Pediatrics. 2014;133(1):e218-2625.

16. Russo A, McCready M, Torres L, Theuriere C, Venturini S, Spaigt M, et al. Reducing hypothermia in preterm infants following delivery. Pediatrics. 2014;133(4):e1055-62.
17. American Academy of Pediatrics Committee on Fetus and Newborn; American College of Obstetricians and Gynecologists Committee on Obstetric Practice. The Apgar Score. Pediatrics. 2015;136(4):819-22.
18. Vain NE, Sttragno DS, Gorenstein AN, Gordillo JE, Berazentegui JP, Alda MG, et al. Effect of gravity on volume placental transfusion: a multicentre, randomized, non-inferiority trial. Lancet. 2014; 384(9939):235-40.
19. Rabe H, Diaz-Rossello JL, Duley L, Dowswell T. Effect of timing of umbilical cord clamp and other strategies to influence placental transfusion at preterm birth on maternal and infant outcomes. Cochrane Database Syst Rev. 2012;8:CD003248.
20. Ghavam S, Batra D, Mercer J, Kugelman A, Hoson S, Oh W, et al. Effects of placental transfusion in extremely low birthweight infants: meta-analysis of long and short-term outcomes. Transfusion. 2014;54(4):1192-8.
21. DeMauro SB, Douglas E, Karp K, Schimdt B, Patel J, Kronberg A, et al. Improving delivery room management for very preterm infants. Pediatrics. 2013; 132(4):e1018-25.
22. Dawson JA, Morley CJ. Monitoring oxygen saturation and heart rate in the early neonatal period. Semin Fetal Neonatal Med. 2010;15(4)203-7.
23. Lakshminrushima S, Manja V, Mathew B, Suresh GK. Oxygen targeting in preterm infants: a physiological interpretation. J Perinatol. 2015;35(1):8-15.
24. Louis D, Sundaram V, Kumar P. Pulse oximeter sensor application during neonatal resuscitation: a randomized controled trial. Pediatrics. 2014;133(3):476-82.
25. Dawson JA, Saraswat A, Simionato L, Thio M, Kamlin CO, Owen LS, et al. Comparison of heart and oxygen saturation measurements from Masimo and Nellcor pulse oximeters in newlyborn term infants. Acta Paediatr. 2013:102(10):955-60.
26. Dawson JA, Kamlin CO, Vento M, Wong C, Cole TJ, Donath SM, et al. Defining the reference range for oxygen saturation for infants after birth. Pediatrics. 2010;125(6):e1340-7.
27. Schmölzer GM, Kumar M, Pichler G, Aziz K, O'Reilley M, Cheung PY. Non- invasive versus invasive respiratory support in preterm infants at birth: systemic review and meta--analysis. BMJ. 2013;347:f5980.
28. Goldsmith JP, Kattwinkel J. The role of oxygen in the delivery room. Clin Perinatol. 2012;39(4):803-15.
29. Vento M, Moro M, Escrig R, Arruza L, Villar G, Izquierdo I, et al. Preterm resuscitation with low oxygen causes less oxidative stress, inflammation, and chronic lung disease. Pediatrics. 2009;124(3):e439-49.
30. Armanian AM, Badiee Z. Resuscitation of preterm newborns with low concentration oxygen versus high concentration oxygen. J Res Pharm Pract. 2012;1(1);25-9.
31. Kapadia VS, Chalak LF, Sparks JE, Allen JR, Savani RC, Wyckoff MH. Resuscitation of preterm neo- nates with limited versus high oxygen strategy. Pediatrics. 2013;132(6):e1488-96.
32. Rabi Y, Singhal N, Nettel-Aguirre R. Room-air versus oxygen administration for resuscitation of preterm infants: the ROAR study. Pediatrics. 2011;128(2):e374-81.
33. Kong JY, Rich W, Finer NN, Leone TA. Quantitative end-tidal carbon dioxide monitoring in the delivery room: a randomized controlled trial. J Pediatr. 2013;163(1):e1104-8.
34. Kempley ST, Moreiras JW, Petrone FL. Endotracheal tube length for neonatal intubation. Resuscitation. 2008;77(3):369-73.

35. Tochen ML. Orotracheal intubation in newborn infant: a method for determining depth of tube insertion. J Pediatr. 1979;95(6):1050-1.
36. Christman C, Hemway RJ, Wyckoff MH, Perlman JM. The two-thumbs is superior to the two-finger method for administration chest compressions in manikin model of neonatal resuscitation. Arch Dis Child Fetal Neonatal Ed. 2011;96(2):F99-101.
37. Lim JS, Cho Y, Ryu S, Lee JW, Kim S, Yoo IS, et al. Comparison of overlapping (OP) and adjacent thumb positions (AP) for cardiac compressions using the encircling method in infants. Emerg Med J. 2013;30(2):139-42.
38. Kapadia V, Wyckoff MH. Chest compressions for bradycardia or asystole. Clin Perinatol. 2012;39(4):833-42.
39. Solevåg AL, Dannevig I, Wyckoff M, Sausstad OD, Nakstad B. Return of spontaneous circulation with a compression:ventilation ratio of 15:2 versus 3:1 in newborn pigs with cardiac arrest due to asphyxia. Arch Dis Child Fetal Neonatal Ed. 2011;96(6):F417-21.
40. Kapadia VS, Wyckoof MH. Drugs during delivery room resuscitation – what, when, why? Semin Fetal neonatal Med. 2013;18(6):357-61.
41. Barber CA, Wyckoff MH. Use and efficacy of endotracheal versus intravenous epinephrine du- ring neonatal cardiopulmonary resuscitation in delivery room. Pediatrics. 2006;118(3):1028-34.
42. Weiner GM, Niermeyer S. Medications in neonatal resuscitation: epinephrine and the search for better alternative strategies. Clin Perinatol. 2012;39(4):843-55.
43. Niemayer S. From the neonatal resuscitation program to helping babies breath: global impact of educational programs in neonatal resuscitation. Semin Fetal Neonatal Med. 2015;20(5):300-8.

6

Via aérea pediátrica

Julia Maria Olsen
Priscilla Ferreira Neto Cardoso

DESTAQUE DO TEMA

1. A maior parte dos eventos adversos na faixa etária pediátrica são de origem respiratória.
2. Diferenças anatômicas: maior proporção da cabeça em relação ao corpo, colapso da nasofaringe, laringe com posicionamento mais cefálico, ângulo entre a base da língua e a fenda glótica mais agudo, epiglote com conformação que expõe menos à glote. As anormalidades de cabeça e pescoço e as síndromes congênitas podem estar associadas à via aérea difícil.
3. Diferenças fisiológicas: alto consumo de oxigênio, tendência à fadiga muscular, atelectasia e maior vulnerabilidade à rápida dessaturação.
4. Dispositivos: escolher dispositivos com tamanho adequado e optar pelo dispositivo menos invasivo possível diminuem o risco de complicações respiratórias.
5. Manejo da via aérea: minimizar o número de tentativas na intubação, utilizar o videolaringoscópio com lâmina adequada em crianças com menos de 5 kg e usar oxigenação durante o período de apneia diminuem o risco de complicações respiratórias.

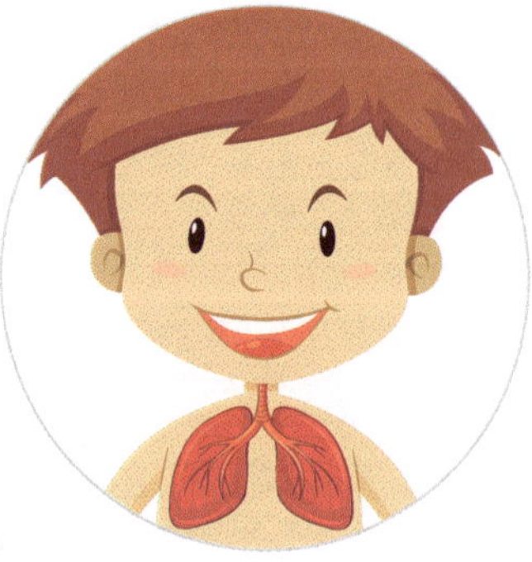

6. Algoritmos para situações de via aérea difícil: auxiliam na tomada de decisão. Chamar por ajuda precocemente, ventilar com FiO_2 100% e lembrar do dispositivo supraglótico são atitudes fundamentais nessas situações.

PARTICULARIDADES DA VIA AÉREA PEDIÁTRICA

A via aérea pediátrica tem particularidades anatômicas e fisiológicas que devem ser compreendidas pelos anestesiologistas (Tabela 1).[1-3]

TABELA 1 Maior vulnerabilidade à dessaturação de oxigênio

Anatômicas	Fisiológicas
Maior proporção da cabeça em relação ao corpo	Maior consumo de oxigênio
Colapso da nasofaringe e epiglote	Maior vulnerabilidade à rápida dessaturação
Laringe com posicionamento mais cefálico	Menos fibra muscular tipo 1 no diafragma e nos músculos intercostais
Ângulo mais agudo entre a base da língua e a fenda glótica	Tendência a fadiga respiratória
Glote menos exposta pela conformação da epiglote	Respiração predominantemente nasal até 3 a 5 meses

Anatomia

A proporção da cabeça em relação ao corpo modifica-se conforme a faixa etária das crianças. Até os 2 anos, a cabeça proporcionalmente maior pode levar à flexão do pescoço e consequente obstrução da via aérea superior.[4] O uso de coxim subescapular auxilia a laringoscopia nessa faixa etária. A proporção da língua em relação à cavidade oral foi apontada como principal fator causal da obstrução da via aérea superior durante muito tempo. Contudo, estudos mais recentes mostram que a obstrução parece ser ocasionada mais pelo colapso da nasofaringe e epiglote, principalmente em crianças maiores de 1 ano.[5] As manobras de elevação do mento e elevação da mandíbula costumam ser mais eficazes do que o dispositivo orofaríngeo nesse tipo de obstrução. O tamanho da língua pode ser um fator de maior relevância nos neonatos e pacientes com síndromes com alterações craniofaciais.

A laringe das crianças tem um posicionamento mais cefálico: até os 2 anos, o osso hioide está no nível de C2-C3 e a laringe em C3-C4, enquanto nos adultos fica em C4-C5. Dessa forma, o ângulo entre a base da língua e a fenda glótica é mais agudo. A proximidade entre a língua e as estruturas da laringe é ainda maior em condições que ocasionam hipoplasia mandibular e da porção média da face.[1] O uso da lâmina reta para laringoscopia direta nas crianças menores pode auxiliar a visualização da glote.

A inserção anterior das cordas vocais é mais caudal do que a posterior, e esse ângulo pode interferir na entrada e progressão do tubo endotraqueal.[1] A epiglote, por sua vez, é mais fina e mais perpendicular ao eixo da traqueia do que nos adultos e tem conformação em ômega, expondo menos a glote. No neonato a epiglote chega a tocar a úvula durante a mamada, o que possibilita a respiração junto com a deglutição.[1]

Há divergência em relação ao ponto de maior estreitamento da laringe das crianças nos estudos *in vitro* e *in vivo*. A cartilagem cricoide é a porção mais anatômica e estreita, segundo estudos de peças anatômicas.[6] No entanto, em crianças em respiração espontânea, sob anestesia, os pontos de maior estreitamento são a glote e subglote.[3] Essas duas regiões, no entanto, são compostas por tecido maleável, que pode ser afastado durante a introdução da cânula endotraqueal, enquanto a cricoide é rígida, sendo o ponto com maior resistência.[3] Em torno dos 10 a 12 anos, a laringe já tem as proporções dos adultos.[6]

Fisiologia

As características da fisiologia respiratória das crianças as predispõem à rápida dessaturação durante o manejo da via aérea. A respiração é predominantemente nasal até o quinto mês, e a habilidade de alternar entre respiração nasal e oral é inversamente proporcional à idade pós-conceptual, presente em 40% dos recém-nascidos a termo.[7]

O trabalho respiratório e a capacidade residual funcional (CRF) por quilograma de peso são semelhantes em adultos e crianças, mas a relação entre a CRF e a ventilação alveolar na criança é menor (1:5 *vs.* 1:1,5). Além disso, o consumo de oxigênio das crianças é maior do que dos adultos; os recém-nascidos têm um consumo de oxigênio de 2 a 3 vezes maior. Essas características determinam a rápida queda da saturação de oxigênio durante a apneia.[8,9]

Neonatos e crianças têm fatores anatômicos e fisiológicos que os predispõem a fadiga muscular e falência respiratória, como a menor quantidade de fibra muscular tipo 1 no diafragma e nos músculos intercostais. Prematuros com menor peso e idade gestacional têm menor reserva funcional, estando ainda mais em risco de disfunção respiratória.[9]

A faixa etária pediátrica é mais vulnerável à atelectasia pulmonar e suas complicações. O uso de frações inspiradas de oxigênio menores, de manobras de recrutamento alveolar e a manutenção da pressão expiratória final positiva diminuem a atelectasia.

AVALIAÇÃO DA VIA AÉREA PEDIÁTRICA

A história clínica, o exame físico e a investigação de antecedentes anestésicos das crianças normalmente revelam os pacientes com potencial risco para via aérea difícil. A presença de anormalidades de cabeça e pescoço, síndromes congênitas associadas à craniossinostose (Apert, Pfeiffer, Crouzon, Carpenter, Muenke, por exemplo) ou hipoplasia craniofacial (Pierre Robin, Goldenhar, por exemplo), malformações vasculares congênitas e lesões de orofaringe podem estar associadas a via aérea difícil.[4,6] Antecedente de roncopatia, obesidade, asma, atopia e tabagismo passivo podem predispor a eventos adversos respiratórios.[1,2]

Alterações na conformação facial, no padrão respiratório e na conformação craniofacial são indicadores de via aérea difícil. A presença de respiração oral, sialorreia, batimento de asa de nariz, cianose; retração intercostal, taquipneia, disfonia, estridor e hipoxemia; abertura bucal reduzida, macroglossia, alterações do palato e da mandíbula e microtia são alguns desses indicadores.[1]

MANEJO DA VIA AÉREA PEDIÁTRICA

Posicionamento

O posicionamento adequado das crianças durante a anestesia deve levar em conta a anatomia de cada faixa etária. A cabeça deve ser sempre estabilizada com o uso de rodilhas ou coxins, e a região subescapular ou suboccipital, dependendo da idade do paciente, também pode ser apoiada sobre um coxim para melhor alinhamento dos eixos da via aérea. Não há evidências claras sobre o impacto do posicionamento no resultado perioperatório, mas o decúbito lateral parece estar associado a menos complicações respiratórias durante a remoção do dispositivo da via aérea. A elevação da cabeça parece beneficiar crianças com menos de 2 anos.[10]

Dispositivos

Os dispositivos para o manejo da via aérea pediátrica são semelhantes aos utilizados nos adultos, mas nas crianças a escolha pelo tamanho adequado é fundamental.

- Máscara facial: deve recobrir completamente a boca e o nariz, com bordas apoiadas em estruturas ósseas (ossos nasais, maxilar e mento).
- Dispositivo orofaríngeo: deve ser do tamanho adequado para passar por toda a língua, sem empurrar a epiglote, de acordo com a distância da rima labial ao ângulo da mandíbula. Deve ser utilizado em pacientes sem reflexos protetores de vias aéreas.
- Dispositivo nasofaríngeo: deve ser do tamanho adequado para passar pela cavidade nasal, sem empurrar a epiglote, e sua espessura deve ser comparada

ao tamanho do vestíbulo nasal, de acordo com a distância na narina ao ângulo da mandíbula. Esse dispositivo tem grande valia na obstrução da via aérea superior e pode ser usado em pacientes com reflexos protetores de vias aéreas presentes.

- Dispositivo supraglótico (máscara laríngea - ML): há diferentes gerações de dispositivos e tamanhos adequados ao peso e à idade. Esses dispositivos têm grande popularidade em anestesia pediátrica, sendo uma alternativa à intubação orotraqueal e essenciais em situações "não ventilo" e "não intubo". A pressão do *cuff* do dispositivo supraglótico deve ser < 40 cmH_2O, para diminuir o vazamento por pressão excessiva e a dor após o procedimento.
- Dispositivo endotraqueal (cânula endotraqueal - TT): em crianças maiores de 3 kg, existe uma tendência ao uso da TT com *cuff*. A pressão do *cuff* deve ser < 20 cmH_2O. A Tabela 2 ilustra os tamanhos de cânula mais comumente usados.

TABELA 2 Cânulas endotraqueais comumente usadas em pediatria

Peso e idade	Diâmetro interno (mm)		
	Sem *cuff*	Com *cuff*	Micro *cuff*
1.000 g	2,5	-	-
1.000 a 2.500 g	3,0	-	-
Neonato a 6 meses	3,0-3,5	3,0-3,5*	3,0*
6 meses a 1 ano	3,5-4,0	3,0-4,0	3,0
1 a 2 anos	4,5-5,0	3,5-4,5	3,5
> 2 anos	(idade em anos + 16)/4	(idade em anos/4) + 3	(idade em anos/4) + 3,5

* A partir de 3 kg.

- Dispositivos endobrônquicos: utilizados para ventilação monopulmonar. Há algumas técnicas descritas para esse fim, entre elas o bloqueador endobrônquico e o tubo duplo-lúmen. O bloqueador endobrônquico mais utilizado é o Arndt, colocado com auxílio de um fibroscópio flexível. Esse tipo de bloqueador pode ser colocado por dentro do tubo orotraqueal, ou externa e paralelamente a ele. Importante ressaltar que o menor bloqueador Arndt disponível tem 5 Fr e diâmetro externo de 2,5 mm, e o menor fibroscópio disponível tem aproximadamente 2,2 mm de diâmetro. Dessa forma, o menor tubo traqueal requerido para colocação do bloqueador internamente é aquele com 5 mm de diâmetro interno. Uma alternativa são os tubos duplo-lúmen, porém o seu uso está limitado a crianças acima de 8 anos devido ao seu calibre.[11]

- Laringoscópio rígido: o laringoscópio rígido para a laringoscopia direta pode usar lâminas retas e curvas de diversos tamanhos. A escolha depende da experiência e preferência do anestesiologista, mas devem-se ter em mente as diferenças anatômicas da via aérea pediátrica (Tabela 3).

TABELA 3 Lâminas de laringoscópio rígido comumente usadas em pediatria

Idade	Tamanho da lâmina	
	Miller	Macintosh
Pré-termo	0/00	0/00
Neonato	0/00	0/00
Neonato a 2 anos	1	0
2 a 6 anos	–	1 ou 2
6 a 10 anos	2	2
> 10 anos	2 ou 3	3

- Videolaringoscópio (VL): esse dispositivo encontra-se cada vez mais disponível e com maior variedade de lâminas. Atualmente, existem lâminas convencionais, semelhantes ao modelo rígido, e não convencionais anguladas e hiperanguladas. Em crianças pequenas, o tamanho da lâmina do VL pode atrapalhar manipulação da TT, e lâminas semelhantes às utilizadas para laringoscopia direta podem ser vantajosas.[12]
- Fibroscópio flexível: esse dispositivo tem grande utilidade nas crianças com via aérea difícil, podendo ser usado combinado ao VL ou à ML.
- Guias, *bougies* e sondas trocadoras: esses dispositivos podem ser usados com a laringoscopia direta ou videolaringoscopia. Eles auxiliam a introdução da TT pela glote. Os *bougies* podem ser fenestrados, permitindo ventilação a jato, e têm tamanhos adequados para as cânulas neonatais e pediátricas. Atualmente, existem também guias com câmera de vídeo na ponta.

Planejamento

Antes de iniciar a anestesia e proceder com o manejo da via aérea pediátrica, é fundamental ter os equipamentos testados, as medicações disponíveis e ter em mente a técnica a ser usada para garantia da via aérea definitiva e as possíveis técnicas alternativas em caso de complicações não previstas.[13]

Inserção da via aérea definitiva

As condições do paciente, o tipo de cirurgia e o planejamento pós-operatório definem a escolha pelo melhor dispositivo de via aérea definitivo. O dispositivo supraglótico oferece menos risco de complicações respiratórias em relação à TT. A opção pelo dispositivo menos invasivo possível diminui o risco de complicações respiratórias, especialmente em pacientes com infeção das vias aéreas superiores.[14,15]

A oxigenação durante o período de apneia com pelo menos 0,2 mL/kg/min diminui o risco de hipoxemia, complicação mais comum associada à via aérea difícil.[4,16] Ela pode ser feita por meio de cânulas nasais de baixo fluxo, dispositivos nasofaríngeos modificados, cânulas nasais de alto fluxo, fibroscópios e dispositivos supraglóticos.[16,17]

A escolha por técnicas anestésicas sem bloqueadores neuromusculares (BNM) ainda é frequente entre os anestesistas pediátricos. Para certos pacientes e anestesistas, a intubação traqueal apenas com o paciente em plano anestésico profundo é uma técnica aceitável.[2,14,18] Todavia, o uso dos BNM pode melhorar as condições para intubação em pacientes com profundidade anestésica leve a moderada e pode contribuir para estabilidade hemodinâmica na indução.[15,18]

O uso do VL tem ganhado mais espaço na anestesia pediátrica,[12,14,19] e a VL com lâmina convencional é considerada técnica preferida para pacientes com menos de 5 kg.[12,15,20]

A maior disponibilidade de dispositivos e equipamentos tem permitido também o uso de técnicas combinadas para a intubação de pacientes com potencial via aérea difícil. A técnica combinada da fibroscopia com ML permite manter a ventilação do paciente durante a intubação orotraqueal. O uso simultâneo do VL e broncoscópio flexível pode ser usado para a intubação de pacientes com via aérea difícil.[4,19]

Situações especiais

Os neonatos e lactentes formam um grupo com maior risco de eventos adversos e complicações durante o manejo da via aérea. Sedação adequada, uso de BNM, uso do VL com lâmina adequada na primeira tentativa de intubação, oxigenação apneica e cuidadosa verificação da posição da TT são consideradas técnicas adequadas para essa faixa etária.[20,21]

A indução por sequência rápida (ISR) para pacientes pediátricos com estômago cheio é controversa. Nas crianças, o risco de hipoxemia parece ser maior do que o risco de broncoaspiração, por isso advoga-se o uso da ISR controlada ou modificada, com ventilação leve com $FiO_2 = 80\%$ e pressão < 15 cmH_2O antes da intubação traqueal, caso a saturação fique $< 95\%$. Recomenda-se não utilizar pressão cricoide na indução em sequência rápida.[15,22] A succinilcolina e o rocurônio são os BNM utilizados na ISR. A succinilcolina não deve ser usada em pacientes com suspeita de suscetibilidade à hipertermia maligna, com doença neuromuscular com risco de rabdomiólise e hipercalemia. O uso do ultrassom gástrico é factível na maior parte das crianças e pode avaliar o conteúdo gástrico e a necessidade de aplicação de técnicas que diminuam o risco de broncoaspiração.[23,24]

Retirada do dispositivo de via aérea

A remoção do dispositivo de via aérea em pacientes sem via aérea difícil pode ser feita tanto em plano anestésico profundo como com o paciente acordado. Cada uma dessas técnicas tem benefícios e potenciais riscos: em plano profundo, há maior risco de obstrução da via aérea superior e de laringoespasmo; já o paciente acordado tem maior risco de tosse.[14,15] A extubação com o paciente em plano profundo deve ser feita com ventilação-minuto maior que 5 mL/kg e frequência respiratória adequada para a idade, além de plano anestésico adequado e pupilas centradas.

A remoção do dispositivo de via aérea em pacientes com via aérea difícil deve ser feita depois da ventilação com FiO_2 100% por pelo menos 3 minutos, com o paciente acordado, equipamentos para via aérea difícil disponíveis e a presença de especialistas.

VIA AÉREA DIFÍCIL

O manejo de pacientes com via aérea difícil é um trabalho em equipe que deve ter preparação adequada, com planos para diferentes situações, papéis definidos para os diferentes profissionais e comunicação clara entre os membros. A familiaridade com os diferentes equipamentos e técnicas é fundamental, assim como o reconhecimento de limitações e vieses individuais.[13]

As situações de ventilação difícil, de intubação difícil não prevista e de "não ventilo, não intubo" são extremamente estressantes e desafiadoras. O uso de algoritmos específicos para cada uma dessas situações organiza o atendimento e auxilia a tomada de decisão, potencialmente melhorando o desfecho para o paciente. Existem diversos algoritmos, formulados por diferentes organizações; sugerimos a leitura do Capítulo 7 no qual o tema de via aérea difícil é abordado de forma mais ampla.

RESUMO FINAL

Mais de 50% dos eventos críticos no período perioperatório na faixa etária pediátrica são respiratórios. O adequado manejo da via aérea durante a anestesia pediátrica deve ser prioridade para o médico anestesiologista. Saber das particularidades da anatomia e fisiologia das crianças é importante, e avaliar a criança antecipadamente é primordial para o diagnóstico de uma possível via aérea difícil e para o planejamento da anestesia.

Um bom planejamento inclui a escolha do dispositivo correto para o manejo da via aérea e a escolha dos medicamentos e da técnica anestésica apropriada. Ter à disposição um BNM e atropina é importante para o tratamento de possíveis complicações, como o laringoespasmo. O uso de dispositivos menos invasivos, quando possível, reduz os riscos de complicações e a morbimortalidade durante a anestesia pediátrica.

REFERÊNCIAS BIBLIOGRÁFICAS

1. Fiadjoe JE, Litman RS, Serber JF, Stricker PA, Cote CJ. The pediatric airway. In: Cote CJ, Lerman J, Anderson BJ, editors. A practice of anesthesia for infants and children, 6th ed. Philadelphia: Elsevier; 2019. pp. 297-339.
2. Hsu G, Von Ungern-Sternberg BS, Engelhardt T. Pediatric airway management. Curr Opin Anaesthesiol. 2021;34(3):276-83.
3. Holzki J, Brown KA, Carroll RG, Coté CJ. The anatomy of the pediatric airway: Has our knowledge changed in 120 years? A review of historic and recent investigations of the anatomy of the pediatric larynx. Paediatr Anaesth. 2018;28(1):13-22.
4. Hsu G, Fiadjoe JE. The pediatric difficult airway: updates and innovations Anesthesiol Clin. 2020;38(3):459-475.
5. Crawford MW, Arrica M, Macgowan CK, Yoo SJ. Extent and localization of changes in upper airway caliber with varying concentrations of sevoflurane in children. Anesthesiology. 2006;105(6):1147-52; discussion 5A.
6. Wani TM, Bissonnette B, Engelhardt T, Buchh B, Arnous H, AlGhamdi F, et al. The pediatric airway: Historical concepts, new findings, and what matters. Int J Pediatr Otorhinolaryngol. 2019;121:29-33.
7. Miller MJ, Carlo WA, Strohl KP, Fanaroff AA, Martin RJ. Effect of maturation on oral breathing in sleeping premature infants. J Pediatr. 1986;109(3):515-9.
8. Trachsel D, Erb TO, Hammer J, von Ungern-Sternberg BS. Developmental respiratory physiology. Paediatr Anaesth. 2022;32(2):108-17.
9. Dassios T, Vervenioti A, Dimitriou G. Respiratory muscle function in the newborn: a narrative review. Pediatr Res. 2022;91(4):795-803.
10. Patterson H, Eady J, Sommerfield A, Sommerfield D, Hauser N, von Ungern-Sternberg BS. Patient positioning and its impact on perioperative outcomes in children: a narrative review. Paediatr Anaesth. 2024;34(6):507-18.
11. Templeton TW, Piccioni F, Chatterjee D. An update on one-lung ventilation in children. Anesth Analg. 2021;132(5):1389-99.
12. Peyton J, Park R, Staffa SJ, Sabato S, Templeton TW, Stein ML, et al. A comparison of videolaryngoscopy using standard blades or non-standard blades in children in the Paediatric Difficult Intubation Registry. Br J Anaesth. 2021;126(1):331-9.
13. Sohn L, Peyton J, von Ungern-Sternberg BS, Jagannathan N. Error traps in pediatric difficult airway managementPaediatr Anaesth. 2021;31:1271-5.

14. Templeton TW, Sommerfield D, Hii J, Sommerfield A, Matava CT, von Ungern-Sternberg BS. Risk assessment and optimization strategies to reduce perioperative respiratory adverse events in pediatric anesthesia. Part 2: Anesthesia-related risk and treatment options. Paediatr Anaesth. 2022;32:217-27.
15. Dadure C, Sabourdin N, Veyckemans F, Babre F, Bourdaud N, Dahmani S, et al. Management of the child's airway under anaesthesia: The French guidelines. Anaesth Crit Care Pain Med. 2019;38(6):681-93.
16. Fiadjoe JE, Nishisaki A, Jagannathan N, Hunyady AI, Greenberg RS, Reynolds PI, et al. Airway management complications in children with difficult tracheal intubation from the Pediatric Difficult Intubation (PeDI) registry: a prospective cohort analysis. Lancet Respir Med. 2016;4(1):37-48.
17. Riva T, Préel N, Theiler L, Greif R, Bütikofer L, Ulmer F, et al. Evaluating the ventilatory effect of transnasal humidified rapid insufflation ventilatory exchange in apnoeic small children with two different oxygen flow rates: a randomised controlled trial. Anaesthesia. 2021;76(7):924-32.
18. Vanlinthout LE, Geniets B, Driessen JJ, Saldien V, Lapré R, Berghmans J, et al. Neuromuscular-blocking agents for tracheal intubation in pediatric patients (0-12 years): a systematic review and meta-analysis. Paediatr Anaesth. 2020;30:401-14.
19. Stein ML, Park RS, Kiss EE, Adams HD, Burjek NE, Peyton J, et al. Efficacy of a hybrid technique of simultaneous videolaryngoscopy with flexible bronchoscopy in children with difficult direct laryngoscopy in the Pediatric Difficult Intubation Registry. Anaesthesia. 2023;78(9):1093-101.
20. Disma N, Asai T, Cools E, Cronin A, Engelhardt T, Fiadjoe J, et al. Airway management in neonates and infants: European Society of Anaesthesiology and Intensive Care and British Journal of Anaesthesia Joint guidelines. Eur J Anaesthesiol. 2024;41(1):3-23.
21. Hii J, Templeton TW, Sommerfield D, Sommerfield A, Matava CT, von Ungern-Sternberg BS. Risk assessment and optimization strategies to reduce perioperative respiratory adverse events in pediatric anesthesia. Part 1 patient and surgical factors. Paediatr Anaesth. 2022;32(2):209-16.
22. Stein ML, Park RS, Kovatsis PG. Emerging trends, techniques, and equipment for airway management in pediatric patients. Paediatr Anaesth. 2020;30(3):269-79.
23. Bouvet L, Bellier N, Gagey-Riegel AC, Desgranges FP, Chassard D, De Queiroz Siqueira M. Ultrasound assessment of the prevalence of increased gastric contents and volume in elective pediatric patients: a prospective cohort study. Paediatr Anaesth. 2018;28(10):906-13.
24. Gagey AC, de Queiroz Siqueira M, Monard C, Combet S, Cogniat B, Desgranges FP, et al. The effect of pre-operative gastric ultrasound examination on the choice of general anaesthetic induction technique for non-elective paediatric surgery. A prospective cohort study. Anaesthesia. 2018;73(3):304-12.

7

Via aérea difícil pediátrica

Débora de Oliveira Cumino
Raíssa Christina Cassimiro Franco
Fernanda Silva Terzi

DESTAQUE DO TEMA

1. Chamar ajuda é primordial.
2. Quanto menor a criança, maior a chance de dificuldades de manejo da via aérea.
3. Sempre mudar de técnica a cada tentativa e, se possível, de anestesiologista, optando pelo mais experiente.
4. É importante manter a oxigenação em todas as etapas.
5. Priorizar a oxigenação efetiva em relação à intubação.
6. A situação não intubo e não oxigeno deve ser evitada a qualquer custo.
7. Os dispositivos supraglóticos são aliados importantes para situações de via aérea difícil.

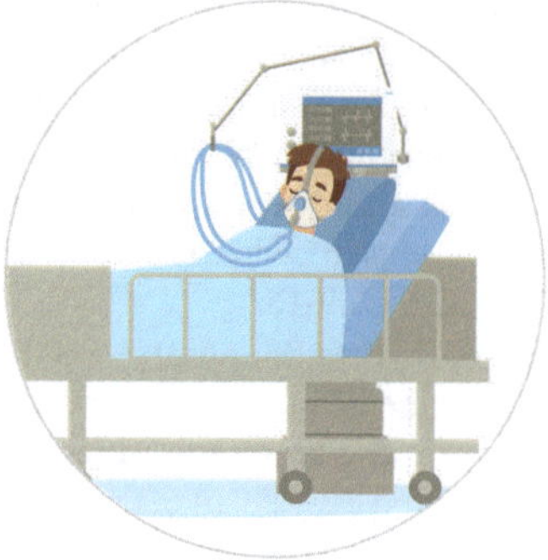

INTRODUÇÃO

As características anatômicas inerentes à faixa etária pediátrica, como discutido no capítulo anterior, podem ocasionar uma situação de via aérea difícil (VAD) em neonatos e crianças, assim como a falta de experiência do profissional, principalmente daqueles que não trabalham rotineiramente com crianças.

As particularidades da fisiologia respiratória e cardiovascular propiciam rápida dessaturação, bradicardia e parada cardiorrespiratória.[1,2]

Na última década, vários estudos e *guidelines* sobre via aérea pediátrica foram publicados, influenciando tanto no cuidado da criança com via aérea normal quanto na difícil. Segundo as recomendações da Sociedade Brasileira de Anestesiologia em via aérea difícil em pediatria, o conceito de via aérea difícil se refere à situação clínica, previamente identificada ou não reconhecida, em que um anestesiologista experiente se depara com uma ou mais das seguintes dificuldades: manter ventilação adequada; posicionar corretamente o laringoscópio; visualizar as cordas vocais; introduzir a cânula traqueal.[1]

O estudo APRICOT (*Anesthesia Practice in Children Observational Trial*), conduzido em 30.874 crianças em 33 países europeus, relatou incidência de 3,1% de eventos respiratórios em crianças de 0 a 15 anos, dentre estes 0,88% necessitaram de mais três tentativas de intubação orotraqueal. O estudo NECTARINE (*Neonate and Children Audit of Anesthesia Practice in Europe*) demonstrou incidência de 5,8% de dificuldade de intubação em neonatos e lactentes, definido como mais de duas tentativas de intubação em crianças do nascimento até 60 semanas de idade pós-conceptual.[3,4,5]

Nos últimos anos, visando aprimorar a qualidade e a segurança nos cuidados de saúde na população pediátrica, observou-se um crescente número de recomendações e diretrizes para o manejo da via aérea difícil em crianças. Em 2022, a Sociedade Americana de Anestesiologia (ASA) incluiu uma seção dedicada à via aérea pediátrica no *guideline* de via aérea difícil. Essa tendência foi mantida em 2024 com a publicação de novos *guidelines* de via aérea difícil pediátrica pela Sociedade Europeia e pela Sociedade Brasileira de Anestesiologia (SBA) que publicou um consenso em via aérea pediátrica.

É fundamental que o anestesiologista esteja familiarizado com a avaliação e identificação de via aérea difícil, pois isso pode impactar diretamente o desfecho da anestesia. Para entender a importância dessa competência, a Sociedade Americana de Anestesiologia classifica esses pacientes como ASA 3. Neste capítulo, revisaremos aspectos chave do exame clínico, os principais dispositivos e suas formas de utilização, além dos fluxogramas que podem servir como auxílio na abordagem.[3]

COMO RECONHECER UMA VAD PEDIÁTRICA?

As crianças, diferentemente da população adulta, podem não colaborar com o exame físico. Os diversos métodos utilizados para identificar a VAD no adulto não tem a mesma sensibilidade e especificidade na criança.

No início da avaliação, a idade, principalmente menores de 1 ano, e o peso podem influenciar no sucesso da abordagem à via aérea. Pelos dados do PeDI-R (*Pediatric Difficult Intubation Registration*), crianças abaixo de 10 kg apresentam maior número de tentativas de intubação e com isso maior chance de complicações.[6]

Apesar das dificuldades no exame físico, a história clínica auxilia no reconhecimento da VAD em crianças. A presença de algumas condições clínicas, adquiridas ou congênitas, podem comprometer e obstruir as estruturas anatômicas, dificultando a ventilação e a intubação.

Entre as alterações congênitas podemos destacar a laringomalácia, estenose de laringe, laringocele, membrana laríngea, anel vascular comprimindo a traqueia, traqueomalácia, estenose de traqueia e alterações anatômicas da face. As alterações adquiridas compreendem as de origem inflamatória, metabólica, neoplásica e traumática; dentre elas: hipertrofia de adenoide, artrite em região de articulação mandíbula/maxila, granuloma em laringe ou faringe, epiglotite, amigdalite, abscesso periamigdaliano, membrana diftérica, polipose laríngea, laringotraqueobronquite, traqueíte bacteriana, laringoespasmo, corpo estranho, queimaduras, desconexão laringotraqueal, estenose pós-intubação.[1,7,8]

Algumas síndromes são associadas com VAD, decorrentes de malformações anatômicas ou funcionais. Na Tabela 1 são apresentadas as principais síndromes que cursam com VAD.

Conhecendo estas condições, deve-se realizar história clínica completa, buscando evidenciar a presença de síndromes, anestesias anteriores, situações prévias com dificuldade de ventilar ou intubar, história de internações prévias, processos inflamatórios e infecciosos respiratórios, radioterapia em região de face e pescoço, atopia, tabagismo familiar, obesidade, prematuridade, história sugestiva de obstrução respiratória (como asfixia, rouquidão, roncos, apneia, estridor, alterações de sucção ou deglutição), possíveis alterações posturais para dormir ou melhorar a condição respiratória.

No exame físico é fundamental avaliar a morfologia, movimentação de cabeça e pescoço, abertura da boca, presença de sialorreia, alterações no palato, dentição, presença de dentes decíduos, alterações de maxila, mandíbula e região submandibular, ausculta pulmonar, inspeção estática e dinâmica do tórax (como movimentos anormais, uso de musculatura acessória, retrações, *pectus excavatum*). O Mallampati, muito utilizado em adultos, tem uso limitado em pediatria, mas pode ser útil em crianças colaborativas acima dos 5 anos. Alguns exames complementares auxiliam na avaliação, como radiografia, tomografia e ultrassom.[1]

TABELA 1 Características anatômicas e alterações da via aérea encontradas em síndromes associadas com via aérea difícil prevista

Síndrome	Características	Manejo da via aérea ao longo do tempo
Sequência de Pierre Robin	Micrognatia Macroglossia e glossoptose com grave obstrução da via aérea superior em repouso	Via aérea melhora com a idade Aumento do tamanho da mandíbula Distração mandibular reduz a incidência de dificuldade de ventilação com máscara e de intubação
Síndrome de Goldenhar	Hipoplasia molar e mandibular Occipitalização do atlas Abertura bucal limitada	Estável com a idade
Síndrome de Treacher Collins	Micrognatia, abertura bucal limitada, laringe em formato de funil, anquilose mandibular Displasia maxilar, mandibular e zigomática Obstrução de via aérea	Ventilação com máscara e laringoscopia se tornam mais difíceis com a idade
Síndrome de Crouzon	Hipoplasia do terço médio da face e maxilar Pescoço curto com restrição de movimentação	Dificuldade de ventilação com máscara Melhora com a cirurgia
Síndrome de Apert	Anomalias do terço médio da face Obstrução de via aérea	Dificuldade de ventilação com máscara Melhora com a cirurgia
Mucopolissacaridoses (Hunter, Hurler, Morquilo, Sanfilippo)	Acúmulo de glicosaminoglicanas nos tecidos moles da via aérea Pescoço curto, imóvel com instabilidade da coluna cervical Obstrução de via aérea em repouso	Ventilação com máscara e laringoscopia se tornam mais difíceis com a idade
Síndrome de Beckwith-Wiedemann	Macroglossia	Estável ou com possibilidade de se tornar mais difícil com a idade
Síndrome de Freeman-Sheldon	Miscrotomia e fibrose perioral	Estável com a idade
Síndrome de Klippel-Feil	Fusão de número variado de vértebras cervicais Limitação do movimento do pescoço	Estável com a idade
Síndrome de Pfeiffer	Hipoplasia do terço médio da face	Estável com a idade
Síndrome de Down	Macroglossia Instabilidade atlantoaxial Propenso a estenose traqueal ou estenose subglótica	Estável com a idade

Fonte: adaptada de Tsao et al, 2019.[9]

PREPARAÇÃO NA VAD

Após a avaliação e identificação de possível via aérea difícil, o planejamento é o passo inicial. É importante escolher materiais adequados e também preparar o ambiente para uma abordagem segura da via aérea. O planejamento pode ser desafiador, especialmente quando nos deparamos com uma via aérea difícil não prevista. Portanto, é imprescindível realizar uma avaliação detalhada do paciente. Qualquer indício de VAD deve servir de alerta e toda a equipe deve ser comunicada. Solicitar ajuda deve ser a primeira atitude diante dessa situação. Em seguida, é fundamental revisar o planejamento de manejo e verificar se os materiais e equipamentos disponíveis são adequados para a idade, o tamanho e as características específicas da criança. Essa revisão minuciosa contribui para minimizar riscos e garantir uma abordagem segura e eficaz da via aérea.[6]

Resumindo:

- Avaliação pré-anestésica: reconhecer uma possível VAD.
- Termo de consentimento e orientação dos pais sobre os riscos.
- Escolher o local adequado, preferencialmente uma sala de cirurgia bem equipada.
- Solicitar ajuda, de preferência um profissional experiente em anestesia pediátrica.
- Discutir seu plano, de acordo com algoritmo de VAD, com a equipe e divisão de tarefas.
- Separar e testar o material de VA adequado para a idade e o tamanho da criança.
- Preparar medicações anestésicas e de resgate.

OXIGENAÇÃO

A incidência de hipoxemia em crianças, durante a intubação, é muito mais frequente que em adultos, ocorrendo em até 13% das intubações e em até metade dos casos nas situações de VAD. No neonato é ainda mais frequente, chegando a 75% quando há dificuldade de intubação, e em 42% nos casos sem dificuldade. Isso acontece em decorrência da baixa capacidade residual funcional e do alto consumo de oxigênio em comparação aos adultos. Assim, é importante implementar estratégias para reduzir a ocorrência de hipoxemia, tanto durante a pré-oxigenação quanto durante a intubação.[1,10]

A pré-oxigenação pode ser realizada de diferentes maneiras, variando a forma e o momento em que o oxigênio é ofertado ao paciente. A pré-oxigenação com O_2 a 100% deve ser rotina na abordagem da via aérea em todas as crianças, respeitando a aceitação do paciente e a condição clínica.

A ventilação com máscara facial é uma habilidade essencial no manejo de uma possível VAD, sendo realizada antes das tentativas de intubação e como resgate entre as tentativas. A escolha do tamanho da máscara e o posicionamento adequado, assim como o uso de dispositivo orofaríngeo e/ou nasofaríngeo podem reduzir o risco de hipoxemia durante a abordagem da VA.

É fundamental ofertar oxigênio em todas as etapas durante a manipulação das vias aéreas. O oxigênio pode ser administrado em alto ou baixo fluxo, não havendo evidências de superioridade entre as duas técnicas. Além disso, pode-se realizar com o paciente em apneia ou ventilação espontânea. Ao utilizar técnica de baixo fluxo, por meio de cateter nasal, nasofaríngeo ou dispositivo de instrumentação de via aérea (laringoscópio, videolaringoscópio ou broncoscópio), recomenda-se limitar a 0,2 $L.kg.min^{-1}$, posicionando adequadamente o cateter e palpando frequentemente a região abdominal para detecção precoce de distensão gástrica. Ao utilizar alto fluxo por cateter nasal específico para esta técnica, ajustar o fluxo de acordo com o peso e planejar a troca para o sistema de ventilação sob máscara facial de maneira rápida, quando necessário.[11]

MANEJO DA VIA AÉREA DIFÍCIL PREVISTA

Como discutido no tópico anterior, a oxigenação e a ventilação adequadas são fundamentais na abordagem da via aérea difícil reconhecida, sendo o principal objetivo, pois reduzem a chance de hipoxemia.

Considerando o risco de intercorrências graves como hipoxemia grave, bradicardia e parada cardíaca na manipulação da VAD, é importante que o procedimento seja realizado por um profissional experiente.

Além da oxigenação, a escolha dos fármacos também desempenha papel crucial. Um plano anestésico adequado é essencial para prevenir intercorrências cardiorrespiratórias. O uso de bloqueadores neuromusculares é recomendado quando a ventilação espontânea não for necessária, uma vez que sua utilização está associada a maiores taxas de sucesso na intubação e à redução da ocorrência de laringoespasmo. Diversos opioides e hipnóticos podem ser utilizados. O anestesiologista pode escolher de acordo com a sua experiência e com as características clínicas do paciente.[1,3]

No que diz respeito aos dispositivos, é imprescindível ter à disposição laringoscópio, videolaringoscópio, broncoscópio flexível e rígido, máscara facial e dispositivo supraglótico. A recomendação atual da Sociedade Europeia de Anestesiologia é que, para neonatos e crianças, o videolaringoscópio seja a primeira escolha. Portanto, o treinamento com esse dispositivo deve ser amplamente disseminado e considerado mandatório.

Embora o uso do fibroscópio na primeira tentativa de intubação em VAD reconhecida tenha sucesso similar ao da videolaringoscopia, algumas limitações podem restringir sua aplicação, como sangramento ativo, secreção abundante e espessa, ou a falta de habilidade no manuseio do equipamento. Além disso, condições como estenose subglótica, compressão ou tortuosidade traqueal dificultam o uso do broncoscópio flexível. Nessas situações, o broncoscópio rígido deve ser utilizado, preferencialmente com o apoio de uma equipe multidisciplinar, incluindo otorrinolaringologistas. Como essa técnica exige mais tempo, recomenda-se que a criança permaneça em ventilação espontânea durante a sedação.

Existem várias técnicas descritas para o uso da fibroscopia para intubação, incluindo uso de máscara facial específica para fibroscopia, máscara laríngea para intubação (air Q®, i gel®, Ambu-Aura i®) ou cânulas de fibroscopia (Berman, Vama, Willians e Ovapassian), também é possível combinar o uso do fibroscópio com videolaringoscópio ou laringoscópio convencional. É importante lembrar que os fibroscópios possuem diâmetros que variam entre 2,8 e 6 mm com ou sem canal de trabalho, sendo que o modelo com canal de trabalho permite aspiração de secreções e a intubação por técnica de Seldinger.[1,7]

Quanto ao número de tentativas, é consenso nos diversos *guidelines*, que deve ser minimizado. A cada tentativa deve-se considerar a possibilidade de alterar a técnica ou o anestesista responsável. Múltiplas tentativas de intubação orotraqueal podem causar edema e sangramento, comprometendo o sucesso do procedimento. O número máximo de tentativas recomendado é 4; caso não se obtenha sucesso é sugerido despertar o paciente ou utilizar dispositivos supraglóticos.

Para o sucesso de uma abordagem de via aérea difícil reconhecida, deve-se manter a oxigenação, evitar planos anestésicos superficiais ou intermediários, utilizar dispositivos de tamanho compatível com idade e peso, anestesiologista experiente e utilização de auxílios cognitivos. No final deste capítulo é apresentado o fluxograma de VAD da SBA, que pode ser utilizado como auxílio cognitivo.

MANEJO DE VIA AÉREA DIFÍCIL NÃO RECONHECIDA

Mesmo após avaliação minuciosa, podemos nos deparar com uma via aérea difícil não prevista, mas a incidência é baixa. A prioridade é sempre garantir a oxigenação e ventilação adequadas para o paciente. A prática deve incorporar a oxigenação a qualquer custo, abandonando o conceito passado de intubação a qualquer custo.

Nessas circunstâncias, tanto os equipamentos quanto as equipes podem não estar totalmente preparados para a situação, sendo assim, algumas vezes resultam em um número maior de tentativas de intubação traqueal e maior risco de complicações graves. Por isso, a sistematização de situações de crise é fundamental para aumentar as chances de sucesso.[12]

A medida inicial é chamar ajuda e, em seguida, eliminar a falha de equipamento. O próximo passo é identificar a causa de obstrução da via aérea, que pode ser mecânica ou anatômica, funcional ou fisiológica. Para as causas mecânicas recomendam-se medidas de posicionamento e manobras para abertura de via aérea (*sniffing position* e *jaw trust*), como discutido no capítulo anterior. Quando a causa é funcional, é necessário distinguir entre obstrução de via aérea superior inferior, devendo-se tratar essas situações com medicações específicas para cada caso. Esse tópico será abordado em outros capítulos.[1,13]

Se é possível oxigenar o paciente, após essas medidas e mantendo a ventilação sob máscara facial, o próximo passo é a tentativa de intubação. A intubação deve ser realizada pelo profissional mais experiente, lembrando-se sempre de limitar o número de tentativas, utilizar a melhor técnica e equipamentos apropriados. Pode-se utilizar dispositivos como o *gum elastic bougie* para auxílio à intubação traqueal e dispositivos supraglóticos tanto no resgate como para intubação traqueal. Caso ocorra falha de intubação por meio da máscara laríngea, deve-se verificar se a ventilação é eficaz com esse dispositivo. Se for possível realizar o procedimento cirúrgico com dispositivo supraglótico, deve-se prosseguir. Se a ventilação for inadequada e o paciente apresentar dessaturação, deve-se remover a máscara laríngea e realizar nova tentativa de ventilação com máscara facial. Embora não exista consenso sobre o número máximo de tentativas com dispositivos supraglóticos, recomenda-se limitar a três tentativas com o objetivo de evitar complicações.[1,3,10]

Não intubo e não oxigeno

Os registros do Pedi-R indicam que 8% dos pacientes difíceis de intubar também apresentam dificuldade de ventilação sob máscara facial. Quando essa situação ocorrer, é fundamental garantir a oferta contínua de oxigênio durante toda a abordagem. Deve-se tentar manobras de via aérea e ventilação manual, além do uso de dispositivos supraglóticos.

Embora não existam evidências claras sobre o momento exato para despertar o paciente, recomenda-se que isso seja feito quando a saturação estiver igual ou superior a 80%, desde que não haja comprometimento hemodinâmico. Se, apesar de todos os esforços, o paciente continuar em deterioração clínica, o acesso cirúrgico deverá ser considerado.[1]

A cricotireoidostomia cirúrgica ou percutânea não é adequada para neonatos e lactentes devido ao tamanho reduzido da membrana cricotireóidea e à anatomia desfavorável nessas faixas etárias. Embora não haja evidências robustas sobre o tema, o consenso da Sociedade Europeia de Anestesia sugere que, nesses casos, a traqueostomia seja o procedimento de escolha, realizada pelo profissional mais experiente. Esse tipo de situação possui alta morbidade, idealmente deve-se evitar que ocorra.[10]

Não existe consenso definitivo sobre os critérios para a indicação de ECMO (oxigenação por membrana extracorpórea), mas, caso esteja disponível no serviço, pode ser considerada em situações de falha em intubar ou em casos de hipoxemia persistente não corrigível por métodos convencionais.[10]

Extubação

A extubação de um paciente pediátrico com VAD pode ser tão desafiadora quanto a intubação e a literatura é escassa nesse aspecto. Segundo Weatherall et al., a preparação deve incluir o local, podendo ser a sala cirúrgica ou a unidade de terapia intensiva, dando preferência à primeira opção. Sempre que possível realizar durante o dia, com presença de uma equipe multidisciplinar, incluindo anestesiologista experiente em via aérea pediátrica, otorrinolaringologista e cirurgião habilitado para acesso cirúrgico à via aérea. Todos os dispositivos devem estar disponíveis, em decorrência da possibilidade de reintubação. É fundamental reconhecer novos fatores de risco que podem surgir durante o procedimento. Além disso, deve-se reverter a ação dos anestésicos, caso necessário, e priorizar a extubação da criança acordada. Para isso, é necessária a presença de três dos seguintes sinais clínicos de recuperação: contração dos músculos da face, abertura ocular espontânea, volume corrente maior ou igual a 5 $mL.kg^{-1}$ e olhar conjugado.[2,14]

Fluxograma

Existem alguns fluxogramas na literatura para auxiliar na tomada de decisão em caso de VAD. O ideal seria que cada serviço tivesse um algoritmo adequado à sua realidade. Apresentamos a seguir os fluxogramas das recomendações da Sociedade Brasileira de Anestesiologia.[1]

Antes de abordar a via aérea

Chame ajuda (do anestesista mais experiente)

Avalie o paciente	**Decida a técnica anestésica**	**Prepare o material**
▪ Analise os preditores de VAD História de síndrome ou malformação? Retrognatia mandibular? Idade < 6 meses ou peso < 5 kg? ▪ Examine a criança Alguma condição atual que dificulte a intubação ou ventilação?	▪ Priorize técnica anestésica mantendo ventilação espontânea Priorize a oxigenação (cateter nasal ou faríngeo) Garanta analgesia, tônus e patência de via aérea ▪ Paciente evoluiu com apneia? Priorize a oxigenação apneica (cateter nasal ou faríngeo) Previsão/identificação de boa visualização – considere BNM ▪ Evite plano anestésico intermediário.	Deixe disponível todo o seu arsenal **Broncofibroscopia** Se houver habilidade Associe DSG se disponível **Videolaringoscópio** Utilize o modelo que tenha maior expertise

Durante a abordagem

Chame ajuda (do anestesista mais experiente)

Otimize a primeira tentativa	**Limite as tentativas**	**Não funcionou?**
▪ Priorize a boa ventilação e oxigenação. ▪ Otimize o posicionamento (< 2 anos coxim sob os ombros, *sniffing* position). ▪ Priorize utilizar o dispositivo e a técnica de sua maior proficiência já na primeira tentativa. ▪ Associe dispositivos Fio-guia, *bougie*, frova.	▪ Priorize a boa ventilação e oxigenação. ▪ A cada tentativa modifique sua estratégia. ▪ Limite a um máximo de 4 tentativas.	Considere usar BNM **Resgate com supraglótico** Preferência com via de intubação Máximo 3 tentativas ou **Acorde o paciente**

FIGURA 1 Via aérea difícil (VAD) pediátrica reconhecida.

BNM: bloqueio neuromuscular; DSG: dispositivo supraglótico.

Dificuldade para ventilar?

Chame ajuda (do anestesista mais experiente)

Causa anatômica?
(queda de língua, secreções, hipertrofia adenoide)

- Priorize a oxigenação.
- Otimize o posicionamento (< 2 anos coxim sob os ombros).
- Ajuste a máscara facial (cheque o tamanho) e otimize o selo.
- Realize manobras (tração no ângulo da mandíbula + boca aberta + língua no assoalho da boca).
- Considere cânulas orofaríngea ou nasofaríngea.
- Trate distensão gástrica se houver.

Causa funcional?
(laringoespasmo, broncoespasmo, rigidez muscular)

- Priorize a oxigenação.
- Otimize o posicionamento (< 2 anos coxim sob os ombros).
- Ajuste a máscara facial (cheque o tamanho) e otimize o selo.
- Aspire secreções na cavidade oral.
- Administre fármacos (propofol ou BNM se laringoespasmo, salbutamol ou adrenalina se broncoespasmo).
- Trate distensão gástrica se houver.

Não funcionou?
Considere usar BNM

Resgate com supraglótico
Preferência com canal de aspiração gástrica
Máximo 3 tentativas

ou

Resgate com intubação
Máximo 4 tentativas

Dificuldade para intubar?

Chame ajuda (do anestesista mais experiente)

Otimize a próxima tentativa

- Priorize a boa ventilação e oxigenação.
- Ajuste o posicionamento (< 2 anos coxim sob os ombros).
- Plano anestésico e relaxamento adequados?
- Priorize utilizar um videolaringoscópio.
- Ou troque a lâmina (< 2 anos preferência pela lâmina reta).
- Ou associe outros dispositivos (fio-guia, *bougie*, frova).

Limite as tentativas

- Priorize a boa ventilação e oxigenação.
- A cada tentativa modifique sua estratégia.
- Priorize utilizar as técnicas de maior proficiência.
- Limite a um máximo de 4 tentativas.

Não funcionou?
Considere usar BNM

Resgate com supraglótico
Preferência com via de intubação
Máximo 3 tentativas

ou

Acorde o paciente

Dificuldade para intubar e oxigenar?

Chame ajuda (do cirurgião mais experiente)

Evite esta situação
Tente resgatar a ventilação e a oxigenação.

Acorde o paciente
Reverta os fármacos.

Não funcionou?
Criança instável?
Considere a atuação do cirurgião.

FIGURA 2 Via aérea difícil pediátrica não reconhecida.

BNM: bloqueio neuromuscular.

REFERÊNCIAS BIBLIOGRÁFICAS

1. Lima LC, et al. Recommendations from the Brazilian Society of Anesthesiology (SBA) for difficult airway management in pediatric care. Braz J Anesthesiol. 2024;74(1):744478.
2. Disma N, Virag K, Riva T, Kaufmann J, Engelhardt T, Habre W; NECTARINE Group of the European Society of Anaesthesiology Clinical Trial Network, et al. Difficult tracheal intubation in neonates and infants. NEonate and Children audiT of Anaesthesia pRactice IN Europe (NECTARINE): a prospective European multicentre observational study. Br J Anaesth. 2021;126(6):1173-81.
3. Apfelbaum JL, et al. 2022 American Society of Anesthesiologists practice guidelines for management of the difficult airway. Anesthesiology. 2022;136(1):31-81.
4. Habre, W. et al. Incidence of severe critical events in paediatric anaesthesia (APRICOT): a prospective multicentre observational study in 261 hospitals in Europe. Lancet Respir Med. 2017;5(5):412-25.
5. Wallace, D.; Jagannathan, N. Updates from the Pediatric Difficult Airway Registry. Curr Anesthesiol Reports. 2023;13(3):143-7.
6. Coté CJ, Lerman J, Anderson BJ (eds.). Coté and Lerman's a practice of anesthesia for infants and children, 5th.ed. Philadelphia: Elsevier/Saunders; 2013.
7. Davis PJ, Cladis FP (eds.). Smith's anesthesia for infants and children, 10th.ed. Philadelphia: Elsevier; 2022.
8. Tsao M, et al. Current concepts in the management of the difficult pediatric airway. Curr Anesthesiol Reports. 2019;9(2):123-34.
9. Disma N. et al. Airway management in neonates and infants: European Society of Anaesthesiology and Intensive Care and British Journal of Anaesthesia joint guidelines. Br J Anaesthesia. 2024;132(1):124-44.
10. Fuchs, A. et al. Apnoeic oxygenation during paediatric tracheal intubation: a systematic review and meta-analysis. Br J Anaesthesia. 2024;132(2):392-406.
11. Sohn L. et al. Error traps in pediatric difficult airway management. Pediatric Anesthesia. 2021;31(12):127-5.
12. Gropper MA (ed.). Miller's anesthesia, 9th.ed. Philadelphia: Elsevier; 2020.
13. Weatherall AD, et al. Developing an extubation strategy for the difficult pediatric airway: who, when, why, where, and how? Pediatric Anesthesia. 2022;32(5):592-9.
14. Veyckemans F. Tracheal extubation in children: Planning, technique, and complications. Pediatric Anesthesia. 2020;30(3):331-8.

8

Obstrução de via aérea alta

Ana Carla Giosa Fujita
Suzana Teruya
Alison Menna da Fontoura
Fernanda Spegiorin Rimoli

DESTAQUE DO TEMA

1. A dificuldade de ventilação por obstrução em vias aéreas superiores na população pediátrica pode se dever a três tipos de ocorrências: obstrução anatômica, obstrução funcional ou presença de corpo estranho.
2. A obstrução anatômica é, em parte, decorrente das características pediátricas: tecidos moles (como língua, adenoide, amígdalas e epiglote) grandes em proporção à cabeça e à coluna aérea.
3. A técnica correta de ventilação deve ser atentamente aplicada: evitar a extensão cervical, manter contato manual apenas com partes ósseas, manter a língua descolada do palato, aplicar anteriorização da mandíbula e manter PEEP.
4. Na condição de não ser suficiente, pode-se considerar a inserção de cânula oro ou nasofaríngea (se paciente em plano anestésico profundo), ventilação a quatro mãos ou auxílio mecânico.
5. Na hipótese de obstrução funcional, assegurar-se de profundidade anestésica adequada.

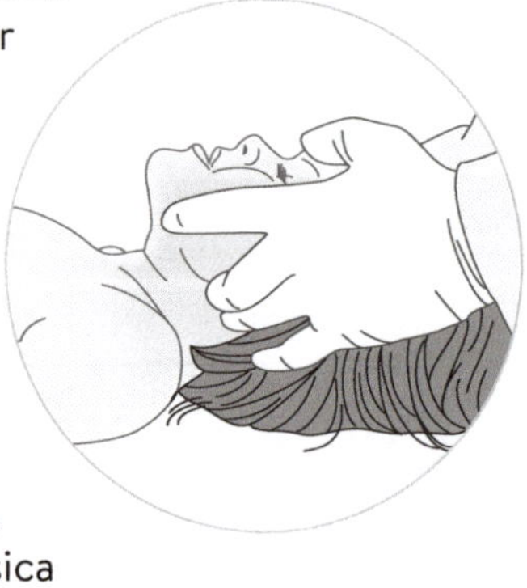

6. Na prevenção do laringoespasmo, o reconhecimento das situações de risco e aplicação das técnicas anestésicas protetoras durante indução, manutenção e despertar tem papel fundamental.
7. Quanto menos invasivo o dispositivo utilizado para assegurar a ventilação do paciente, menor o risco de eventos adversos, desde que respeitadas as contraindicações aplicáveis a cada caso.
8. Uma vez detectado o laringoespasmo, chamar ajuda imediatamente, utilizar FiO_2 100% em máscara facial, ventilação com pressão positiva, manobra de *jaw thrust*, estabelecer acesso venoso assim que possível, propofol intravenoso e/ou anestésico inalatório para aprofundar plano anestésico, succinilcolina intravenosa/intraóssea ou intramuscular, e preparar-se para medidas mais avançadas como laringoscopia, intubação orotraqueal e reanimação cardiopulmonar.

INTRODUÇÃO

A obstrução de via aérea alta apresenta-se na prática anestesiológica como dificuldade de ventilar com máscara facial ou mesmo com dispositivos supraglóticos. A literatura mostra que os eventos críticos mais comuns na população pediátrica são os respiratórios e cardiológicos, sendo que a etiologia mais comum varia entre estudos diferentes ou mesmo com a estratificação por idade.[1,2] Não é possível definir qual ocorrência, respiratória ou cardiovascular, é a mais importante para a nossa prática. No entanto, quando se selecionam apenas os pacientes com estado físico ASA P1, submetidos a cirurgias de pequeno ou médio porte – os casos mais representativos na prática do anestesiologista não especializado ou que não está em centro de referência – são os eventos respiratórios, com destaque para laringoespasmo, que lideram a lista de situações críticas.[3]

A incidência de dificuldade de ventilação sob máscara facial não prevista na Pediatria é estimada com uma grande divergência de dados encontrados, e pode ser tão alta quanto 6,6% das crianças sem malformações.[4] Mesmo que esse número não possa ser considerado a representação precisa da realidade, deve-se ter em mente que a habilidade de ventilar um paciente pediátrico é vital e não intuitiva.

Na ocorrência de uma obstrução de via aérea alta, inicialmente o diagnóstico diferencial se abre em duas opções: obstrução anatômica e obstrução funcional. Cada uma delas deve ser abordada de forma sistemática, para que sejam instituídas as medidas que visam solucionar o problema.

OBSTRUÇÃO ANATÔMICA

Os anestésicos inalatórios, assim como boa parte dos medicamentos utilizados por via intravenosa, afetam a capacidade do indivíduo de manter a patência das vias aéreas superiores. Diversos estudos tentam elucidar se há diferenças na incidência de eventos adversos respiratórios comparando a indução com agentes voláteis em relação à indução venosa. Na indução intravenosa, por exemplo, a administração de relaxantes musculares começa mais cedo, pois o paciente já tem acesso estabelecido, e isso pode resultar em menor incidência de obstrução das vias aéreas. Além disso, vários estudos relataram que o propofol influencia a posição das cordas vocais, fazendo que se movam em abdução total, facilitando a intubação e minimizando o risco de eventos adversos como laringoespasmo, possivelmente prevenindo a dessaturação.[5]

Nos pacientes pediátricos, em decorrência de suas características anatomofisiológicas, essa capacidade de manter a patência das vias aéreas é ainda mais afetada. Primeiramente, os tecidos moles no segmento cefálico são mais abundantes e acabam por ocupar mais espaço dentro da cavidade oral e faringe até a idade de cerca de 9 anos. Tanto a língua é maior, como também é frequente o achado de adenoides aumentadas e tonsilas palatinas exuberantes. Nos recém-nascidos, nos quais a respiração nasal é obrigatória, a epiglote pode estar encostada na porção posterior da faringe de forma fisiológica, impedindo a passagem de ar a partir da boca. Próximo dos 9 a 10 anos, o crânio passa por um crescimento marcante e as estruturas acabam adotando uma nova proporção, mais parecida com a dos adultos. Nos pacientes menores, outras duas características fisiológicas podem transformar esse cenário desfavorável em uma situação de emergência. A primeira é a queda da saturação arterial de oxigênio mais rápida por causa do alto consumo normatizado pelo peso quando comparado ao consumo de oxigênio do adulto. A segunda é a baixa capacidade residual funcional em relação ao volume corrente, o que torna a reserva de oxigênio pequena em relação à ventilação-minuto adequada.

E o que pode ser feito para contornar essas características desafiadoras da anatomia pediátrica no contexto anestésico?[6]

Reavaliar constantemente a técnica aplicada. Os pontos essenciais são:

- Posicionar o paciente de forma que a cabeça fique em posição neutra – evitar flexão ou extensão excessiva. Isso pode ser feito com coxim subescapular, nas crianças até 6-12 meses, ou com coxim suboccipital naquelas maiores de 1 ano. Uma técnica amplamente recomendada é uma rodilha ou coxim em forma de "C" sob a cabeça, de forma que haja posicionamento adequado ao mesmo tempo que se evita a rotação lateral da cabeça.

- Manter contato das mãos apenas com estruturas ósseas do crânio do paciente. Qualquer pressão aplicada, especialmente na região submentoniana, pode comprimir os espaços dentro da cavidade oral e impedir a ventilação.
- Manter a boca entreaberta para garantir que a língua não esteja selando a passagem de ar ao estar aderida ao palato duro. A língua deve estar visivelmente afastada do palato.
- Realizar as manobras de elevação do mento, demonstrada na Figura 1, e anteriorização da mandíbula, demonstrada na Figura 2. Isoladamente, a anteriorização da mandíbula é a manobra mais eficaz para aumentar o volume da coluna aérea.
- Utilizar as duas mãos para acoplar a máscara à face do paciente e posicionar a cabeça. Isso pode ser feito com a ajuda de um segundo operador (a quatro mãos) ou com um aparelho de anestesia. Em ambas as situações, deve-se evitar que a pressão máxima atingida durante a ventilação seja maior de 15-20 cmH_2O, para evitar que o estômago fique distendido com ar e impeça a expansão adequada do tórax.
- Na falha dessas medidas comportamentais, deve-se considerar o uso de cânula oro ou nasofaríngea. Esses dois dispositivos são seguros e eficazes quan-

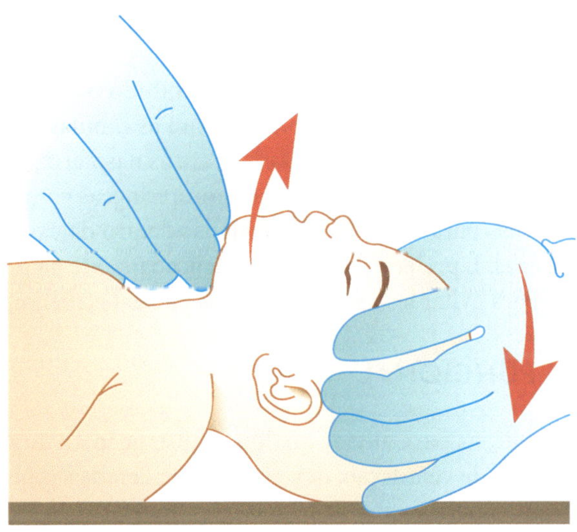

FIGURA 1 Manobra de inclinação da cabeça e elevação do mento. Observe que os dedos não devem se estender sobre a área submentoniana, pois isso pode causar obstrução das vias aéreas.

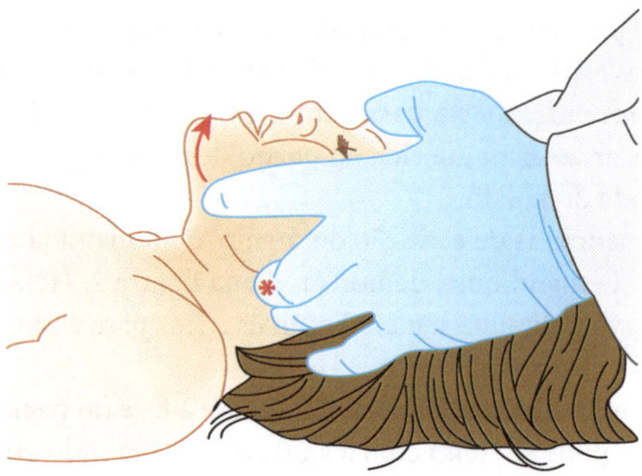

FIGURA 2 Com a manobra de elevação da mandíbula, podem-se abrir as vias aéreas e limitar o movimento do pescoço. Enquanto mantém a cabeça e o pescoço em uma posição neutra, conforme mostrado, enganche o dedo médio de ambas as mãos sob o ângulo da mandíbula (asterisco) enquanto fornece contratração com os dois polegares na testa. Levante a mandíbula para cima (seta) para abrir a boca e mover a língua anteriormente.

do usados no tamanho adequado em um paciente sem reflexos protetores de vias aéreas.

- O tamanho da cânula adequada pode ser escolhido pela distância entre a comissura labial e o ângulo da mandíbula (para as cânulas orofaríngeas) ou entre o meato acústico e a ponta no nariz (para as nasofaríngeas).[7]
- Não se recomenda a passagem das cânulas orofaríngeas com a concavidade voltada para cima (para depois serem rodadas dentro da cavidade oral) nas crianças pequenas. É preferível introduzir delicadamente na posição em que será mantida, para evitar lesões de palato nos pacientes menores.

OBSTRUÇÃO FUNCIONAL

Tomadas as medidas para aliviar qualquer obstrução anatômica, se ainda persistir a dificuldade de ventilação, devem ser consideradas as obstruções funcionais: são aquelas nas quais a atividade muscular ou reflexa do indivíduo torna-se uma dificuldade a contornar.[8] Devemos pensar em um dos aspectos sempre:

- Profundidade anestésica inadequada, ou seja, o paciente mantém o tônus muscular e *drive* respiratório suficientes para resistir à atividade do profissional. Na situação de indução inalatória sem acesso venoso disponível, deve-se procurar sincronizar o esforço anestésico com a ventilação do paciente: manter uma pressão mínima no sistema respiratório (como uma PEEP) e oferecer pressão positiva quando houver esforço inspiratório – ventilação nos princípios da ventilação assistida. À medida que o plano anestésico se aprofunda, o esforço respiratório do paciente se torna mais débil, e ele permite a ventilação oferecida pelo anestesista.

- Laringoespasmo: é o fechamento reflexo da via aérea superior decorrente de espasmo da musculatura glótica. Originalmente é um reflexo de proteção das vias aéreas, na maioria das vezes por estímulo nervoso aferente do ramo interno no nervo laríngeo superior ou por desequilíbrio entre os estímulos inibitórios e excitatórios.[9,10] O laringoespasmo nocivo é aquele que ocorre de forma exacerbada ou persistente, que pode levar à hipóxia e hipercarbia e, se não tratado, culminar em complicações tão temidas como bradicardia, instabilidade hemodinâmica, parada cardiorrespiratória (PCR) e morte. A presença de condições locais e/ou sistêmicas como infecção de vias aéreas superiores (IVAS) atual ou recente e alteração da regulação de reflexos pode levar ao aumento da incidência desse espasmo.

A seguir, discutiremos os diferentes aspectos do laringoespasmo, desde a prevenção até o tratamento. A primeira parte da abordagem ao laringoespasmo é a identificação de fatores de risco e prevenção. Os fatores de risco conhecidos e identificados são:[11]

- História de hiper-reatividade de vias aéreas: buscar ativamente história de broncoespasmo (chiado) ou tosse persistente nas IVAS, pioras clínicas com exposição ao frio, a pó, cheiros ou outros irritantes. Nessa categoria estão também os prematuros, com algum grau de broncodisplasia pulmonar, mesmo que no momento da cirurgia estejam assintomáticos e com idade corrigida mais avançada.
- IVAS atual ou recente: não há consenso na literatura sobre o tempo que se deve aguardar após a resolução de um quadro infeccioso para um procedimento eletivo: devem-se avaliar o tipo de procedimento, a estrutura do local onde será realizado, o conjunto de fatores de risco do paciente e o grau da IVAS atual (leve-moderada-grave). Em casos de não proceder à cirurgia, costuma-se aguardar período igual ou superior a 2 semanas.
- Relato dos pais/cuidadores de que a criança não está bem em seu estado geral.
- Dois ou mais familiares diretos com atopia. Deve-se considerar possível apresentação de atopia, também: asma, rinite alérgica, dermatite, conjuntivite e alergia alimentar.

- Tabagismo passivo, por parte de pais ou cuidadores (em contato direto e diário com a criança).
- Idade abaixo de 2 anos.
- Cirurgia de vias aéreas, como adenoamigdalectomia.

As medidas recomendadas e amplamente aceitas para prevenção do laringoespasmo são:

- Cuidado prestado por profissionais experientes no atendimento da população pediátrica.
- A indução venosa é protetora quando comparada à inalatória.
- Manipulação de vias aéreas em plano anestésico adequado.
- Preferência por dispositivos de ventilação não invasivos ou minimamente invasivos. A incidência de complicações é menor quando utilizada máscara facial, seguida de dispositivo supraglótico, e por último a intubação traqueal.
- Manutenção do plano anestésico adequado durante o procedimento.

O uso da lidocaína é debatido frequentemente entre profissionais como possível agente na prevenção do laringoespasmo. Não existe evidência consistente e definitiva sobre o tema. O uso da lidocaína endovenosa previamente à extubação tem melhor efetividade, enquanto a lidocaína tópica deve ser restrita aos procedimentos que exigem essa técnica.

A fase do despertar é crítica na prevenção, e devem ser tomados cuidados específicos:

- Aspiração de secreção de vias aéreas com paciente ainda em plano profundo.
- Ausência de estímulos durante o período de despertar – não se deve tocar, mover, aspirar ou estimular avidamente o paciente.
- Extubação com técnica de tosse artificial: ao final de uma expiração forçada com aplicação de pequena pressão positiva no sistema.
- Após a extubação, deve-se posicionar a criança em decúbito lateral para recuperação com vias aéreas desobstruídas, facilitando a saída de secreções da boca, evitando estímulos desnecessários ou manipulação bruta.

Caso as estratégias adotadas não sejam eficazes na prevenção, o anestesista deve estar apto para diagnosticar rapidamente e tratar de forma correta e objetiva.

O diagnóstico do laringoespasmo é clínico e tem as seguintes características: movimento paradoxal da parede torácica e abdominal, com esforço respiratório não efetivo e possível uso de musculatura acessória. Quando o espasmo é parcial, pode-se ouvir um som inspiratório (estridor), pois ainda há um pequeno espaço glótico para passagem de ar. No espasmo total, temos ausência total de som e de movimentação de ar, mas se vê um movimento torácico paradoxal e tiragem de fúrcula, indícios de que o pulmão não se expande em resposta à diminuição da pressão interpleural. O tratamento depende da apresentação do evento e das condições clínicas do paciente. Em primeiro lugar, deve-se chamar por ajuda, especialmente nos casos de ausência de ventilação.

As técnicas de tratamento dependem da presença ou não de acesso venoso e da gravidade do caso:[11]

- Posicionamento adequado para desobstruir via aérea, manobra de *jaw thrust* e pressão do ponto de Larson[12] – esse ponto, discretamente acima e atrás do lóbulo da orelha bilateralmente, tem como limites o ramo posterior da mandíbula, o processo mastoide do osso temporal e a base do crânio.
- Ventilação com pressão positiva: deve ser feita em sincronia com o esforço respiratório do paciente (caso haja) e a manutenção de uma pressão expiratória final. É importante evitar a aplicação de pressões excessivas que possam insuflar o estômago, ou até mesmo causar um barotrauma pulmonar. A aplicação de pressão de forma assincrônica com o paciente pode ser um fator de piora ou mesmo de manutenção do reflexo.
- Propofol 1 a 3 mg/kg IV.
- Succinilcolina 0,1 a 2 mg/kg IV; na ausência de acesso venoso, 2 a 4 mg/kg IM; administrar previamente atropina 0,02 mg/kg IV ou 0,04 mg/kg IM.
- Se bradicardia em resposta à hipóxia, epinefrina 10 mcg/kg IV e início de reanimação cardiopulmonar (RCP) se frequência cardíaca atual caracterizar PCR.
- Considerar laringoscopia direta para aspiração, intubação traqueal, controle do quadro e novo processo de despertar.

Essa sequência de condutas, desde a prevenção até a proposta de tratamento, está resumida na Figura 3.

CORPO ESTRANHO

Nas ocasiões nas quais as condutas não produzem o resultado desejado ou esperado, deve-se inevitavelmente lembrar a possibilidade de um corpo estranho obstruindo a ventilação. Primeiramente devemos garantir que a profundidade anestésica esteja adequada e então fazer inspeção visual da boca e faringe, com laringoscopia direta.

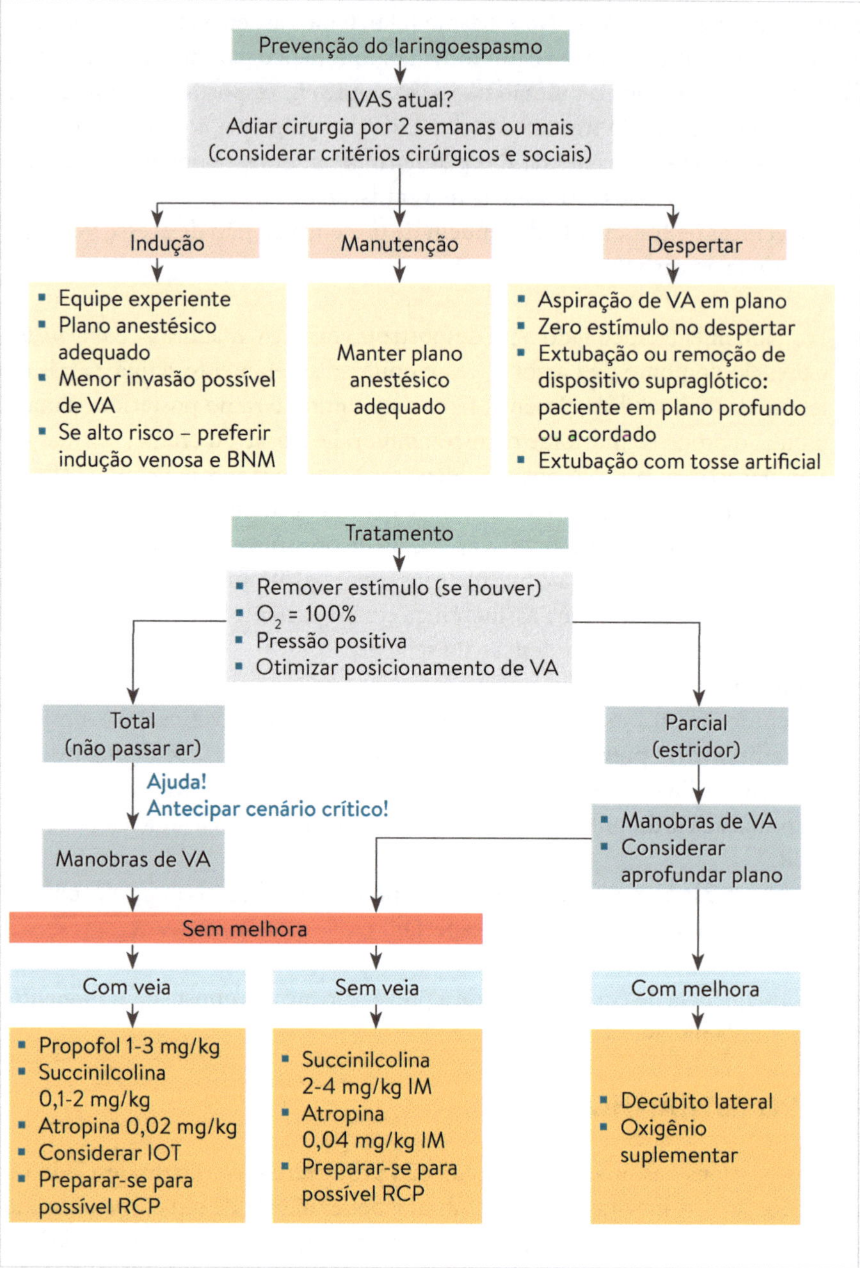

FIGURA 3 Prevenção e tratamento do laringoespasmo.

BNM: bloqueio neuromuscular; IM: intramuscular; IOT: intubação orotraqueal; IVAS: infecção de vias aéreas superiores; RCP: reanimação cardiopulmonar; VA: via aérea.

Fonte: Orliaguet et al., 2012; Hampson-Evans et al., 2008.

REFERÊNCIAS BIBLIOGRÁFICAS

1. Schleelein LE, Vincent AM, Jaward AF, Pruitt EY, Kreher GD, Rehman MA, et al. Pediatric adverse events requiring rapid response: a retrospective case-control study. Paediatr Anaesth. 2016;26:734-41.
2. Habre W, Disma N, Virag K, Becke K, Hansen TG, Jöhr M, et al. Incidence of severe critical events in paediatric anaesthesia (APRICOT): a prospective multicentre observational study in 261 hospitals in Europe. Lancet Respir Med. 2017;5(5):412-25.
3. Von Ungern-Sternberg BS, Habre W. Pediatric anesthesia: potential risks and their assessment: part I. Paediatr Anaesth. 2007;17:206-15.
4. Valois-Gómez T, Oofuvong M, Auer G, Coffin D, Loetwiriyakul W, Correa JA. Incidence of difficult bag-mask ventilation in children: a prospective observational study. Paediatr Anaesth. 2013;23:920-6.
5. Porter LL, Blaauwendraad SM, Pieters BM. Respiratory and hemodynamic perioperative adverse events in intravenous versus inhalational induction in pediatric anesthesia: a systematic review and meta-analysis. Paediatr Anaesth. 2020;30(8):859-66.
6. von Ungern-Sternberg BS, Erb TO, Reber A, Frei FJ. Opening the upper airway: airway maneuvers in pediatric anesthesia. Paediatr Anaesth. 2005;15:181-9.
7. Kim SH, Kim DH, Kang H, Suk EH, Park PH. Estimation of teeth-to-vallecula distance for prediction of optimal oropharyngeal airway length in young children. Br J Anaesth. 2011;107(5):769-73.
8. Weiss M, Engelhardt T. Proposal for the management of the unexpected difficult pediatric airway. Paediatr Anaesth. 2010; 20:454-64.
9. Alalami AA, Ayoub CM, Baraka AS. Laryngospasm: review of different prevention and treatment modalities. Paediatr Anaesth. 2008;18:281-8.
10. Hampson-Evans D, Morgan P, Farrar M. Pediatric laryngospasm. Paediatr Aneasth. 2008;18:303-7.
11. Regli A, Becke K, von Ungern-Sternberg BS. An update on the perioperative management of children with upper respiratory tract infections). Curr Opin Anaesthesiol. 2017;30(3):362-7.
12. Larson CP Jr. Laryngospasm: the best treatment. Anesthesiology. 1998;89(5):1293-4.
13. Orliaguet GA, Gall O, Savodelli GL, Couloigner V. Case scenario: perianesthetic management of laryngospasm in children. Anesthesiology. 2012;116:458-71.
14. Hampson-Evans D, Morgan P, Farrar M. Pediatric laryngospasm. Ped Anesth. 2008;18: 303-7.

9

Obstrução de via aérea baixa

Alana de Oliveira Silva Cantharino
Hugo Ítalo Melo Barros
Marta de Almeida Correia
Tiago Caneu Rossi
Wyndira Marhalle Simião Nunes Venâncio Andrade

DESTAQUE DO TEMA

1. Pacientes com história de sibilos devem ser avaliados com tempo hábil para otimização, se necessário.
2. Fatores de risco para complicações respiratórias são facilmente identificáveis em uma avaliação pré-operatória cuidadosa.
3. Na criança de alto risco para complicações respiratórias, é essencial otimizar o manejo perioperatório para reduzir a incidência de complicações respiratórias.
4. A intubação orotraqueal é um potente estímulo para o broncoespasmo, e, quando possível e seguro, deve-se optar por alternativas menos invasivas de manuseio de via aérea.
5. A ventilação mecânica do paciente com broncoespasmo deve otimizar a fase expiratória objetivando reduzir aprisionamento de ar, hiperinsuflação e barotrauma.
6. O choque anafilático deve ser considerado em todo quadro de broncoespasmo.
7. O quadro clínico causado por um corpo estranho na via aérea inferior é variado e dinâmico.

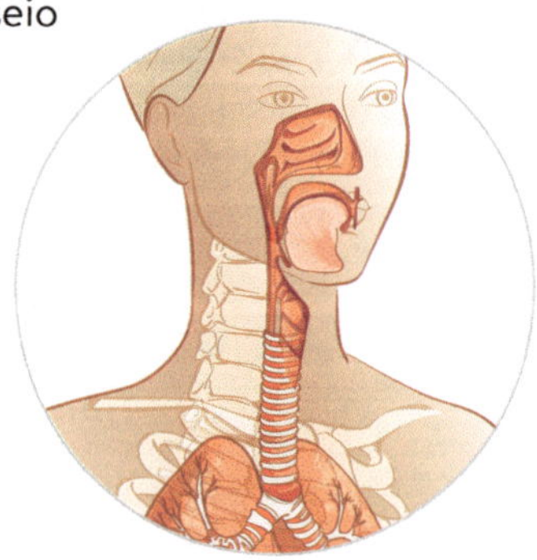

A assimetria de achados clínicos e de imagem chama atenção para esse diagnóstico.

8. Na aspiração de corpo estranho, a prioridade é manter a oxigenação adequada. Nesses casos, a ventilação espontânea é preferível, a fim de evitar deslocamento.

INTRODUÇÃO

Os eventos adversos respiratórios perioperatórios são a causa mais comum de eventos críticos em anestesia pediátrica, levando a 30 a 70% dos incidentes críticos relacionados à anestesia e paradas cardíacas em crianças saudáveis.[1]

O conceito de eventos adversos respiratórios perioperatórios ainda não é bem definido na literatura, porém pode ser considerado, de modo geral, como qualquer evento adverso que afete o sistema respiratório na indução da anestesia, no intraoperatório ou no pós-operatório.[2]

Na obstrução das vias aéreas baixas, o broncoespasmo é a principal manifestação. Este se apresenta com a constrição do músculo liso das pequenas vias aéreas e, clinicamente, se manifesta com sibilância. A população pediátrica é mais suscetível a doenças e complicações decorrentes do broncoespasmo devido a características anatômicas.[3] A obstrução do fluxo é afetada pelo diâmetro das vias aéreas, bem como pela complacência pulmonar e da parede torácica. Na aplicação da Lei de Poiseuille às vias aéreas, a resistência ao fluxo de ar através de um tubo é inversamente relacionada ao raio do tubo elevado à quarta potência. Portanto, mesmo diminuições mínimas no raio das vias aéreas podem resultar em obstrução significativa do fluxo devido à alta resistência.[2,3]

FATORES DE RISCO PARA BRONCOESPASMO PERIOPERATÓRIO

Os eventos adversos respiratórios resultam de um compilado de fatores inerentes ao paciente, à cirurgia e à anestesia, conforme descrito na Tabela 1. Durante a anamnese detalhada, a detecção desses fatores permitirá um melhor planejamento da técnica anestésica, reduzindo a chance de complicações respiratórias.[4]

TABELA 1 Fatores relacionados aos eventos adversos respiratórios intraoperatórios

Relacionados ao paciente
Anormalidade/síndromes do trato respiratório
Anormalidades craniofaciais
Apneia obstrutiva do sono
Atopia
Asma
Displasia broncopulmonar
Distúrbio cardíaco preexistente
Distúrbios neuromusculares: atrofia muscular e paralisia cerebral
Distúrbios respiratórios
Exposição ao cigarro
Histórico de asma, rinite ou eczema
História familiar de atopia (rinite/asma/dermatite)
Idade < 3 anos
Infecção recente (< 2 semanas), pessoal ou familiar
Intubação prolongada que resultou em estenose subglótica
Obesidade
Outras doenças pulmonares
Prematuridade/ex-prematuros
Sexo masculino
Sibilância em repouso ou ao exercício
Tosse noturna
Relacionados à cirurgia
Cirurgias otorrinolaringológicas: presença de secreção/sangue em via aérea
Cirurgia de via aérea superior: fenda palatina
Reparo de fístula traqueoesofágica
Cirurgia de abdome superior ou tórax
Procedimentos dentários sob anestesia
Imobilização imposta pela cirurgia ou pela dor pós-operatória desencadeando hipoventilação, retenção de secreção, atelectasia e hipoxemia
Múltiplos procedimentos de diferentes especialidades cirúrgicas mediante ao mesmo ato anestésico que resulta em um tempo prolongado de anestesia associada a aumento de comorbidades
Cirurgia de emergência
Necessidade de intubação orotraqueal
Relacionados à anestesia
Efeitos residuais de anestésicos inalatórios
Efeitos residuais de bloqueadores neuromusculares
Efeitos residuais de opioides e hipnóticos que podem deprimir a função respiratória
Indução inalatória
Uso de tubo orotraqueal e invasão da via aérea: tubo orotraqueal > máscara laríngea > máscara facial
Pouca experiência em anestesia pediátrica

Os fatores relacionados ao paciente devem ser buscados ativamente. Diante da presença de sinais clínicos de infecção de vias aéreas, como secreção esverdeada, tosse produtiva, sibilo, febre e queda do estado geral, é indicado que os procedimentos eletivos sejam adiados por um período de 15 dias livres de sintomas, para que seja minimizada a deflagração de eventos respiratórios adversos desencadeados por uma via aérea ainda reativa.[5]

Os pacientes com diagnóstico prévio de asma devem ser avaliados 1 ou 2 semanas antes do procedimento eletivo, com o objetivo de otimizar o tratamento, caso necessário. O anestesista deve avaliar a gravidade e o controle da asma, buscando por fatores desencadeantes; última crise asmática; uso de medicações de manutenção e de resgate, com as suas respectivas doses e frequências; história de hospitalizações, além do histórico de intubações e atendimentos de emergência. Nos casos mais graves, a espirometria e gasometria podem servir de guia para o estado basal do paciente e auxiliar na otimização do quadro, mas não estão indicadas de forma rotineira.[6]

MANEJO DOS FATORES DE RISCO PERIOPERATÓRIOS PARA DOENÇAS RESPIRATÓRIAS

- Estratificação de risco.
- Buscar centros especializados com anestesiologistas treinados no atendimento pediátrico e de pacientes com alta complexidade.
- Preferir o uso de agonistas alfa-2-adrenérgicos em detrimento de benzodiazepínicos se a pré-medicação for indicada.
- Utilizar salbutamol para pacientes com risco intraoperatório.
- Preferir a indução venosa à inalatória.
- Considerar o uso de lidocaína.
- Considerar o uso de bloqueadores neuromusculares, visando otimizar a laringoscopia. Monitorar a profundidade do bloqueio e utilizar agentes de reversão quando necessário.
- Preferir o uso de máscara facial > máscara laríngea > tubo endotraqueal.
- Preferir anestesia total intravenosa de manutenção; porém, se anestesia inalatória, preferir sevoflurano a desflurano.
- Realizar estratégias de ventilação protetora.
- A extubação profunda ou acordada e o momento da extubação dependem do tipo de via aérea abordada e do evento adverso respiratório perioperatório.
- Realizar educação da equipe da unidade de cuidados anestésicos pós-operatórios.[7-9]

FISIOPATOLOGIA

O broncoespasmo intraoperatório é caracterizado por sibilância expiratória, expiração prolongada e ativa com aumento do esforço respiratório, aumento das pressões das vias aéreas, inclinação lenta na forma de onda do monitor CO_2 expirado e hipoxemia. Ao exame físico, podem ser auscultados sibilos, porém, em casos graves, o achado de tórax silencioso, ou ausculta abolida, poderá ser flagrado.[10] Essa condição respiratória consiste em um estado de hiper-reatividade das vias aéreas, acompanhado por constrição da musculatura lisa, aumento da secreção brônquica e edema, que resultará em diminuição do diâmetro das vias aéreas, consequentemente obstruindo o fluxo de ar, sobretudo expiratório.[3]

Na faixa etária pediátrica, a presença de secreção e edema reduz o diâmetro das vias aéreas de forma muito significativa, uma vez que a resistência ao fluxo laminar de ar é inversamente proporcional à quarta potência do raio do lúmen. Ou seja, em uma criança com uma via aérea de 4 mm de diâmetro, isso corresponde a uma redução de 75% na área da seção transversal e a um aumento de 16 vezes na resistência ao fluxo de ar laminar. Essa característica traz repercussões clínicas intensas e por muitas vezes catastróficas.[1,3]

O broncoespasmo é um aumento súbito do tônus da musculatura lisa brônquica associado ao aumento da obstrução do fluxo aéreo de curta duração. Em indivíduos saudáveis, a atividade vagal regula o tônus da musculatura lisa brônquica.[5] No broncoespasmo, a hiper-reatividade da musculatura lisa é mais sensível a estímulos externos, desencadeando uma broncoconstrição reflexa, induzida por irritação nas vias aéreas superiores. A intubação traqueal em plano anestésico inadequado é o gatilho mais comum para desencadear o broncoespasmo perioperatório, uma vez que haverá estimulação dos nervos sensoriais, tanto traqueais quanto laríngeos, induzindo a ativação eferente que chega ao núcleo do trato solitário localizado no bulbo (nTS), que projeta neurônios excitatórios glutaminérgicos e inibitórios gabaérgicos aos neurônios vagais relacionados à via aérea (AVPN). A resposta parassimpática eferente é levada pelo nervo vago, liberando acetilcolina nos receptores muscarínicos tipo M3 da musculatura lisa, que será responsável por desencadear a broncoconstrição.[11,12]

Além disso, o uso de algumas medicações (mivacúrio e atracúrio) podem levar a liberação de histamina, e a ligação com os seus receptores pode resultar em reação não imunomediada, acarretando a degranulação mastocitária e de basófilos, culminando também em broncoconstrição (broncoespasmo). Outro fator predisponente é o desenvolvimento de uma reação imunomediada por IgE, anafilaxia imunológica, na qual uma variedade de respostas clínicas respiratórias resultará no aumento do tônus da musculatura lisa do brônquio, podendo desenvolver broncoespasmo severo.[3]

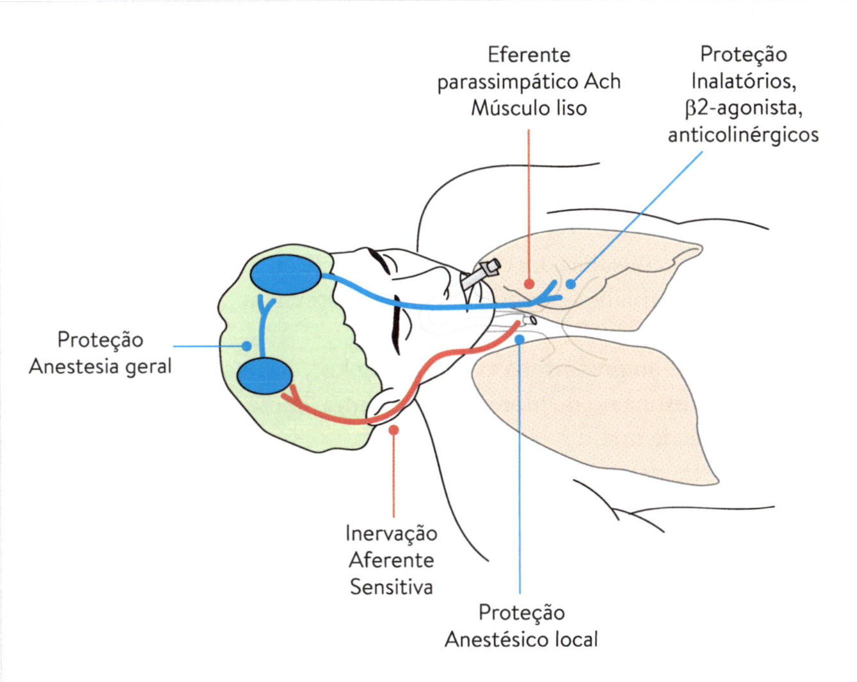

FIGURA 1 Diagrama do broncoespasmo induzido por intubação orotraqueal.
Fonte: adaptada de Dewachter et al., 2011.[13]

Outros mediadores inflamatórios (taquicinina, peptídeo intestinal vasoativo, calcitonina) podem estar envolvidos no broncoespasmo pós-intubação, por mecanismo ainda não bem esclarecido.[12] Esse fenômeno pode ser modulado em várias etapas do mecanismo, como intubação em um plano anestésico adequado, responsável por proteger o desenvolvimento desse evento agindo de forma central, e a utilização de fármacos que atuem diretamente na musculatura lisa, antagonizando a contração do músculo liso, como os agentes inalatórios, beta-2-agonistas e anticolinérgicos.[13]

PREVENÇÃO DO BRONCOESPASMO PERIOPERATÓRIO

A prevenção do broncoespasmo se inicia no período perioperatório por uma avaliação e planejamento anestésico de acordo com os fatores de risco identificados. As medicações de uso contínuo para tratamento da sibilância devem ser mantidas no período perioperatório, exceto xantinas, que devem ser suspensas 24 horas antes do procedimento.[14]

A abordagem e o manejo anestésico serão diferentes para crianças com asma controlada e asma não controlada. A asma pode ser considerada bem controlada se os sintomas estiverem presentes menos de duas vezes por semana, ou se a medicação broncodilatadora de resgate é usada menos de duas vezes por semana, sem despertar noturno ou quaisquer limitações de trabalho, escola ou exercício.[15]

- Corticoide sistêmico: deve ser indicado em casos de asma grave ou não controlada. A interconsulta com o médico assistente ou pneumologista pode ser solicitada para melhor controle do quadro previamente ao procedimento cirúrgico.
  - Prednisona ou prednisona via oral 1 $mg.kg^{-1}$, 1 x/dia, por 3 a 10 dias.
  - Hidrocortisona ou metilprednisolona intravenosa – pacientes com intolerância à via oral.
- Beta-agonistas de curta duração: as crianças que têm asma têm menor chance de complicação ao receber broncodilatador 10-30 minutos antes da indução anestésica.[16] Benefício observado também nas crianças com infecção de via aérea superior atual ou recente, as quais apresentam menor risco de complicações respiratórias, incluindo broncoespasmo, quando utilizado o salbutamol antes da indução,[10,17] conduta que deve ser considerada nesses dois grupos.
  - Salbutamol:
    - 2,5 mg (10 gotas) abaixo de 20 kg.
    - Nebulização 5,0 mg (20 gotas) acima de 20 kg.
    - Ou 2-8 *puffs* com espaçador e MDI (*metered-dose inhaler*).
- Medicação pré-anestésica: os benzodiazepínicos devem ser utilizados com cautela, pois aumentam em duas vezes o risco de dessaturação e obstrução de via aérea e não previnem broncoespasmo e laringoespasmo.[8,18,19] No caso das crianças com risco aumentado de complicações respiratórias, outras técnicas de redução de ansiedade não farmacológicas como brinquedos, *video games*, atividades lúdicas e presença dos pais sob orientação, e técnicas farmacológicas como alfa-2-agonistas (clonidina/dexmedetomidina) podem ser uma alternativa mais segura nessa população.[20]
- Anestesia regional: quando possível, é uma ótima opção, especialmente se permitir uma manipulação menos invasiva da via aérea. O broncoespasmo pode ser desencadeado por liberação histamínica após o uso de diferentes fármacos, bem como por reflexo vagal após um estímulo cirúrgico. Ambas as vias podem ser reduzidas com o uso de técnicas de analgesia regional.[21]
- Experiência do anestesista: estudos mostram que a experiência do anestesiologista, e principalmente a experiência com pacientes pediátricos, gera redução potencial de eventos adversos perioperatórios.[2,8] Dessa forma, o aneste-

sista pediátrico mais experiente disponível deve manusear crianças com alto risco de complicação respiratória, uma vez que múltiplas tentativas de inserção de um dispositivo de via aérea por profissionais menos experientes aumentam o risco de eventos adversos respiratórios.[8]

- Manejo de via aérea: optar pelo dispositivo mais seguro e menos invasivo. O risco de broncoespasmo é reduzido com máscara laríngea ou máscara facial quando comparado com a utilização de tubo endotraqueal.[7,8,17,22] Se indicada, a intubação deve ser feita com tubo com *cuff* para permitir menor vazamento e otimização dos parâmetros ventilatórios. A pressão do *cuff* deve ser monitorada para diminuir a chance de laringoespasmo, broncoespasmo, tosse, "dor de garganta" e rouquidão associada à intubação.[22]
- Indução da anestesia: a probabilidade de eventos adversos respiratórios perioperatórios demonstrou-se independente do tipo de indução anestésica em crianças sem sintomas respiratórios. Entretanto, em crianças de risco com inflamação existente das vias aéreas, a indução intravenosa parece reduzir a taxa de eventos adversos respiratórios.[23] Apesar de a evidência sugerir que uma indução intravenosa é melhor para aqueles em maior risco, podem existir problemas práticos que limitam essa estratégia, como fobia de agulha ou difícil acesso intravenoso. Uma abordagem personalizada quanto aos riscos e benefícios precisa ser considerada.
- Lidocaína: a eficácia da lidocaína tópica é discutível. Apesar de reduzir a incidência de eventos adversos, a administração tópica pode desencadear reflexos laríngeos e efeitos adversos que não superam seu benefício. ***A literatura não recomenda anestésico tópico na população pediátrica.***[16] A lidocaína intravenosa na dose de 1-2 mg/kg, por sua vez, reduz a incidência de laringoespasmo, porém seu efeito é fugaz, devendo ser feita antes do momento de manipulação da via aérea.[16,24] A quantidade de anestésico local total deve ser levada em consideração na tomada de decisão, visto que altas doses podem causar intoxicação
- Bloqueador neuromuscular (BNM): a utilização de bloqueadores neuromusculares não demonstrou reduzir complicações relacionadas a eventos adversos em vias aéreas inferiores, porém existe melhora na qualidade da laringoscopia, o que reduz a manipulação das vias aéreas. Em pacientes na vigência de infecção respiratória inferior, o uso de BNM pode ser benéfico. Atenção especial deve ser dada à monitorização do bloqueio neuromuscular, evitando-se bloqueio neuromuscular residual.[19,25]
- Extubação: a extubação profunda ou acordado dependerá da experiência de cada anestesiologista com pacientes pediátricos. A extubação profunda ou acorda mostra risco semelhante quanto a complicações em vias aéreas.[26] Deve-se atentar que a extubação profunda está ligada a maior incidência de

obstrução de vias aéreas superiores e maior risco de dessaturação em crianças com hiper-reatividade brônquica.[27,28] Porém, o estímulo mecânico de tosse com o tubo orotraqueal também pode precipitar reflexos traqueais que deflagram o broncoespasmo.[29,30]

DIAGNÓSTICO DO BRONCOESPASMO PERIOPERATÓRIO

Os sinais de broncoespasmo no paciente sob anestesia variam com a gravidade do caso e a abordagem da via aérea, podendo incluir:

- Sibilos a ausculta.
- Expiração lenta ou incompleta, levando a pressão expiratória final intrínseca positiva (auto-PEEP).
- Alterações na curva expirada de CO_2 – capnografia ($EtCO_2$).
- Aumento dos valores de capnografia com curva de padrão obstrutiva.
- Casos graves: diminuição da $EtCO_2$ ou até ausência de curva.
- Diminuição do volume corrente (ventilação sob pressão controlada ou pressão de suporte).
- Aumento da pressão inspiratória (ventilação controlada a volume).
- Dessaturação.

O diagnóstico diferencial deve ser feito enquanto é estabelecida FiO_2 de 100% e ventilação manual para avaliar a complacência pulmonar e permitir análise subjetiva da expiração. Intubação seletiva, pneumotórax, edema pulmonar, obstrução de via aérea (deslocamento da máscara laríngea, laringoespasmo, queda de língua, corpo estranho) ou do tubo (rolha ou dobramento) podem mimetizar um broncoespasmo e devem ser descartados.

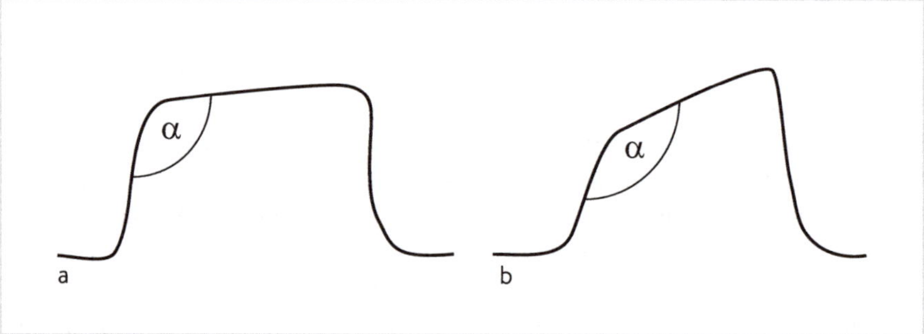

FIGURA 2 Ângulo alfa entre as fases II e III da capnografia em paciente normal (a) e com broncoespasmo (b).

O broncoespasmo pode fazer parte, ainda, de um quadro de anafilaxia, e a presença de sinais sugestivos deve ser ativamente buscados. Eles incluem relação temporal com fármaco suspeito, hipotensão, taquicardia e alterações cutâneas. Deve-se considerar a suspensão de fármacos, hemocomponentes e coloides ao diagnóstico do broncoespasmo até que se descarte anafilaxia. O manejo de anafilaxia será abordado no Capítulo 13.

ANESTÉSICOS INTRAVENOSOS NA INDUÇÃO

- Propofol: agente de escolha em pacientes com alto risco de complicações respiratórias, potente atenuador do reflexo de via aérea em pacientes asmáticos e não asmáticos.[31] Pode ser escolha inadequada em pacientes hemodinamicamente instáveis ou cardiopatas.
- Cetamina: por sua ação simpaticomimética, tem efeito broncodilatador, tornando-se uma ótima opção, particularmente, nos pacientes hemodinamicamente instáveis.
- Etomidato: não tem efeito broncodilatador, porém tem maior perfil de segurança que o propofol nos pacientes instáveis e cardiopatas. É uma droga pouco utilizada na população pediátrica, devido aos efeitos adversos.[31]
- Tiopental: apresenta liberação de histamina e aumenta a resistência das vias aéreas.[31]
- Manutenção da anestesia: anestesia venosa total ou inalatória pode ser utilizada com segurança nos pacientes com alto risco de complicações respiratórias. A manutenção do plano adequado durante todo o procedimento é extremamente importante, uma vez que o estímulo doloroso é um possível desencadeante do broncoespasmo.
- Anestésicos inalatórios: o sevoflurano se destaca por seu potente efeito broncodilatador. O desflurano não deve ser usado em crianças asmáticas e de alto risco para complicações respiratórias, pois é um anestésico inalatório extremamente pungente, que produz aumento de secreção, tosse, resistência de via aérea e consequente aumento da incidência de eventos respiratórios. O óxido nitroso não é irritante de vias aéreas nem broncodilatador. Pode ser usado para pacientes com alto risco de broncoespasmo, com atenção para a necessidade de altas concentrações que podem limitar o percentual de oxigênio ofertado.[8]
- BNM: principais causadores de reação alérgica no centro cirúrgico, podem causar broncoespasmo como parte do quadro. Atracúrio e mivacúrio causam liberação direta de histamina e, apesar de essa liberação direta raramente resultar em broncoespasmo, devem ser preteridos por bloqueadores de perfil mais seguro no paciente com alto risco para complicações respiratórias. Ro-

curônio, vecurônio, pancurônio e cisatracúrio não causam liberação de quantidade significativa de histamina e são opções seguras nesse quesito.[32] Succinilcolina tem liberação de baixos níveis de histamina e é considerada segura no paciente com risco de evento adverso respiratório.

- Reversão do bloqueio neuromuscular: agentes anticolinesterásicos (neostigmina) podem causar aumento de secreção e reatividade brônquica, desencadeando broncoespasmo. A administração de anticolinérgico associada (glicopirrolato ou atropina) pretende bloquear receptores muscarínicos responsáveis por esse efeito. O uso de sugamadex em pacientes adultos com pneumopatias teve incidência de cerca de 2,6% de broncoespasmo,[33] sugerindo atenção no uso do medicamento, porém mais estudos devem ser realizados para avaliar o perfil de segurança desse fármaco na população pediátrica com alto risco de complicações respiratórias.
- Opioides: quase todos os representantes dessa classe são capazes de liberar algum grau de histamina e teoricamente causar broncoespasmo. A morfina pode causar broncoespasmo, especialmente se sua administração for de altas doses e de forma rápida. Opioides sintéticos (fentanila, sufentanila, remifentanila, hidromorfona) tendem a liberar menos histamina e podem ser utilizados de forma segura, com exceção da meperidina, que pode atingir níveis mais altos.[21]
- Betabloqueadores: raramente utilizados em pediatria, devem ser utilizados com cautela em pacientes asmáticos. Quando indicados, optar pela menor dose possível e de beta-1-seletivos.

TRATAMENTO DO BRONCOESPASMO PERIOPERATÓRIO

Manejo primário

Diante da suspeita de broncoespasmo, o tratamento visa prevenir a hipóxia e reverter a broncoconstrição, envolvendo os passos a seguir:

1. Chamar ajuda.
2. Remoção do estímulo cirúrgico.
3. Aumentando a fração de oxigênio inspirado (FiO_2) para ofertar oxigênio a 100%.
4. Aumentar aprofundando a anestesia.
   a. O plano anestésico deve ser aprofundado após descartar choque e principais diagnósticos diferenciais.
5. Realizar ausculta torácica em busca de ausculta pulmonar simétrica, sibilância ou extubação acidental.

6. Avaliar secreção e presença de sangue no tubo orotraqueal.
7. Utilizar uma estratégia de ventilação mecânica visando reduzir aprisionamento de ar, hiperinflação e barotrauma:
   a. Diminuir a pressão expiratória final positiva (PEEP), mantendo-a de 3-5 cmH_2O.[34,35]
   b. Aumentar o tempo expiratório para minimizar a captura de ar alveolar, ajustando a relação I:E (tempo inspiratório/tempo expiratório) para até 1:4.[34,35]
   c. Ajustar a ventilação para pressão controlada com volume corrente alvo de 6-8 $mL.kg^{-1}$.[34,35]
   d. Manter a frequência respiratória igual ou menor que a fisiológica.
   e. Atentar-se a uma pressão de pico < 50 cmH_2O e pressão de platô < 35 cmH_2O.[34,35]
   f. No estado asmático grave, a estratégia de ventilação se concentra principalmente em alcançar a oxigenação adequada, em vez de tentar normalizar o $PaCO_2$.
   g. Pode ser estabelecida ventilação manual cuidadosa com tempo expiratório aumentado.
   h. Pode ser tolerada uma hipercapnia permissiva, acompanhando continuamente a curva de fluxo-tempo do ventilador, permitindo que o fluxo expiratório chegue o mais próximo possível da linha de base no fim da expiração.[35]
8. Beta-2-agonistas de curta duração são o tratamento medicamentoso de primeira linha, após o diagnóstico estabelecido:
   a. Opção de administração de salbutamol em pacientes não intubados:
      - 1-8 *puffs* para crianças abaixo de 20 kg – espaçador e MDI.
      - 4-8 *puffs* para crianças acima de 20 kg – espaçador e MDI.
      - 2,5 mg (10 gotas) para crianças abaixo de 20 kg – nebulização.
      - 5,0 mg (20 gotas) para crianças acima de 20 kg – nebulização.
   b. Opção de administração de salbutamol em pacientes intubados:
      - 8-10 *puffs* – espaçador adaptado para tubo e MDI.
      - O método de administração mais eficaz nesses pacientes ainda não é bem definido, pois grande parte da medicação condensa no tubo orotraqueal e circuito ventilatório, principalmente nas crianças menores, nas quais são utilizados tubos de menor calibre.[36] É estimado que menos de 3% do fármaco atinja o sítio de ação. Porém, acredita-se que o uso do espaçador adaptado para tubo melhore a oferta.
   c. Opção de administração de salbutamol IV.
      - Se o salbutamol IV (albuterol) estiver disponível, a via IV é preferida à administração traqueal.[3]

- O salbutamol 10 mcg/kg IV em 10 minutos, seguido de uma infusão de 5 a 10 mcg/kg/min durante a primeira hora até que haja uma melhora no broncoespasmo, partindo para a infusão contínua na dose de 1 a 2 mcg/kg/min até que o broncoespasmo se resolva.[37]
- A epinefrina também é um broncodilatador eficaz (ver Capítulo 13 – Anafilaxia em anestesia pediátrica).

9. No caso de broncoespasmo grave e refratário, especialmente se a anafilaxia está sendo considerada, a adrenalina deve ser administrada (ver Capítulo 13 – Anafilaxia em anestesia pediátrica).
   a. Em casos graves pode ser usado 1-2 mcg/kg IV de (máximo de 1 mg), seguido de infusão contínua de 0,05-0,1 mcg/kg/min por minuto.[3] Acesso venoso central deve ser estabelecido se a necessidade de infusão contínua de adrenalina persistir. A dose intramuscular padrão é de 10 mcg/kg no vasto lateral da coxa, com máximo de 0,4 mg e intervalo de 5-15 minutos, de acordo com a gravidade do caso.
   b. Hipertensão e taquicardia devem ser monitorizadas.
10. Existem terapias adicionais, de segunda linha, que podem ser necessárias para reverter o quadro:
   a. Anestésicos halogenados: com exceção do desflurano, são excelentes broncodilatadores e, no contexto intraoperatório, aumentar a concentração expirada de sevoflurano é o tratamento mais fácil e rapidamente estabelecido.[21]
   b. Anticolinérgicos: devem ser combinados com um tratamento de mais rápido efeito, pois demoram de 20 a 30 minutos para o início de ação.
      - Ipratrópio 0,25-0,5 mg por nebulização é uma opção.
      - Anticolinérgicos venosos são broncodilatadores, mas causam taquicardia significativa, sendo a via inalatória a preferencial.
   c. Glicocorticoides:
      - Metilprednisolona (1-2 $mg.kg^{-1}$, máx. 60 mg) será efetiva depois de 4-6 horas da administração e deve ser combinada com terapias de início de ação rápido.
      - Dexametasona 0,15 a 0,25 $mg.kg^{-1}$, máx. 16 mg.
   d. Cetamina: as doses utilizadas nos estudos são altamente variáveis (0,1-2,0 $mg\ kg^{-1}$).[23] Sugerimos *bolus* de 0,2 $mg.kg^{-1}$ IV e repetição para titular de acordo com a resposta. Em casos graves, pode ser necessário estabelecer infusão contínua de 1-2 $mg.kg^{-1}.h^{-1}$.[12]
   e. Sulfato de magnésio: 20-40 $mg.kg^{-1}$ IV em 20 minutos (em crianças acima de 2 anos) pode ser útil em casos graves. Por causa da fraqueza muscular, depressão respiratória e hipotensão, as crianças devem ter monitorização respiratória adequada após uso dessa terapia.

f. Terbutalina: opção se salbutamol IV não estiver disponível nos casos de broncoespasmo refratário. *Bolus* de 10 $mcg.kg^{-1}$ em 10 minutos e manutenção com infusão 0,1-1,0 $mcg.kg^{-1}.min^{-1}$. Os efeitos colaterais dos beta-agonistas de curta duração intravenosos incluem taquicardia, arritmias, hipotensão, hiperglicemia, hipocalemia e isquemia miocárdica.
g. BNM: não reverte o broncoespasmo, porém, nos casos graves, pode otimizar os parâmetros respiratórios, permitindo diminuição nas pressões inspiratórias. As opções de BNM que liberam histamina de forma direta devem ser evitadas.
h. Heliox: não reverte o broncoespasmo. É uma intervenção controversa, porém descrita na literatura. Trata-se de uma medida de suporte temporária para permitir melhores parâmetros respiratórios enquanto o tratamento eficaz é estabelecido. Uma das desvantagens de seu uso é sua fração inspirada de oxigênio.[12]
i. ECMO: membrana extracorpórea de oxigenação – é uma opção reservada para casos extremos em que foi utilizado todo o arsenal possível de terapia medicamentosa e ventilatória.[21]

Manejo secundário

O manejo secundário é adotado após a estabilização do quadro e visa estabelecer o tratamento de manutenção e da causa subjacente:

- Realizar exame físico completo e revisão do prontuário:
  - Avaliar e reconsiderar alergia/anafilaxia e possíveis diagnósticos diferenciais.
- Solicitar exames complementares (radiografia, broncoscopia, tomografia) para esclarecimento de possíveis complicações do tratamento proposto e de diagnóstico diferenciais, como edema pulmonar, pneumotórax, atelectasia, tromboembolismo e obstrução por corpo estranho do quadro apresentado.
- Revisar os parâmetros respiratórios sistematicamente para otimização.
- Ajustar dose e infusão de drogas contínuas.
- Após decisão multidisciplinar, deve-se realizar seguimento do procedimento ou a transferência para unidade de tratamento intensivo.
  - A decisão de continuar o procedimento cirúrgico é responsabilidade compartilhada das equipes médicas e deve levar em consideração a gravidade do evento, os fatores desencadeantes, as comorbidades, o caráter da cirurgia (eletiva ou urgência), adiamentos anteriores, opinião dos familiares e a possibilidade de otimização imediata do paciente caso se opte pelo adiamento.

Na suspeita de broncoespasmo:
Oferte O_2 - 100%
Ventilação na mão cuidadosa
PARE - estímulo/infusões
Considere alergia/anafilaxia

Chame ajuda! →

Manejo imediato - descartar choque:
Aprofunde anestesia
Máscara facial: excluir obstrução VAS
Máscara laríngea: rever acoplamento
Tubo orotraqueal - DOPE
Tratamento medicamentoso

1ª linha - Salbutamol
2ª linha - Outros agentes
Ipratrópio - efeito em 20-30'
Metilprednisolona
Sulfato de magnésio
Adrenalina
Cetamina
Terbutalina
Halogenados
Suporte
BNM
Heliox
ECMO

Manejo secundário:
Otimizar ventilação mecânica
Investigar causa/complicações - exames complementares
Acompanhamento de procedimento cirúrgico *versus* transferência para UTI

FIGURA 3 Tratamento do broncoespasmo perioperatório.

OBSTRUÇÃO POR CORPO ESTRANHO EM VIA AÉREA BAIXA

A aspiração acidental de corpos estranhos é uma causa importante de morbimortalidade, principalmente em crianças menores de 3 anos.[38] A presença de um corpo estranho alojado na via aérea inferior pode ter apresentação extremamente variável e dinâmica, desde uma obstrução completa de fluxo respiratório com consequente insuficiência respiratória aguda e parada cardiorrespiratória até pacientes com períodos assintomáticos ou de sintomas leves.

A história ou testemunho de um episódio de desconforto/engasgo súbito aumenta o grau de suspeição e auxilia no diagnóstico. Na ausência desse indicativo na anamnese, a suspeita clínica pode ser sutil, necessitando de anamnese e exame físico mais detalhados e possivelmente exames complementares para ser concluída.

O diagnóstico de corpo estranho em via aérea inferior também deve ser considerado em quadros arrastados como pneumonias crônicas ou de repetição, ou em casos de surgimento de sibilância na ausência de doença pulmonar conhecida, especialmente se unilateral. Os sinais e sintomas variam com o local de alojamento do corpo estranho e grau de obstrução. Dependem ainda da composição do corpo estranho, formato, idade da criança, comorbidades associadas e tempo até o diagnóstico e tratamento.[38,39] A localização mais comum é o brônquio-fonte direito e seus ramos, sendo o ponto de obstrução em mais de 50% dos casos.[15]

As crianças que apresentam dificuldade respiratória grave, cianose e estado mental alterado encontram-se em uma emergência médica que exige reconhecimento imediato, suporte de vida com oxigenação adequada e remoção do corpo estranho. No exame físico, achados assimétricos chamam atenção para o diagnóstico, seja uma hiperventilação setorial ou um ruído adventício localizado.

A radiografia de tórax é comumente solicitada na suspeita de aspiração de corpo estranho, por ser de alta disponibilidade e baixo custo. Porém, apenas 10-20% dos corpos estranhos são radiopacos, portanto, visualizados ao método.[39] Sendo assim, os achados mais comuns são uma radiografia normal ou sinais indiretos da obstrução na via aérea inferior que incluem enfisema unilateral, hiperinsuflação localizada (aprisionamento de ar) no lado afetado, enfisema bilateral, doença localizada (pneumonia ou atelectasia), pneumotórax e desvio de mediastino – alterações não específicas de corpo estranho.

A tomografia computadorizada de tórax ou ressonância magnética é um método excelente, porém nem sempre disponível, para avaliação de via aérea e parênquima pulmonar em crianças. Na anestesia da criança com suspeita ou diagnóstico de corpo estranho em via aérea inferior, devemos ter como prioridade a oxigenação adequada, sempre observando a possibilidade de deslocamento do corpo estranho e deterioração do quadro. Nesse sentido, é essencial uma boa comunicação entre as equipes cirúrgica, anestésica e de enfermagem. Focando em segurança na indução sem deslocamento do material aspirado, é prudente obter um acesso venoso periférico antes da indução que pode ser realizado com anestesia inalatória, sob máscara facial com sevoflurano e oxigênio, ou intravenosa, permitindo ventilação espontânea.

No caso de necessidade de ventilação mecânica, é recomendado utilizar baixa frequência respiratória e tempo expiratório prolongado para evitar o aprisionamento de ar com consequentes hiperinsuflação e barotrauma. A ventilação a jato pode ser utilizada na broncoscopia rígida. Na tentativa de retirada por preensão, se houver obstrução acidental completa da traqueia, a equipe deve estar preparada para rápida intervenção e deslocamento do corpo estranho para um dos brônquios (com broncoscópio ou tubo orotraqueal), permitindo a ventilação monopulmonar.

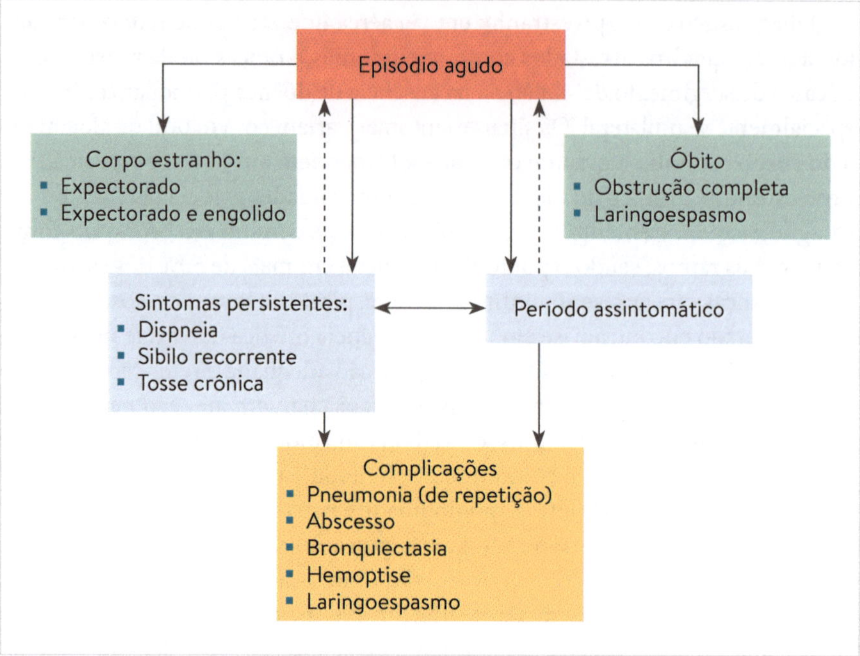

FIGURA 4 Evolução natural da aspiração de corpo estranho.

Fonte: adaptada Von Ungern-Sternberg et al., 2020[21].

REFERÊNCIAS BIBLIOGRÁFICAS

1. Lee LK, Bernardo MKL, Grogan TR, Elashoff DA, Ren WHP. Perioperative respiratory adverse event risk assessment in children with upper respiratory tract infection: validation of the COLDS score. Paediatr Anaesth. 2018;28:1007-14.
2. Hii J, Templeton TW, Sommerfield D, Sommerfield A, Matava CT, von Ungern-Sternberg BS. Risk assessment and optimization strategies to reduce perioperative respiratory adverse events in pediatric anesthesia-Part 1 patient and surgical factors. Paediatr Anaesth. 2022;32(2):209-216.
3. Coté CJ, Lerman J, Anderson BJ. A practice of anesthesia for infants and children, 6. ed. Philadelphia: Elsevier; 2019.
4. Costescu F, Slinger P. Preoperative pulmonary evaluation. Curr Anesthesiol Rep. 2018;8:52-58.
5. Regli A, Becke K, von Ungern-Sternberg BS. An update on the perioperative management of children with upper respiratory tract infections. Curr Opin Anaesthesiol. 2017;30(3):362-7.
6. Templeton TW, Sommerfield D, Hii J, Sommerfield A, Matava CT, von Ungern-Sternberg BS. Risk assessment and optimization strategies to reduce perioperative respiratory adverse events in pediatric anesthesia. Part 2: Anesthesia-related risk and treatment options. Paediatr Anaesth. 2022;32(2):217-27.

7. Hollevoet I, Herregods S, Vereecke H, Vandermeulen E, Herregods L. Medication in the perioperative period: Stop or continue? A review. Acta Anaesthesiol Belg. 2011;62(4):193-201.
8. Von Ungern-Sternberg BS, Boda K, Chambers NA, Rebmann C, Johnson C, Sly PD, et al. Risk assessment for respiratory complications in pediatric anesthesia: a prospective cohort study. Lancet. 2010;376(9743):773-83.
9. Hamilton ND, Hegarty M, Calder A, Erb TO, Von Ungern-Sternberg BS. Does topical lidocaine before tracheal intubation attenuate airway responses in children? An observational audit. Paediatr Anaesth. 2012;22(4):345-50.
10. Von Ungern-Sternberg BS. Respiratory complications in the pediatric postanesthesia care unit. Anesthesiol Clin. 2014;32(1):45-61.
11. Morray JP, Geiduschek JM, Caplan RA, Posner KL, Gild WM, Cheney FW. A comparison of pediatric and adult anesthesia closed malpractice claims. Anesthesiology. 1993;78:461-7.
12. Abud PBP, Bisinotto FMB, Rossi TC, Silveira LAM, Perfeito LB. Bronchospasm in anaesthesia. Rev Médica Minas Gerais. 2017;27(Supl 4).
13. Dewachter P, Mouton-Faivre C, Emala CW, Beloucif S. Case scenario: bronchospasm during anesthetic induction. Anesthesiology. 2011; 114(5):1200-10.
14. Hollevoet I, Herregods S, Vereecke H, Vandermeulen E, Herregods L. Medication in the perioperative period: Stop or continue? A review. Acta Anaesthesiol Belg. 2011;62(4):193-201.
15. Dinakar C, Chipps BE. Section on allergy and immunology, section on pediatric pulmonology and sleep medicine. Clinical tools to assess asthma control in children. Pediatrics. 2017;139:e20163438.
16. Scalfaro P, Sly PD, Sims C, Habre W. Salbutamol prevents the increase of respiratory resistance caused by tracheal intubation during sevoflurane anesthesia in asthmatic children. Anesth Analg. 2001;93(4):898-902.
17. Von Ungern-Sternberg BS, Habre W, Erb TO, Heaney M. Salbutamol premedication in children with a recent respiratory tract infection. Paediatr Anaesth. 2009;19(11):1064-9.
18. Horner JR, Elwood T, Peterson D, Rampersad S. Risk factors for adverse events in children with colds emerging from anesthesia: a logistic regression. Paediatr Anaesth. 2007;17(2):154-61.
19. Michel F, Vacher T, Julien-Marsollier F, Dadure C, Aubineau J-V, Lejus C, et al. Peri-operative respiratory adverse events in children with upper respiratory tract infections allowed to proceed with anaesthesia: a French national cohort study. Eur J Anaesthesiol. 2018,35(12):919-28.
20. Habre W, Petak F. Anaesthesia management of patients with airway susceptibilities: What have we learnt from animal models? Eur J Anaesthesiol. 2013;30(9):519-28.
21. Von Ungern-Sternberg BR, Regli A, Davidson A, Crowley M. Anesthesia for the child with asthma or recurrent wheezing. Waltham: UpToDate; 2020. p. 1-23.
22. Chambers NA, Ramgolam A, Sommerfield D, Zhang G, Ledowski T, Thurm M, et al. Cuffed vs. uncuffed tracheal tubes in children: a randomised controlled trial comparing leak, tidal volume and complications. Anaesthesia. 2018;73(2):160
23. Gales A, Maxwell S. Cetamina: evidências recentes e usos atuais. WFSA. 2018;381. [acesso em dezembro de 2024]. Disponível em: chrome-extension://efaidnbmnnnibpcajpcglclefindmkaj/https://www.sbahq.org/wp-content/uploads/2018/07/381_portugues.pdf.
24. Erb TO, von Ungern-Sternberg BS, Keller K, Frei FJ. The effect of intravenous lidocaine on laryngeal and respiratory reflex responses in anaesthetised children. Anaesthesia. 2013;68:13-20.

25. Habre W, Disma N, Becke K, Hansen TG, Jöhr M, Leva B, et al. Incidence of severe critical events in paediatric anaesthesia (APRICOT): a prospective multicentre observational study in 261 hospitals in Europe. Lancet Respir Med. 2017;5:412-25.
26. Drake-Brockman TFE, Ramgolam A, Zhang G, Hall GL, von Ungern-Sternberg BS. The effect of endotracheal tubes versus laryngeal mask airways on perioperative respiratory adverse events in infants: a randomised controlled trial. Lancet. 2017;389:701-8.
27. Hohlrieder M, Tiefenthaler W, Klaus H, Gabl M, Kavakebi P, Keller C, et al. Effect of total intravenous anaesthesia and balanced anaesthesia on the frequency of coughing during emergence from the anaesthesia. Br J Anaesth. 2007;99:587-91.
28. Koo C-H, Lee S, Chung S, Ryu J-H. Deep vs. awake extubation and LMA removal in terms of airway complications in pediatric patients undergoing anesthesia: a systemic review and meta-analysis. J Clin Med. 2018;7(10):353.
29. Thomas-Kattappurathu G, Kasisomayajula A, Short J. Best position and depth of anaesthesia for laryngeal mask airway removal in children: a randomised controlled trial. Eur J Anaesthesiol. 2015;32:624-30.
30. Von Ungern-Sternberg BS, Erb TO, Reber A, Frei FJ. Opening the upper airway: airway maneuvers in pediatric anesthesia. Paediatr Anaesth. 2005;15(3):181-9.
31. Eames BAWO, Rooke GA, Wu R-C, Bishop MJ. Comparison of the effects of etomidate, propofol, and thiopental on respiratory resistance after tracheal intubation. Anesthesiology. 1996;84:1307-11.
32. Moss J. Muscle relaxants and histamine release. Acta Anaesthesiol Scand. 1995;39:7-12.
33. Amao R, Zornow MH, Cowan RMT, Cheng DC, Morte JB, Allard MW. Use of sugammadex in patients with a history of pulmonary disease. J Clin Anesth. 2012;24(4):289-97.
34. Sarnaik AP, Daphtary KM, Meert KL, Lieh-Lai MW, Heidemann SM. Pressure-controlled ventilation in children with severe status asthmaticus. Pediatr Crit Care Med. 2004;5:133-8.
35. Regli A, Sommerfield A, von Ungern-Sternberg BS. Anesthetic considerations in children with asthma. Paediatr Anaesth. 2022;32:148-55.
36. Holland A, Smith F, Penny K, Mccrossan G, Veitch L, Nicholson C. Metered dose inhalers versus nebulizers for aerosol bronchodilator delivery for adult patients receiving mechanical ventilation in critical care units. Cochrane Database Syst Rev. 2013;2013(6).
37. Sottas CE, Anderson BJ, Holford NH. Salbutamol has rapid onset pharmacodynamics as a bronchodilator. Acta Anaesthesiol Scand. 2016;60(9):1328-31.
38. Laya BF, Restrepo R, Lee EY. Practical imaging evaluation of foreign bodies in children: an update. Radiol Clin North Am. 2017;55(4):845-67.
39. Passali D, Gregori D, Lorenzoni G, Cocca S, Loglisci M, Passali FM, et al. Foreign body injuries in children: a review. Acta Otorhinolaryngol Ital. 2015;35(4):265-71.

Choque em pediatria

Mariana Fontes Lima Neville
Laís Helena Navarro e Lima
Bárbara Juliana da Silva

DESTAQUE DO TEMA

1. O choque é caracterizado pela diminuição da oferta de oxigênio (DO_2) aos tecidos e não requer, necessariamente, hipotensão.
2. No paciente sob anestesia geral, muitos dos sinais de choque são camuflados pela vasodilatação e pelo bloqueio simpático.
3. Em crianças, hipotensão é um achado tardio.
4. A etiologia do choque perioperatório difere em crianças e adultos, sendo em crianças mais raro o choque cardiogênico de causa isquêmica.
5. A classificação do choque em "quente" ou "frio", com base no exame clínico, é falha e deve ser complementada com parâmetros hemodinâmicos e ecocardiográficos.
6. A fluidoterapia de pacientes em choque deve priorizar o uso de soluções cristaloides balanceadas.
7. Os agentes vasopressores de escolha são adrenalina e noradrenalina. Dopamina pode ser utilizada em situações de exceção.

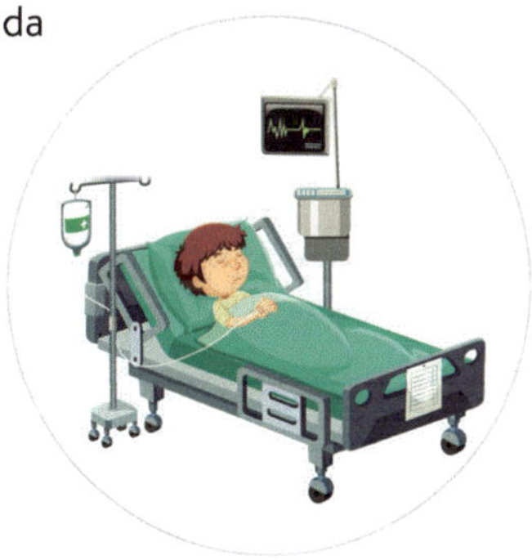

INTRODUÇÃO E EPIDEMIOLOGIA

Choque é um estado fisiopatológico caracterizado por redução significativa da perfusão sistêmica, que resulta em diminuição da oferta de oxigênio aos tecidos (DO_2). A incidência de choque ou instabilidade cardiovascular em crianças anestesiadas não é bem definida na literatura. Ela pode variar de acordo com o estado clínico do paciente, com suas comorbidades, com a técnica anestésica e, também, com o tipo de cirurgia. Alguns estudos retrospectivos avaliaram a presença de eventos adversos graves durante anestesia pediátrica. Um deles relata incidência desses eventos em 1,4 para cada 1.000 procedimentos, com necessidade de suporte cardiovascular não previsto em 13% desses casos.[1] O estudo europeu multicêntrico APRICOT investigou de forma prospectiva a presença de eventos adversos em 30.847 crianças anestesiadas para procedimentos diagnósticos ou cirurgias. Cerca de 2% dos pacientes apresentaram instabilidade hemodinâmica; destes, 5% evoluíram para quadros muito graves, como parada cardiorrespiratória (PCR), instalação de membrana extracorpórea de oxigênio (ECMO) ou necessidade de reoperação.[2] Assim, apesar de instabilidade cardiovascular ter incidência relativamente baixa, ela resulta em uma cascata de eventos que pode culminar rapidamente em quadros catastróficos.

Quando anestesiadas, crianças não costumam sofrer grande repercussão hemodinâmica. Apesar disso, a maioria dos agentes anestésicos tem o potencial de causar hipotensão, por depressão miocárdica, vasodilatação ou bloqueio simpático. Crianças com baixa perfusão periférica, porém normotensas às custas de mecanismos compensatórios, podem tornar-se hipotensas após indução anestésica.

DEFINIÇÃO DE CHOQUE E SUAS REPERCUSSÕES

Embora as definições de hipotensão, choque e instabilidade cardiovascular sejam distintas, muitos autores utilizam esses termos de maneira intercambiável. O conceito de choque envolve a queda da perfusão sistêmica, com redução da oferta de oxigênio (DO_2) aos tecidos, sem que, necessariamente, haja hipotensão. À medida que a oferta de oxigênio diminui, mecanismos compensatórios aumentam a taxa de extração de O_2 (TEO_2), mantendo o consumo de oxigênio (VO_2). Porém, se a queda da DO_2 persiste, esses mecanismos se esgotam, o que resulta em redução abrupta do VO_2. O ponto no qual ocorre esse desequilíbrio é conhecido como DO_2 crítico. A partir daí, ocorrerá hipóxia intracelular, gerando uma sequência de eventos críticos que acometem todos os órgãos e sistemas. Observam-se aumento do lactato, desenvolvimento de acidose e queda da saturação venosa de oxigênio (SvO_2), marcadores de hipoperfusão tecidual (Figura 1). Em

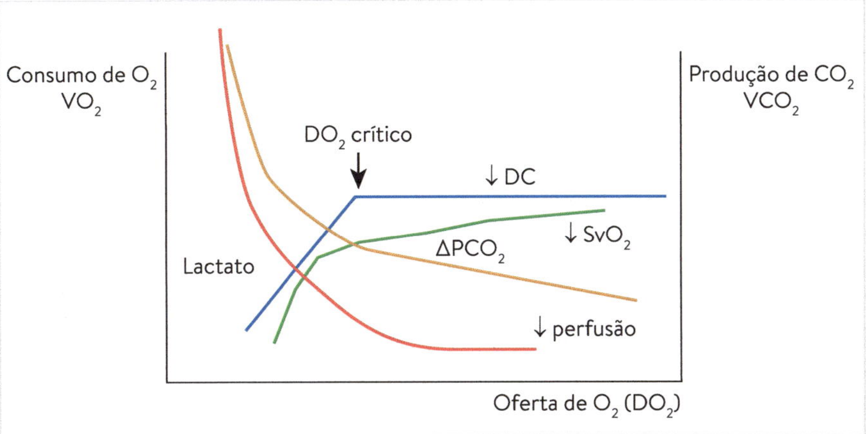

FIGURA 1 Relação entre DO_2 e VO_2 de O_2 para os tecidos. Observa-se a correlação entre a DO_2 crítica com o aumento dos níveis de lactato e do ΔCO_2, assim como com a diminuição da saturação venosa mista (SvO_2).

Fonte: adaptada de Vincent e De Backer, 2004.[5]

uma fase mais avançada, o choque culmina em disfunção de múltiplos órgãos. A Tabela 1 contém as alterações clínicas do paciente em choque.

O princípio fundamental para monitoração hemodinâmica baseia-se em duas entidades fundamentais do sistema circulatório humano: a DO_2 e a demanda ou consumo de oxigênio nos tecidos (VO_2). Sabe-se que a DO_2 pode ser calculada pela seguinte fórmula:

$$DO_2 \text{ (mL } O_2\text{/min)} = DC \times Hb \times 1{,}34 \times SaO_2$$

Da mesma forma, o VO_2 pode ser calculado da seguinte maneira:

$$VO_2 \text{ (mL } O_2\text{/min)} = DC \times Hb \times 1{,}34 \times (SaO_2 - SvO_2)$$

TABELA 1 Alterações clínicas do paciente em choque

Neurológico	Agitação, letargia (tardia)
Cardiovascular	Aumento da frequência cardíaca, pulso filiforme, hipotensão (tardia)
Respiratório	Aumento da frequência respiratória
Renal	Oligúria
Pele e extremidades	Pálida, fria Tempo de enchimento capilar aumentado (reduzido na fase inicial do choque distributivo)

Nessas fórmulas, temos que DC corresponde ao débito cardíaco ($mL.min^{-1}$), Hb corresponde à hemoglobina ($g.100\ mL^{-1}$), SaO_2 corresponde à saturação de oxigênio do sangue arterial (%) e SvO_2 corresponde à saturação de oxigênio do sangue venoso (%).[3,4]

Assim, o conceito da DO_2 convenientemente resume a função global da circulação e da oxigenação do organismo e tem sido repetidamente empregado como alvo terapêutico, tanto nos pacientes criticamente enfermos quanto nos pacientes cirúrgicos de alto risco.

Vale ressaltar que, no paciente anestesiado em ventilação mecânica, o choque tem apresentação distinta. Algumas manifestações, como taquipneia e rebaixamento do nível de consciência, não podem ser avaliadas e outras estão mascaradas. Por exemplo, a vasoconstrição periférica é contrabalanceada pelo efeito vasodilatador dos anestésicos.

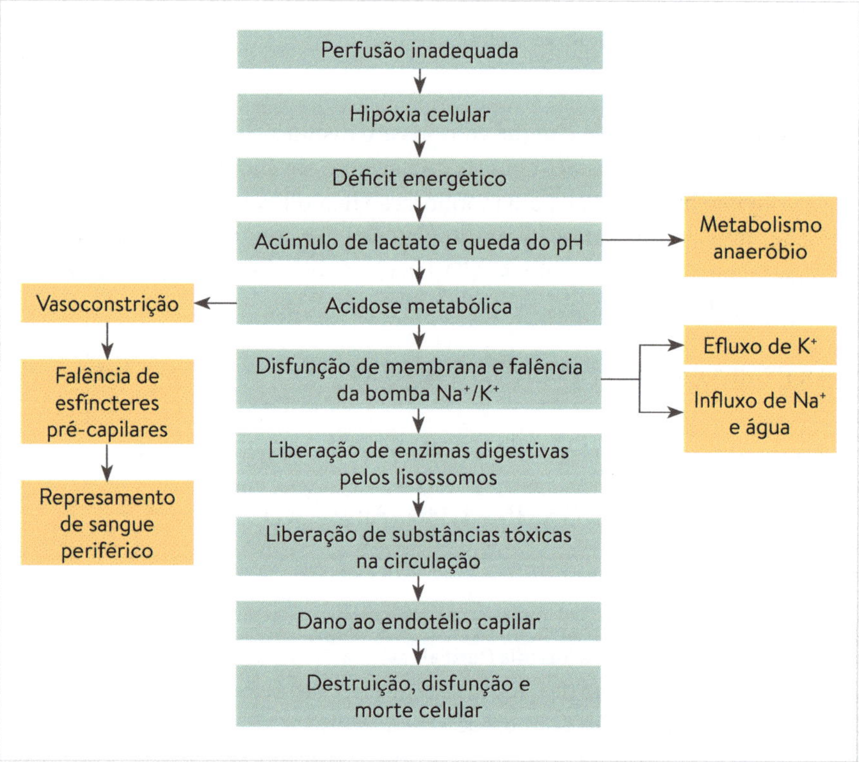

FIGURA 2 Fisiopatologia do choque.

ESTÁGIOS DE CHOQUE

- Choque compensado ou inicial: mecanismos homeostáticos compensam a redução da perfusão sistêmica, mantendo a pressão arterial em níveis normais.
- Choque descompensado ou tardio: ocorre esgotamento dos mecanismos compensatórios, e o paciente passa a apresentar hipotensão.

CARACTERÍSTICAS FISIOPATOLÓGICAS DO CHOQUE NA PEDIATRIA

Características fisiológicas do paciente pediátrico alteram a apresentação do choque nessa faixa etária. Entre as principais peculiaridades, podemos citar:

- O principal mecanismo compensatório frente ao choque em lactentes é o aumento da frequência cardíaca, diferentemente de adultos, que têm como principal mecanismo o aumento do volume sistólico. Entretanto, esse é um mecanismo pouco eficiente, pois a frequência cardíaca basal dessas crianças já é elevada.[6] Por exemplo, uma criança com FC inicial de 130 bpm não conseguirá aumentá-la muito além de 170 bpm em um momento de instabilidade. Além disso, o aumento acentuado da frequência cardíaca reduz o tempo de enchimento ventricular, provocando a queda do débito cardíaco.
- No choque séptico pediátrico, hipotensão normalmente é um achado tardio. Esse fato deve-se à poderosa e eficiente vasoconstrição periférica das crianças, capaz de manter a pressão arterial em níveis normais na fase inicial do choque. A partir do momento em que o paciente apresenta hipotensão, a evolução para parada cardiorrespiratória ocorre de maneira rápida se o choque não for reconhecido e tratado prontamente.[6]

TIPOS DE CHOQUE

A Tabela 2 contém as características e os perfis hemodinâmicos de cada tipo de choque.

TABELA 2 Características e perfil hemodinâmico dos tipos de choque

	Pré-carga	Índice cardíaco	Pós-carga	Enchimento capilar	SVO_2
Hipovolêmico	↓	↓	↑	↑	↓
Cardiogênico	↑	↓	↑	↑	↓
Distributivo	↓ ou ↔	↑	↓	↓ (inicial)	↑
Obstrutivo	↑	↓	↑	↑	↓

Choque hipovolêmico

O choque hipovolêmico é o tipo mais comum de choque em crianças. É causado por redução da pré-carga, por perda de volume intravascular ou extravascular. Causas de choque hipovolêmico no período perioperatório incluem sangramento, reposição volêmica insuficiente, extravasamento capilar, perdas insensíveis e diurese osmótica. É importante lembrar que, em crianças menores, mesmo pequenas perdas sanguíneas podem resultar em instabilidade hemodinâmica. Por exemplo, uma criança de 5 kg e hemoglobina inicial de 10 mg/dL necessitará de transfusão sanguínea após sangramento de apenas 40 mL, considerando-se limiar transfusional de 7 mg/dL (Figura 3).

$$\text{Peso x volume sanguíneo (mL.kg}^{-1}\text{) x (Ht}_{inicial}\text{Ht}_{final}\text{)/ Ht}_{inicial}$$

FIGURA 3 Sangramento máximo permitido

$Ht_{inicial}$: hematócrito inicial; Ht_{final}: hematócrito final.

Avaliação da volemia e da responsividade a fluidos

A estimativa do estado volêmico na Pediatria tem limitações, e os parâmetros clínicos têm papel de destaque nessa abordagem. A avaliação do paciente em choque inclui frequência cardíaca, pressão arterial, intensidade dos pulsos centrais e periféricos, tempo de enchimento capilar, frequência e padrão respiratórios, nível de consciência, débito urinário, coloração e temperatura da pele e hidratação de mucosas (oral e ocular). Variáveis laboratoriais como o lactato sérico ou a presença de acidose também são úteis, especialmente se considerarmos tendências e não somente valores absolutos.

Diferentemente de pacientes adultos, nos quais são utilizadas diversas ferramentas para estimar responsividade volêmica (como variação da pressão de pulso ou variação do volume sistólico), em crianças, muitas dessas variáveis não são validadas ou têm baixa acurácia, sendo de utilidade questionável.[7]

A ecocardiografia, transtorácica ou transesofágica, fornece medidas que auxiliam na avaliação do estado volêmico.[8] A variação da integral velocidade-tempo (VTI) e a variação da velocidade de pico de fluxo aórtico (ΔVpico) são medidas úteis para esse propósito na população pediátrica. O paciente é considerado responsivo se houver variação superior a 10%-15% no VTI após expansão volêmica rápida.[7] Com relação ao ΔVpico, não se conhece o valor de corte ideal, podendo variar entre 7% e 20%.[9] Contudo, a ecocardiografia é ferramenta operador-dependente e ainda pouco disponível no ambiente perioperatório.

Tratamento

O tratamento do choque hipovolêmico consiste basicamente em reposição volêmica, com restauração da pré-carga. O tratamento inicial de escolha são soluções cristaloides isotônicas balanceadas (Ringer lactato, Plasmalyte®).[10] Recomendam-se expansões volêmicas em *bolus*, com infusão rápida, repetindo-se até a restauração dos parâmetros hemodinâmicos. A presença de estertores crepitantes, associada ou não a pressão venosa central (PVC) em ascensão, aponta para administração excessiva de fluidos. Após a infusão 60-80 mL.kg^{-1} de solução intravenosa em paciente que já teve o sangramento contido, é importante aventar outra causa de choque.

Embora a solução de NaCl 0,9% seja utilizada corriqueiramente em crianças, esse uso resulta em acidose hiperclorêmica, principalmente se administrado em grandes volumes. As soluções hipotônicas, classicamente utilizadas na Pediatria, não devem ser utilizadas para expansão volêmica, pois aumentam o risco de hiponatremia iatrogênica.[11,12] Soluções coloides são utilizadas em situações específicas, embora as evidências quanto às indicações sejam inconsistentes. Algumas dessas situações incluem pacientes com hipoalbuminemia, portadores de síndrome nefrótica e pacientes que já receberam grande quantidade de cristaloides (30 a 50 mL.kg^{-1}), mas persistem com depleção do volume intravascular.[10] Entre os diferentes tipos de coloide, a albumina parece ter o melhor perfil de segurança, relacionada a menos efeitos adversos como reações alérgicas, disfunção renal e coagulopatia, embora seu alto custo seja limitante. Os coloides de amido elevam o risco de lesão renal aguda, a necessidade de diálise e a mortalidade em pacientes sépticos e naqueles criticamente enfermos. A sua segurança na Pediatria não está bem estabelecida.[13]

Transfusão de concentrado de hemácias pode ser necessária no choque hipovolêmico hemorrágico. Não existe consenso sobre o limiar transfusional ideal em crianças com choque hipovolêmico, embora 7 mg.dL^{-1} seja considerado valor de corte aceitável em muitas situações. Para cada 10 mL.kg^{-1} de concentrado de hemácias transfundido, espera-se aumento da hemoglobina de 2-3 g.dL^{-1}. Mais importante do que definir um ponto de corte é individualizar cada paciente de acordo com suas necessidades, suas comorbidades e o tipo de cirurgia. A Tabela 3 resume as principais condutas no tratamento do choque hipovolêmico. Outro ponto relevante em crianças pequenas é que, quando ocorrem sangramentos abruptos e volumosos, nem sempre é possível aguardar resultados laboratoriais para a tomada dessa decisão. O atraso na transfusão prolonga o estado de hipoperfusão e piora o prognóstico do paciente.

TABELA 3 Tratamento do choque hipovolêmico

Solução cristaloide isotônica balanceada 20 $mL.kg^{-1}$ em infusão rápida. Repetir *bolus* até restauração do volume intravascular.
Concentrado de hemácias 10 $mL.kg^{-1}$ se Hb < 7 $mg.dL^{-1}$. Considerar sinais de hipoperfusão para individualizar limiar transfusional.
Albumina 5% em *bolus* de 20 $mL.kg^{-1}$ em casos selecionados.
Vasopressores podem ser utilizados de forma transitória até restauração do volume intravascular.

Choque distributivo

O choque distributivo é causado por queda da resistência vascular sistêmica, que resulta em distribuição anormal do fluxo sanguíneo e perfusão tecidual inadequada. Nesse caso, ocorre desproporção entre conteúdo e continente, por isso dizemos que existe um quadro de hipovolemia relativa. Na fase inicial do choque distributivo, o paciente pode apresentar índice cardíaco normal ou elevado, pressão arterial dentro dos limites normais e extremidades hiperemiadas, com tempo de enchimento capilar reduzido.[6]

O choque distributivo é subdividido em anafilático, neurogênico e séptico. O choque anafilático será detalhado em capítulo específico. O choque neurogênico resulta de bloqueio do sistema nervoso simpático, com perda da habilidade em promover vasoconstrição e taquicardia. É causado por lesões medulares, geralmente acima do nível T6. Apesar de infrequente, há uma situação corriqueira para o anestesista que simula o choque neurogênico: a perda do tônus simpático decorrente dos bloqueios de neuroeixo. Sabe-se que, por conta da imaturidade do sistema nervoso simpático, crianças pequenas raramente cursam com instabilidade hemodinâmica nessa situação. Entretanto, crianças maiores e adolescentes costumam apresentar esse efeito colateral.

O choque séptico pediátrico é definido pela presença de sepse associada à disfunção cardiovascular. Essa disfunção pode ser caracterizada por: 1. hipotensão; 2. parâmetros clínicos de hipoperfusão (tempo de enchimento capilar > 2 segundos, extremidades frias, rebaixamento do nível de consciência); ou 3. necessidade de fármacos vasoativos.[14] A despeito da recente alteração na definição de sepse em adultos,[15] a definição de sepse em crianças continua baseada nos critérios de síndrome da resposta inflamatória sistêmica (SIRS), de acordo com a faixa etária.[16]

Tratamento

O diagnóstico e a antibioticoterapia precoces são fundamentais. A infusão de fluidos intravenosos deve ser iniciada logo após o diagnóstico de choque séptico. As soluções de escolha são cristaloides isotônicos balanceados. A administração de *bolus* de 10-20 mL.kg^{-1} de solução cristaloide isotônica balanceada pode ser repetida até três vezes, totalizando até 60 mL.kg^{-1}, sempre com vigilância a sinais de hipervolemia.[14,17,18] Adrenalina ou noradrenalina são recomendadas como terapia inicial no choque séptico pediátrico refratário a fluidos. A escolha entre os dois vasopressores depende da condição clínica do paciente e dos seus parâmetros hemodinâmicos. Embora as diretrizes recentes da American College of Critical Care Medicine (ACCM) recomendem noradrenalina apenas nos casos em que há predomínio de vasodilatação, estudos recentes a associam com menor taxa de mortalidade. Atualmente, a dopamina é considerada agente de segunda linha nos casos em que não há disponibilidade de adrenalina ou noradrenalina. O uso de dois agentes vasopressores também foi associado a menor taxa de mortalidade quando comparado ao de um único agente.[19]

TABELA 4 Tratamento do choque distributivo

Solução cristaloide isotônica balanceada 20 mL.kg^{-1} em infusão rápida. No choque séptico, repetir *bolus* até três vezes
Se hipoperfusão mantida depois da fluidoterapia, iniciar drogas vasoativas: a. Choque séptico: adrenalina (primeira escolha), noradrenalina ou dopamina. b. Choque anafilático: adrenalina.

TABELA 5 Mecanismos de ação, efeitos e dose dos fármacos vasopressores

	Principais mecanismos de ação e efeitos	Dose
Adrenalina	▪ Agonista beta-adrenérgico: aumento da FC, melhora da contratilidade miocárdica. ▪ Agonista alfa-1-adrenérgico: vasoconstrição.	▪ 0,05-0,3 μ.kg.min^{-1}: predomínio beta ▪ > 0,3 μ.kg.min^{-1}: predomínio alfa
Dobutamina	▪ Agonista beta-adrenérgico: melhora da contratilidade miocárdica, aumento da FC, vasodilatação.	▪ 1-10 μ.kg.min^{-1}
Dopamina	▪ Agonista beta-adrenérgico em baixas doses: aumento da FC e melhora da contratilidade. ▪ Agonista alfa-adrenérgico em altas doses: vasoconstrição.	▪ 5-10 μ.kg.min^{-1}: predomínio beta ▪ 10-15 μ.kg.min^{-1}: predomínio alfa
Efedrina		▪ *Bolus*: 100 μ.kg^{-1}
Fenilefrina	▪ Agonista alfa-adrenérgico: vasoconstrição	▪ *Bolus*: 1 μ.kg^{-1} ▪ 0,05-0,5 μ.kg.min^{-1}
Milrinona	▪ Inibidor na fosfodiesterase III: melhora da contratilidade miocárdica, vasodilatação sistêmica e pulmonar	▪ Ataque: 50-100 μ.kg^{-1} em 10 minutos ▪ Manutenção: 0,25-1,0 μ.kg.min^{-1}
Noradrenalina	▪ Agonista alfa-adrenérgico: vasoconstrição	▪ 0,02-1 μ.kg.min^{-1}
Vasopressina	▪ Agonista V1: vasoconstrição	▪ 0,01-0,05 U.kg.h^{-1}

Em pacientes com choque séptico refratário, a instalação de ECMO tem se mostrado uma alternativa promissora, com resultados animadores. As crianças com choque séptico que necessitaram de ECMO apresentaram sobrevida maior do que os adultos na mesma situação. Os benefícios da ECMO incluem melhor fornecimento global de oxigênio, diminuição das pressões intratorácicas devido à diminuição dos parâmetros ventilatórios mecânicos e melhor manejo do equilíbrio ácido-base e do desempenho miocárdico.[20]

O combate ao foco infeccioso é crucial na abordagem do choque séptico. Protocolos que preconizam detecção e tratamento precoces promovem melhora de desfechos clínicos e redução da taxa de mortalidade.[16] Esses protocolos devem ser adaptados à realidade de cada instituição.

Choque cardiogênico

O choque cardiogênico é caracterizado por falha dos ventrículos em bombear sangue efetivamente para os tecidos. Enquanto, em adultos, a principal causa de choque cardiogênico é a doença isquêmica,[21] em crianças o choque cardiogênico ocorre principalmente no contexto das cardiopatias congênitas.[6] Pode ocorrer por descompensação gradual da cardiopatia, por redirecionamento de fluxo ou por piora da função ventricular durante a saída de circulação extracorpórea, por exemplo. Outras causas incluem miocardiopatias, lesões valvares, arritmias e doença de Kawasaki.

Tratamento

A fluidoterapia é um componente importante na abordagem do choque cardiogênico. Diferentemente do choque hipovolêmico e da fase inicial do choque séptico, a infusão de soluções cristaloides (ou de hemoderivados, quando apropriado) deve ser feita em *bolus* de menor volume (5-10 $mL.kg^{-1}$) e de maneira lenta (20-30 minutos).

A terapia farmacológica consiste no uso de inotrópicos para melhora da função ventricular e no uso de vasopressores ou vasodilatadores para ajuste da resistência vascular periférica. Milrinona, adrenalina e dobutamina são medicações inotrópicas habitualmente utilizadas no choque cardiogênico pediátrico.[21] A milrinona tem efeito vasodilatador pulmonar mais proeminente que o da dobutamina, sendo utilizada, preferencialmente, em casos de hipertensão pulmonar. Entretanto, o seu efeito vasodilatador sistêmico também é mais proeminente que o da dobutamina. Por isso, pode provocar queda adicional da pressão arterial sistêmica. A dopamina também aparece como opção, embora seu uso venha decrescendo por conta da sua menor eficácia e do seu alto potencial arritmogênico[14,23] (Tabela 6).

TABELA 6 Tratamento do choque cardiogênico

- Agentes inotrópicos:
  a. Adrenalina
  b. Milrinona
  c. Dobutamina
  d. Dopamina
- Solução cristaloide isotônica balanceada 5-10 $mL.kg^{-1}$ em infusão lenta (20-30 minutos).
- Se choque cardiogênico de causa arritmogênica, tratar a arritmia.
- Se choque cardiogênico refratário, considerar ECMO.

TABELA 7 Sugestão de diluição para medicações em infusão contínua

Medicação	Diluição	Concentração
Adrenalina	2 ampolas (total de 2 mg) em 98 mL de SF 0,9% (VT 100 mL)	20 $\mu g.mL^{-1}$
Dobutamina	1 ampola (total de 250 mg) em 240 mL de SF 0,9% (VT 250 mL)	1.000 $\mu g.mL^{-1}$
Milrinona	1 ampola (total de 10 mg) em 190 mL de SF 0,9% (VT 200 mL)	50 $\mu g.mL^{-1}$
Noradrenalina	1 ampola (total de 4 mg) em 496 mL de SF 0,9% (VT 500 mL)	8 $\mu g.mL^{-1}$
Vasopressina	½ ampola (total de 10 U) em 200 mL de SF 0,9% (VT 200 mL)	0,05 $U.mL^{-1}$

SF: soro fisiológico; VT: volume total.

Para a escolha do fármaco vasoativo – ou da combinação de fármacos –, deve-se levar em consideração o perfil hemodinâmico (pressão arterial sistêmica, resistência vascular sistêmica, pressão arterial pulmonar, índice cardíaco) de cada paciente. Mais uma vez, a ecocardiografia tem papel importante nessa definição. A instalação de ECMO é indicada naqueles casos de choque cardiogênico refratário à terapia farmacológica.[24,25]

Choque obstrutivo

O choque obstrutivo é caracterizado por obstrução física ao fluxo sanguíneo. Causas de choque obstrutivo no período perioperatório incluem pneumotórax hipertensivo, tamponamento cardíaco, fechamento do canal arterial em lesões ducto-dependentes, tromboembolia pulmonar e embolia aérea. Deve-se ressaltar que o risco de trombose venosa profunda perioperatória é 2-15 vezes menor em crianças comparado aos adultos.[26] Com relação à ocorrência de embolia aérea, o risco está aumentado em cirurgias nas quais o sítio cirúrgico está acima do nível do coração, especialmente naquelas em que o paciente é operado na posição sentada.

Tratamento

O tratamento do choque obstrutivo varia de acordo com o grau de obstrução e sua repercussão hemodinâmica. Portanto, a terapia de suporte com soluções intravenosas e fármacos vasoativos deve ser individualizada. A conduta mais eficaz, entretanto, é o tratamento da causa-base, no intuito de retirar ou reduzir a obstrução ao fluxo sanguíneo. Assim, o tratamento deve ser direcionado à causa do choque obstrutivo, com drenagem de tórax para um pneumotórax ou terapia trombolítica para a tromboembolia pulmonar, por exemplo.

Monitorização

Além da monitorização básica, pacientes em choque devem ter a pressão arterial monitorizada de forma invasiva. O formato da onda e a pressão de pulso (diferença entre as pressões sistólica e diastólica) fornecem informações sobre o perfil do choque. Uma pressão de pulso ampla sugere predomínio de vasodilatação (em contraste com pressão de pulso reduzida quando há vasoconstrição). Deve-se ressaltar que se basear apenas em parâmetros clínicos para definir o perfil hemodinâmico do choque (choque "quente" *versus* choque "frio") pode incorrer em erros de avaliação.[27] A ecocardiografia é útil para monitorização de pacientes em choque, e o seu uso deve ser encorajado. Ela fornece medidas como débito cardíaco, estimativa da pressão arterial pulmonar, índices de responsividade a fluidos, entre outras. Desse modo, a ecocardiografia auxilia no diagnóstico, na definição do perfil hemodinâmico e na avaliação da resposta à terapia do choque. O cateter de artéria pulmonar pode ser indicado em casos selecionados, embora seja método invasivo, com diversas complicações já descritas.[28] Além disso, o cateter de menor tamanho disponível (7,5 F) é apropriado apenas para crianças maiores e adolescentes.

Durante o tratamento do choque, o paciente é avaliado constantemente e de maneira global, incluindo parâmetros clínicos, laboratoriais (lactato, grau de acidose) e hemodinâmicos (índice cardíaco, SvO_2) (Figura 4). A SvO_2 pode ser mensurada de modo intermitente, com gasometrias sequenciais, ou de modo contínuo, com cateter central com oximetria. Mais importante do que alcançar alvos terapêuticos preestabelecidos é avaliar a tendência de cada parâmetro.[29] Com relação ao índice cardíaco, o alvo terapêutico no choque cardiogênico é normalmente 2 $L.min.m^{-2}$. Já no choque séptico, esse alvo é mais elevado (3,3-6 $L.min.m^{-2}$).[14]

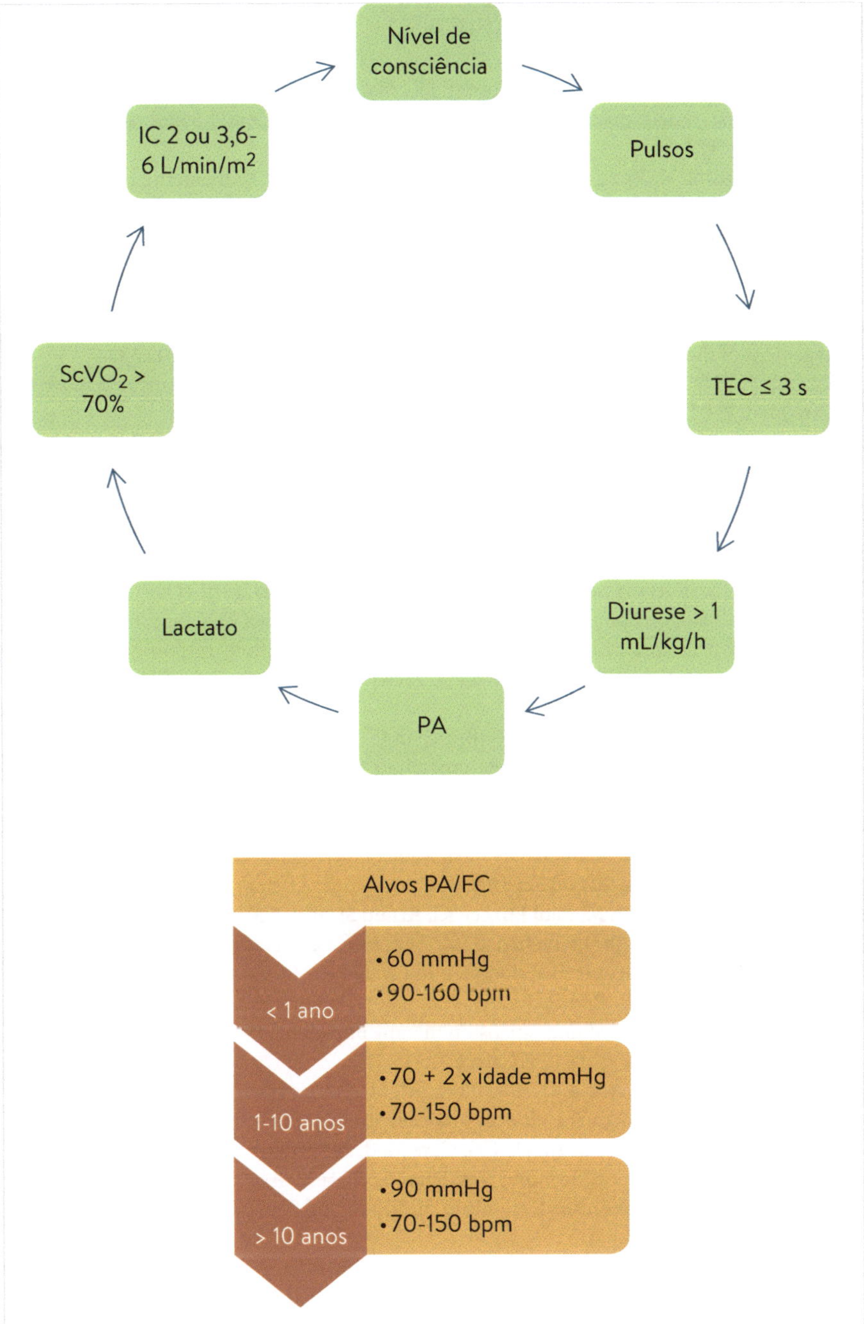

FIGURA 4 Monitorização do tratamento.

REFERÊNCIAS BIBLIOGRÁFICAS

1. Kurth CD, Tyler D, Heitmiller E, Tosone SR, Martin L, Deshpande JK. National pediatric anesthesia safety quality improvement program in the United States. Anesth Analg. 2014;119(1):112-21.
2. Habre W, Disma N, Virag K, Becke K, Hansen TG, Johr M, et al. Incidence of severe critical events in paediatric anaesthesia (APRICOT): a prospective multicentre observational study in 261 hospitals in Europe. Lancet Respir Med. 2017;5(5):412-25.
3. Hamzaoui O, Monnet X, Teboul JL. Evolving concepts of hemodynamic monitoring for critically ill patients. Indian J Crit Care Med. 2015;19(4):220-6.
4. Russell JA, Phang PT. The oxygen delivery/consumption controversy. Approaches to management of the critically ill. Am J Respir Crit Care Med. 1994;149(2 Pt 1):533-7.
5. Vincent JL, De Backer D. Oxygen transport-the oxygen delivery controversy. Intensive Care Med. 2004;30(11):1990-6.
6. Turner DA, Cheifetz IM. Shock. In: Nelson textbook of pediatrics. 20. ed. Philadelphia: Elsevier; 2016. p. 516-28.
7. Gan H, Cannesson M, Chandler JR, Ansermino JM. Predicting fluid responsiveness in children: a systematic review. Anesth Analg. 2013;117(6):1380-92.
8. Polderman KH, Varon J, Marik PE. Fluid management decisions should not be guided by fixed central venous pressure targets. Am J Emerg Med. 2015;33(9):1311.
9. Desgranges FP, Desebbe O, Pereira de Souza Neto E, Raphael D, Chassard D. Respiratory variation in aortic blood flow peak velocity to predict fluid responsiveness in mechanically ventilated children: a systematic review and meta-analysis. Paediatr Anaesth. 2016;26(1):37-47.
10. Sumpelmann R, Becke K, Brenner S, Breschan C, Eich C, Hohne C, et al. Perioperative intravenous fluid therapy in children: guidelines from the Association of the Scientific Medical Societies in Germany. Paediatr Anaesth. 2017;27(1):10-8.
11. McNab S, Ware RS, Neville KA, Choong K, Coulthard MG, Duke T, et al. Isotonic versus hypotonic solutions for maintenance intravenous fluid administration in children. Cochrane Database Syst Rev. 2014(12):CD009457.
12. McNab S, Duke T, South M, Babl FE, Lee KJ, Arnup SJ, et al. 140 mmol/L of sodium versus 77 mmol/L of sodium in maintenance intravenous fluid therapy for children in hospital (PIMS): a randomised controlled double-blind trial. Lancet. 2015;385(9974):1190-7.
13. Li L, Li Y, Xu X, Xu B, Ren R, Liu Y, et al. Safety evaluation on low-molecular-weight hydroxyethyl starch for volume expansion therapy in pediatric patients: a meta-analysis of randomized controlled trials. Crit Care. 2015;19:79.
14. Davis AL, Carcillo JA, Aneja RK, Deymann AJ, Lin JC, Nguyen TC, et al. American College of Critical Care Medicine clinical practice parameters for hemodynamic support of pediatric and neonatal septic shock. Crit Care Med. 2017;45(6):1061-93.
15. Singer M, Deutschman CS, Seymour CW, Shankar-Hari M, Annane D, Bauer M, et al. The Third International Consensus Definitions for Sepsis and Septic Shock (Sepsis-3). JAMA. 2016;315(8):801-10.
16. Kawasaki T. Update on pediatric sepsis: a review. J Intensive Care. 2017;5:47.
17. Sirvent JM, Ferri C, Baro A, Murcia C, Lorencio C. Fluid balance in sepsis and septic shock as a determining factor of mortality. Am J Emerg Med. 2015;33(2):186-9.

18. Weiss SL, Peters MJ, Alhazzani W, Agus MSD, Flori HR, Inwald DP, et al. Surviving sepsis campaign international guidelines for the management of septic shock and sepsis-associated organ dysfunction in children. Intensive Care Med. 2020;46(Suppl 1):10-67.
19. Marchetto L, Zanetto L, Comoretto RI, Padrin D, Menon K, Amigoni A, et al. Outcomes of pediatric fluid-refractory septic shock according to different vasoactive strategies: a systematic review and meta-analysis. Shock. 2024;62(5):599-611.
20. Yang Y, Xiao Z, Huang J, Gong L, Lu X. Role of extracorporeal membrane oxygenation in adults and children with refractory septic shock: a systematic review and meta-analysis. Front Pediatr. 2022;9:791781.
21. Levy B, Bastien O, Karim B, Cariou A, Chouihed T, Combes A, et al. Experts' recommendations for the management of adult patients with cardiogenic shock. Ann Intensive Care. 2015;5(1):52.
22. Joffe DC, Latham GJ, Ross FJ. Current perspectives on treatment of perioperative hemodynamic instability and hypotension. Paediatr Anaesth. 2019.
23. Annane D, Ouanes-Besbes L, de Backer D, Du B, Gordon AC, Hernandez G, et al. A global perspective on vasoactive agents in shock. Intensive Care Med. 2018;44(6):833-46.
24. Marino BS, Tabbutt S, MacLaren G, Hazinski MF, Adatia I, Atkins DL, et al. Cardiopulmonary resuscitation in infants and children with cardiac disease: a scientific statement from the American Heart Association. Circulation. 2018;137(22):e691-e782.
25. Jenks CL, Raman L, Dalton HJ. Pediatric extracorporeal membrane oxygenation. Crit Care Clin. 2017;33(4):825-41.
26. Cairo SB, Lautz TB, Schaefer BA, Yu G, Naseem HU, Rothstein DH. Risk factors for venous thromboembolic events in pediatric surgical patients: Defining indications for prophylaxis. J Pediatr Surg. 2018;53(10):1996-2002.
27. Ranjit S, Aram G, Kissoon N, Ali MK, Natraj R, Shresti S, et al. Multimodal monitoring for hemodynamic categorization and management of pediatric septic shock: a pilot observational study. Pediatr Crit Care Med. 2014;15(1):e17-26.
28. Rajaram SS, Desai NK, Kalra A, Gajera M, Cavanaugh SK, Brampton W, et al. Pulmonary artery catheters for adult patients in intensive care. Cochrane Database Syst Rev. 2013(2):CD003408.
29. Saugel B, Vincent JL, Wagner JY. Personalized hemodynamic management. Curr Opin Crit Care. 2017;23(4):334-41.

11

Fluidoterapia e correção de distúrbios hidroeletrolíticos

Carolina de Oliveira Sant'Anna
Mariana Fontes Lima Neville

DESTAQUE DO TEMA

1. A maior causa de parada cardiorrespiratória durante cirurgias em crianças são aquelas em que as perdas volêmicas são subestimadas.
2. Os desfechos ruins da hipercloremia incluem a acidose hiperclorêmica e a lesão renal aguda.
3. A solução balanceada parece ser o cristaloide de escolha para os regimes de reposição volêmica intraoperatória.
4. Fluidos de reposição contendo de 1 a 2% de glicose podem ajudar a evitar efeitos deletérios da hipoglicemia, principalmente em neonatos, por terem baixas reservas de glicogênio.
5. O glicocálix tem papel fundamental na manutenção do líquido extracelular.
6. Crianças hospitalizadas e aquelas submetidas a cirurgias de grande porte são mais suscetíveis a desenvolver hiponatremia.

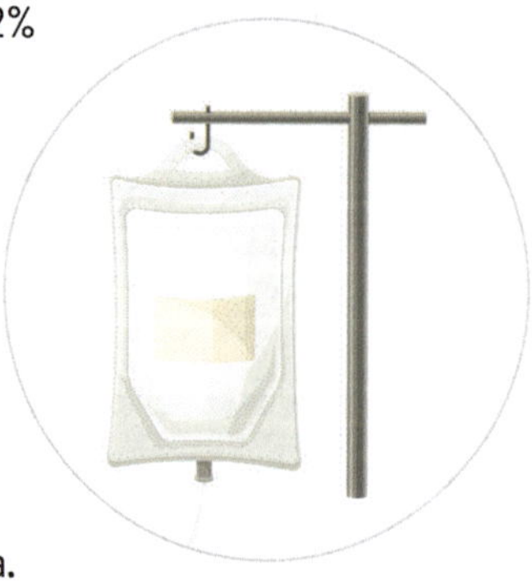

ESCOLHA DE SOLUÇÕES

O objetivo da reposição volêmica intraoperatória é manter ou restabelecer o estado fisiológico da volemia, perfusão tissular, eletrólitos e equilíbrio ácido-base. Quando comparadas aos adultos, crianças têm maior fluido extracelular, maior volume sanguíneo e alta taxa metabólica; porém, a composição do fluido extracelular é a mesma entre eles.[1] A água corporal total constitui 75% do peso total do neonato a termo, reduzindo para 60% no adulto. Deve-se atentar para o fato de que as situações nas quais as perdas volêmicas são subestimadas tornam-se a maior causa de parada cardiorrespiratória durante cirurgias em crianças.[2]

O estudo NECTARINE mostrou que a média de fluidos infundidos durante a cirurgia foi de 57 $mL.kg^{-1}$ nos pacientes que morreram, em comparação a 27 $mL.kg^{-1}$ naqueles que sobreviveram. Nesse mesmo estudo, instabilidade cardiovascular, predominantemente hipotensão, contabilizou 60% de todos os eventos críticos reportados. Por outro lado, o choque hipovolêmico hemorrágico representa uma das principais causas de parada cardiorrespiratória intraoperatória.[3]

Considerando os conhecimentos atuais, sabe-se que é prudente evitar soluções hipotônicas na população pediátrica, pelo risco de hiponatremia dilucional, que pode ser deletéria ao sistema nervoso central – daí a preferência pelas soluções isotônicas. Do mesmo modo, a solução de NaCl 0,9% contém alta concentração de cloreto, que pode causar acidose hiperclorêmica, embora o soro fisiológico ainda seja a solução intravenosa mais amplamente utilizada em todo o mundo.[4] A Tabela 1 demonstra as soluções de hidratação e suas composições.

Um estudo randomizado, publicado em 2018, que incluiu 15.802 pacientes adultos internados em unidades de terapia intensiva, dividiu os pacientes em dois grupos, um que recebeu solução de NaCl 0,9% (SS) e outro que recebeu solução balanceada (SB) (ringer com lactato ou Plasma Lyte). Os resultados mostraram que 15,4% do grupo SS tiveram eventos adversos renais comparados com 14,3% do grupo SB, sendo esses resultados estatisticamente significativos ($p = 0,04$). Já a mortalidade intra-hospitalar em 30 dias foi de 11,1% no grupo SS e 10,3% no grupo SB. Por fim, a incidência de terapia de reposição renal foi de 2,9% no grupo SS e 2,5% no grupo SB.[5]

Os efeitos deletérios da hipercloremia resultantes da infusão de NaCl 0,9% foram demonstrados em diversos estudos. Após infusão de pequeno volume de fluidos intravenosos, mecanismos compensatórios encarregam-se de corrigir esse quadro. Entretanto, em pacientes críticos, portadores de lesão renal prévia ou naqueles submetidos a cirurgias de grande porte, o impacto negativo da hipercloremia tende a ser maior. Kimura et al., em 2019, apresentaram um estudo retrospectivo incluindo 521 pacientes para demonstrar que a hipercloremia foi um achado frequente e que estava associada ao desenvolvimento de lesão renal aguda naqueles submetidos a cirurgia cardíaca pediátrica.[6]

Disma et al., em 2014, realizaram um ensaio controlado e randomizado para comparar se há diferença entre os níveis de cloreto em pacientes pediátricos submetidos a cirurgias de grande porte e hidratados com solução balanceada ou NaCl 0,9%. Foram incluídos 240 pacientes, e, após as análises dos dados, concluíram que a solução balanceada é mais segura por promover menor aumento dos níveis de cloreto e diminuir o risco dos desfechos ruins relacionados à acidose hiperclorêmica.[7]

Lima et al. também ressaltaram a incidência na variação dos níveis de cloreto sérico durante cirurgias para ressecção de tumor cerebral em crianças hidratadas com solução de NaCl 0,9%. Publicado em 2018, esse ensaio clínico randomizado incluiu 53 pacientes divididos em dois grupos: um recebeu solução balanceada, e o outro, solução de NaCl 0,9%. O desfecho primário foi a diferença absoluta nas concentrações séricas de cloreto medidas após a cirurgia e no início do estudo. No grupo que recebeu solução de NaCl 0,9%, esse achado foi seis vezes maior ($P < 0{,}001$).[8]

Em 2016, um grupo de anestesiologistas alemães publicou diretriz sugerindo o uso de soluções balanceadas isotônicas com 1%-2,5% de glicose para a reposição de fluidos no intraoperatório.[1] Um estudo publicado pelo mesmo autor mostra que essa solução em infusão contínua na velocidade de 10 $mL.kg^{-1}.h^{-1}$ em neonatos e pré-escolares resultou em estáveis condições circulatórias, níveis de glicose, sódio e estado ácido-base.[9]

Quando ocorrem perdas volêmicas agudas ou períodos prolongados de jejum, a reposição volêmica em *bolus* pode ser realizada com a mesma solução anteriormente citada (*bolus* de 10 a 20 $mL.kg^{-1}$). Porém, a monoterapia com cristaloides pode causar excesso de volume no compartimento extracelular, resultando em hemodiluição, diminuição da oferta de oxigênio e postergação da recuperação pós-operatória. Caso não seja suficiente para restaurar a volemia, os coloides (albumina, gelatina ou amido) podem ser utilizados quando a reposição de hemoderivados não está indicada. Entretanto, coloides são associados a mais reações adversas do que cristaloides, dentre elas insuficiência renal e coagulopatias.

A albumina ainda é o coloide mais utilizado nessa situação; quando bem indicada, pode ajudar a evitar a lesão endotelial do glicocálix. Está indicada a pacientes nos quais que já se utilizou grande quantidade de cristaloides, em pacientes hepatopatas e em situações nas quais há perda de fluidos com macromoléculas como a hemoglobina. Possui perfil seguro, mesmo em neonatos e lactentes, já reportado em estudos em diversos procedimentos cirúrgicos.[3,10]

Sobre outros tipos de coloides como o amido, em 2015, Li et al. publicaram uma metanálise com 13 estudos randomizados, controlados, com um total de 1.156 pacientes pediátricos, para avaliar a segurança do uso de amido para expansão volêmica em pediatria. Observou-se que o amido estava relacionado a diminuição do número de plaquetas e aumento do tempo de permanência na unidade de terapia intensiva (UTI), além da possibilidade de efeitos adversos renais. Portanto, não estaria recomendado para pacientes pediátricos, necessitando de mais estudos para indicar sua segurança nessa população.[11]

TABELA 1 Soluções de hidratação e suas composições

Composição	Fluído extracelular	Nacl 0,9%	Ringer sem lactato	Ringer com lactato	Plasma lyte
Na	142	154 mEq.L-1	147,5 mEq.L-1	130 mEq.L-1	140 mEq.L-1
K	4,5	-	4,0 mEq.L-1	4.0 mEq.L-1	5 mEq.L-1
Ca	2,5	-	4,5 mEq.L-1	3.0 mEq.L-1	
Mg	1,25	-		-	3 mEq.L-1
Cl	103	154 mEq.L-1	156 mEq.L-1	109 mEq.L-1	98 mEq.L-1
Acetato	-	-	-	-	27 mEq.L-1
Lactato	1,5	-	-	28 mEq.L-1	-
Osmolaridade	291	308 mOsmol.L-1	309 mOsmol.L-1	272 mOsmol.L-1	294 mEq.L-1
Gliconato	-	-	-	-	23 mEq.L-1
pH	7,35-7,45	4,5	5,0	6,0	7,4

LESÃO ENDOTELIAL E HIDRATAÇÃO

Existe uma barreira celular endotelial chamada glicocálix, de papel fundamental na manutenção do líquido extracelular (intravascular e intersticial). Formado por proteoglicanos, glicoproteínas e albumina, possui carga negativa e se situa no endotélio vascular saudável. Por essa barreira, passam livremente pequenas moléculas como eletrólitos e água e, por ter carga negativa, consegue repelir proteínas, mantendo a osmolaridade fisiológica dos espaços extra e intravascular. Quando ocorre sobrecarga de volume, há a distensão da parede atrial com liberação do peptídeo natriurético atrial (PNA); no que lhe concerne, aumenta a eliminação de sódio e água pelos túbulos renais por meio da vasodilatação. Esse mecanismo também leva à destruição do glicocálix, que, por sua vez, participa de vários processos fisiológicos, como a prevenção da adesão de plaquetas e leucócitos na parede vascular e a modulação de processos inflamatórios e hemostáticos. Os mecanismos associados à lesão dessa barreira endotelial incluem hipervolemia, hiperglicemia, hipercolesterolemia e hipoalbuminemia. Estudos ainda são necessários para provar, mas indicam que terapias antioxidantes, corticoides e anestésicos inalatórios podem ajudar a manter a integridade do glicocálix.[12]

REGIMES DE REPOSIÇÃO VOLÊMICA INTRAOPERATÓRIA

Quando se inicia um regime de infusão para reposição intraoperatória de fluidos, deve-se levar em consideração o estado clínico do paciente, idade e tempo de jejum. Crianças em estado grave ou durante o estresse cirúrgico (hipovolemia, hipotensão e dor) podem iniciar a secreção não osmótica de ADH, resultando em incapacidade de compensar uma possível infusão excessiva de água livre.

Em recém-nascidos, os níveis de vasopressina estão altos por alterações hemodinâmicas que ocorrem durante o parto, postergando a diurese pós-natal, que se inicia efetivamente após alguns dias do nascimento. Diante disso, a administração excessiva de sódio e água livre durante esse período pode estar relacionada a persistência do canal arterial, enterocolite necrosante, displasia broncopulmonar, hemorragia intracraniana e morte, principalmente nos prematuros extremos. Na Tabela 2 encontram-se resumidos os regimes de reposição volêmica para cirurgias de médio e grande porte, assim como para situações de perda volêmica aguda.

TABELA 2 Regimes de reposição volêmica para cirurgias de médio e grande porte

	Cristaloide (solução cristaloide isotônica balanceada)	Coloide (albumina 5%)
Intraoperatório	$10\ mL.kg^{-1}.h^{-1}$ *	-
Bolus	10 a $20\ mL.kg^{-1}$	$5\text{-}10\ mL.kg^{-1}$ (em situações em que o *bolus* de cristaloide não restabeleceu o déficit intravascular)

*Considerar sempre o estado clínico do paciente, o tipo de cirurgia e o tempo de jejum para aumentar ou diminuir a velocidade da infusão.

SITUAÇÕES ESPECIAIS

Existem algumas situações especiais, principalmente no período neonatal, em que o paciente se apresenta com grave comprometimento hemodinâmico. Nestes, a manutenção da oxigenação, ventilação e perfusão adequados, associados a cuidadoso controle de fluidos, regulação da temperatura e controle glicêmico, são fundamentais.[13]

GASTROSQUISE

Junto com a onfalocele, a gastrosquise é o defeito de parede abdominal congênito mais frequente, com incidência de 1:10.000 nascidos. Trata-se de um defeito da parede abdominal total com espessura de 2 a 3 cm de diâmetro, quase sempre à direita do cordão umbilical com evisceração intestinal, raramente envolve o fígado e não tem membrana cobrindo seu conteúdo. A estratégia cirúrgica é fechar o defeito colocando o conteúdo visceral para dentro do abdome; o grande desafio nesses casos é o aumento da pressão intra-abdominal, podendo levar à síndrome compartimental abdominal. Com frequência as alças intestinais expostas podem infectar, e, diante disso, o paciente pode apresentar algum sinal de inflamação sistêmica para a cirurgia. A reposição volêmica deve ser vigorosa (20 a 50 $mL.kg^{-1}.h^{-1}$ de solução balanceada) e conter glicose (1% a 2%) para manter a alta demanda metabólica do recém-nascido. Esses pacientes invariavelmente perderão temperatura durante a cirurgia, portanto dá-se preferência a líquidos aquecidos.[14]

ENTEROCOLITE NECROSANTE

É importante causa de morbimortalidade neonatal, que afeta principalmente prematuros com idade gestacional inferior a 32 semanas e que tem incidência de 0,3 a 3:1.000 nascidos vivos.[15] A fisiopatologia atual da doença diz respeito a resposta inflamatória sistêmica excessiva, com colonização bacteriana anormal, barreira epitelial inadequada, imaturidade da motilidade intestinal, distúrbios na microcirculação intestinal e imunidade gastrintestinal imatura. Trata-se de uma emergência em que há intensa resposta inflamatória sistêmica secundária à sepse por necrose das alças e aumento da permeabilidade da mucosa. Normalmente, o paciente apresenta-se grave e séptico para a cirurgia, algumas vezes já com o uso de fármacos vasoativos. A terapia de reposição volêmica deve ser vigorosa, porém pode-se lançar mão de agentes inotrópicos para manter a estabilidade hemodinâmica e evitar sobrecarga volêmica. Como o estado de sepse pode estar acompanhado de intolerância à glicose, os líquidos de reposição podem não contê-la. Todavia, deve-se mensurar a glicemia do paciente no intraoperatório, sobretudo em procedimentos com mais de 45 a 60 minutos de duração.

REPOSIÇÃO DE GLICOSE NO INTRAOPERATÓRIO

O uso rotineiro de glicose no intraoperatório em crianças tem sido cada vez menos adotado nos últimos anos, pois foi mostrado que os níveis de glicemia se mantêm altos ou normais durante procedimentos cirúrgicos, mesmo com a infusão de fluidos sem glicose, provavelmente como resultado da hiperglicemia induzida pelo estresse cirúrgico. Porém, em algumas situações, como jejum prolongado e procedimentos com alto tempo de duração, o paciente pode necessitar da reposição de glicose no intraoperatório.

Quando se trata de neonatos, a situação é diferente, pois são suscetíveis a hipoglicemia durante cirurgias, independentemente do tempo de jejum e duração do procedimento, por baixas reservas de glicogênio. Do mesmo modo, a hiperglicemia pode causar situações indesejadas, como hemorragia intraventricular, retinopatia da prematuridade, enterocolite necrosante, displasia broncopulmonar etc.

Os níveis de glicemia ditos "normais" variam muito entre os estudos, porém as últimas evidências sugerem efeitos adversos quando a taxa de glicose sanguínea está fora da faixa de 45 a 150 mg.dL^{-1} para neonatos 14 e 90 a 180 mg.dL^{-1} para as demais faixas etárias.[10]

Enfim, evidências sugerem que neonatos e lactentes se beneficiam da suplementação de glicose no intraoperatório. Quando não se oferta glicose nesse período, acontecem efeitos indesejáveis, causados pela hipoglicemia, como estado hipercatabólico, cetogênese, entre outros. Por enquanto, as últimas evidências sugerem que os fluidos contendo de 1 a 2% de glicose aparentam ser prudentes.[4]

HIPONATREMIA

A hiponatremia é a principal desordem hidroeletrolítica em pacientes hospitalizados. Quando sintomática, a morbidade dessa condição chega a 34%. Crianças hospitalizadas, principalmente aquelas com doenças graves e submetidas a cirurgia, estão mais suscetíveis a desenvolvê-la, pois são apresentadas a estímulos (dor, náusea, vômito, perdas sanguíneas etc.) que causam a secreção de hormônio antidiurético (ADH), inibidor da excreção renal de água livre. O diagnóstico laboratorial ocorre quando a concentração de sódio sérico é menor que 135 mEq.L^{-1}.[3]

O influxo de água para o cérebro por meio das células da glia pode levar a edema, herniação cerebral e morte. Os principais sintomas da hiponatremia são aqueles relacionados ao sistema nervoso central, como letargia, irritabilidade, fraqueza muscular, convulsões e coma. O tratamento é indicado quando há sintomas neurológicos e não deve ser iniciado apenas com base em valores laboratoriais. Deve ser feito com solução de NaCl 0,9% a 3%, com alvo de correção de 1 mEq.L^{-1}.h^{-1}, até o paciente apresentar-se alerta ou cessarem as convulsões – caso o sódio plasmático aumente mais que 20 mEq.L^{-1} ou quando o sódio sérico alcança os valores de 125 a 130 mEq.L^{-1}. A velocidade de correção deve estar em torno de 15 a 20 mEq de sódio em 48 horas, podendo correr o risco de desmielinização cerebral quando aumenta o sódio sérico em mais de 25 mEq em 24 horas.

HIPERNATREMIA

A hipernatremia é diagnosticada quando o sódio sérico é maior que 145 mEq.L^{-1}. Tem incidência maior em pacientes hospitalizados, principalmente naqueles com restrição à ingesta de água (pacientes em UTI), mas também naqueles com excesso de sódio administrado, lesões renais que dificultam a concentração da urina, perdas gastrintestinais etc. As principais consequências ligadas a essa condição são causadas pela desidratação cerebral e variam desde sangramentos intracerebrais, por separação física entre o cérebro e as meninges, e consequente ruptura das veias, a trombose do seio venoso. Quando de forma aguda, a hipernatremia pode causar também desmielinização do sistema nervoso central. Os sintomas incluem irritabilidade, podendo evoluir para letargia e coma. Também são descritos aumento do tônus muscular, rigidez da nuca, mioclonia, coreia e convulsões. Normalmente o paciente também apresenta sinais de desidratação. O tratamento deve ser iniciado com o objetivo de restaurar a volemia do paciente.

Após, deve-se iniciar a reposição de água, de forma gradual, para evitar o edema cerebral, que deve durar em torno de 48 horas. O ideal é a redução do sódio em torno de 10 $mEq.L^{-1}$ por dia. Pode-se calcular o déficit de água por meio da fórmula a seguir: déficit de água (mL) = 4 mL × peso magro (kg) x alteração desejada de sódio ($mEq.L^{-1}$).

HIPOCALEMIA

Ocorre quando o potássio plasmático está abaixo de 3,5 $mEq.L^{-1}$ e pode ser causada por perdas de potássio, causa mais frequente, ou por trocas iônicas transmembrana que translocam o potássio para o intracelular. A hipocalemia causada por trocas transmembrana tem como etiologias a hiperinsulinemia, agonistas beta-adrenérgicos e quando a contagem da série branca do hemograma ultrapassa 100 mil células, como acontece nas leucemias.

As perdas de potássio podem ter causas extrarrenais, perdas renais ou diminuição de ingesta. As causas extrarrenais incluem diarreias e vômitos, transpiração intensa e uso de laxantes. Já a diminuição dos níveis de potássio pelo rim tem como causa principal o uso de diuréticos de alça ou tiazídicos, entre outras, como aumento dos níveis de glicocorticoides, antibióticos (carbenicilina, anfotericina B, polimixina), pielonefrites e desordens genéticas como a síndrome de Liddle.

A hipocalemia aguda manifesta-se principalmente com sintomas relacionados aos músculos esqueléticos como cãibra, fadiga e paralisia. As manifestações cardíacas incluem anormalidade do ritmo por conta da baixa velocidade de repolarização. O eletrocardiograma (ECG) pode estar alterado, com depressão do segmento ST, baixa voltagem da onda T e presença de ondas U. O tratamento baseia-se na reposição de potássio, de preferência em baixas concentrações, e em veias mais calibrosas, pelo risco de flebite. Uma forma de reposição seria: quantidade em mL de KCl a 19,1% = (K(alvo) – K(encontrado)) × 0,3 × peso × $2,5^{-1}$.

HIPERCALEMIA

Definida quando o potássio sérico está acima de 5,5 $mEq.L^{-1}$, pode ocorrer quando há aumento do potássio corporal total ou por trocas transmembrana. Normalmente os rins com funções normais conseguem eliminar o excesso desse íon. A hipercalemia comumente acontece quando há diminuição do débito urinário ou da taxa de filtração glomerular (falência renal aguda ou crônica, hipoaldosteronismo, insuficiência renal por obstrução etc.); outra causa seria o uso de certos medicamentos que aumentam a troca transmembrana, liberando potássio para o meio extracelular (betabloqueadores, digoxina, succinilcolina etc.), medicamentos que diminuem a eliminação renal (espironolactona, amilorida) e, por fim, algumas condições que causam lise celular (hemólise, trauma, rabdomiólise, queimaduras etc.).

As principais manifestações incluem aquelas relacionadas à despolarização muscular, sendo o coração o local com acometimento de maior gravidade. Deve-se lembrar que, quando a hipercalemia ocorre de forma aguda, os sintomas são mais proeminentes. No ECG, podemos observar onda T apiculada e depressão no segmento ST, com possível aumento do complexo QRS, aumento do intervalo P-R, bloqueio atrioventricular, fibrilação ventricular e assistolia.

O tratamento pode variar desde a diminuição da ingesta de potássio, uso de diuréticos (furosemida), proteção da membrana com gluconato de cálcio (100 a 200 $mg.kg^{-1}$) até o uso da solução polarizada, que consiste em oferecer insulina ao paciente para que haja a troca transmembrana, transferindo o potássio para o intracelular. Uma forma de preparar essa solução seria glicose (0,3 a 0,5 $g.kg^{-1}$) em solução de soro glicosado a 10% e adicionar insulina regular (1U para cada 4 a 5 g de glicose IV).

HIPOCALCEMIA

Ocorre quando o cálcio ionizado está abaixo de 1,2 $mg.mL^{-1}$. Durante o período neonatal imediato, pode ser causada pela diminuição da secreção de PTH, diminuição da ingesta ou hipomagnesemia, que pode acontecer quando a mãe é diabética. Já no período neonatal tardio (> 1 semana de vida), as causas possíveis incluem hipoparatireoidismo e hipomagnesemia. Quando após o período neonatal, as principais causas são aquelas ligadas a baixa concentração de vitamina D, diminuição do PTH, relacionadas a absorção (deficiência de absorção da vitamina D, deficiência da absorção de fósforo) e à disfunção de órgãos, como osteodistrofia renal, pancreatite aguda, raquitismo hepático e doença renal crônica. Existe também a hipocalcemia pela ingesta de fármacos como calcitonina, fosfatos, bisfosfonatos etc. Os principais sintomas dessa condição se devem ao aumento da excitabilidade neuromuscular, como dormência e formigamento das mãos, dedos dos pés e lábios. O paciente também pode apresentar irritabilidade, ansiedade, depressão, prolongamento do intervalo QT, arritmia e insuficiência cardíaca congestiva. As crianças podem manifestar cianose, vômitos e laringoespasmo. Outros sintomas podem ocorrer no período neonatal, como nervosismo, espasmo e convulsões.

O tratamento tem por base a reposição de cálcio com gluconato ou cloreto de cálcio, que deve ser feito em veias calibrosas, conforme a Tabela 3.

TABELA 3 Reposição de cálcio com gluconato ou cloreto de cálcio

Reposição de cálcio*,**	Neonato	Outras idades
Gluconato de cálcio	2 a 4 $mg.kg^{-1}$	2 a 3 $mg.kg^{-1}$
Cloreto de cálcio	10 $mg.kg^{-1}$	10 $mg.kg^{-1}$

*O tempo de infusão deve ser de 5 a 10 minutos com acompanhamento do ECG. **Sempre observar se há hipomagnesemia associada.

A Tabela 4 resume as correções dos distúrbios relacionados acima.

TABELA 4 Correções dos distúrbios

Eletrólito	Reposição	Excesso
Sódio (Na)	Solução salina a 3% (15 a 20 mEq de Na em 48 horas)	Déficit de água corporal (mL) = 4 mL . peso magro(kg) . alteração desejada de Na ($mEq.L^{-1}$)
Potássio (K)	KCl a 19,1% = $(K_{(alvo)} - K_{(encontrado)}) \times 0{,}3 \times peso \times 2{,}5^{-1}$	Glicose (0,3 a 0,5 $g.kg^{-1}$) em uma solução de soro glicosado a 10% e adicionar insulina regular (1 U para cada 4 a 5 g de glicose IV)
Cálcio (Ca)	Gluconato de cálcio 2 a 4 $mg.kg^{-1}$ (neonato) e 2 a 3 $mg.kg^{-1}$ (outras idades) Cloreto de cálcio 10 $mg.kg^{-1}$ (todas as idades)	

REFERÊNCIAS BIBLIOGRÁFICAS

1. Sumpelmann R, Becke K, Brenner S, Breschan C, Eich C, Hohne C, et al. Perioperative intravenous fluid therapy in children: guidelines from the Association of the Scientific Medical Societies in Germany. Paediatr Anaesth. 2017;27(1):10-8.
2. Bhananker SM, Ramamoorthy C, Geiduschek JM, Posner KL, Domino KB, Haberkern CM, et al. Anesthesia-related cardiac arrest in children: update from the Pediatric Perioperative Cardiac Arrest Registry. Anesth Analg. 2007;105(2):344-50.
3. Van der Linden P, Dumoulin M, Van Lerberghe C, Torres CS, Willems A, Faraoni D. Efficacy and safety of 6% hydroxyethyl starch 130/0.4 (Voluven) for perioperative volume replacement in children undergoing cardiac surgery: a propensity-matched analysis. Crit Care. 2015;19(1):87.
4. Tinawi M. New trends in the utilization of intravenous fluids. Cureus. 2021;13(4):e14619.

5. Semler MW, Self WH, Wanderer JP, Ehrenfeld JM, Wang L, Byrne DW, et al. Balanced crystalloids versus saline in critically ill adults. N Engl J Med. 2018;378(9):829-39.
6. Kimura S, Iwasaki T, Shimizu K, Kanazawa T, Kawase H, Shioji N, et al. Hyperchloremia is not an independent risk factor for postoperative acute kidney injury in pediatric cardiac patients. J Cardiothorac Vasc Anesth. 2019;33(7):1939-45.
7. Disma N, Mameli L, Pistorio A, Davidson A, Barabino P, Locatelli BG, et al. A novel balanced isotonic sodium solution vs normal saline during major surgery in children up to 36 months: a multicenter RCT. Paediatr Anaesth. 2014;24(9):980-6.
8. Lima MF, Neville IS, Cavalheiro S, Bourguignon DC, Pelosi P, Malbouisson LMS. Balanced crystalloids versus saline for perioperative intravenous fluid administration in children undergoing neurosurgery: a randomized clinical trial. J Neurosurg Anesthesiol. 2019;31(1):30-5.
9. Sumpelmann R, Mader T, Eich C, Witt L, Osthaus WA. A novel isotonic-balanced electrolyte solution with 1% glucose for intraoperative fluid therapy in children: results of a prospective multicentre observational post-authorization safety study (PASS). Paediatr Anaesth. 2010;20(11):977-81.
10. Peng Y, Du J, Zhao X, Shi X, Wang Y. Effects of colloid pre-loading on thromboelastography during elective intracranial tumor surgery in pediatric patients: hydroxyethyl starch 130/0.4 versus 5% human albumin. BMC Anesthesiol. 2017;17(1):62.
11. Li L, Li Y, Xu X, Xu B, Ren R, Liu Y, et al. Safety evaluation on low-molecular-weight hydroxyethyl starch for volume expansion therapy in pediatric patients: a meta-analysis of randomized controlled trials. Crit Care. 2015;19:79.
12. Milford EM, Reade MC. Resuscitation fluid choices to preserve the endothelial glycocalyx. Crit Care. 2019;23(1):77.
13. Dalton AK, Knottenbelt G. Anaesthesia for specialist surgery in infancy. Anaesth Intensive Care Med. 2017;18(2):90-8.
14. Prusakowski MK, Chen AP. Pediatric sepsis. Emerg Med Clin North Am. 2017;35(1):123-38.
15. Brierley J, Carcillo JA, Choong K, Cornell T, Decaen A, Deymann A, et al. Clinical practice parameters for hemodynamic support of pediatric and neonatal septic shock: 2007 update from the American College of Critical Care Medicine. Crit Care Med. 2009;37(2):666-88.
16. Disma N, Veyckemans F, Virag K, Hansen TG, Becke K, Harlet P, et al. Morbidity and mortality after anaesthesia in early life: results of the European prospective multicentre observational study, neonate and children audit of anaesthesia practice in Europe (NECTARINE). Br J Anaesth. 2021;126(6):1157-72.

12

Hemotransfusão

Natalia Petri Dias
Luis Paulo de Vasconcelos Borges
Carla Daniele Amorim de Souza

DESTAQUE DO TEMA

- O sistema de coagulação dos recém-nascidos e crianças até 12 meses é fisiologicamente imaturo, insuficiente em reservas e mais suscetível a condições clínicas inadequadas.
- A segurança nas transfusões é essencial: transfundir o produto certo, na dose certa, ao paciente certo, no tempo certo e pela razão certa.
- Estratégias perioperatórias podem diminuir a necessidade de transfusões na pediatria.

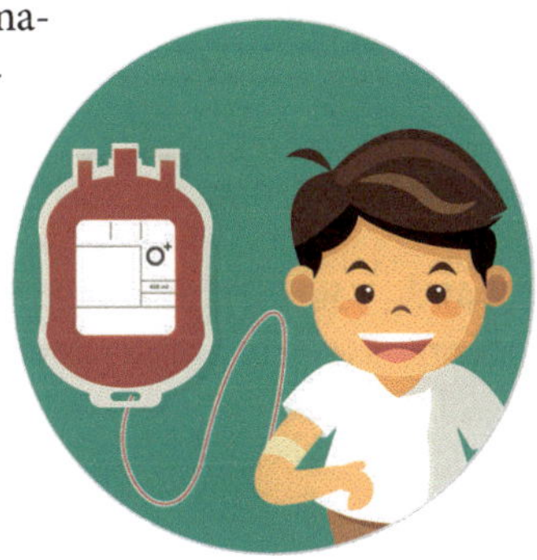

INTRODUÇÃO

A transfusão perioperatória de concentrados de hemácias está associada ao aumento da morbimortalidade e deve ser realizada criteriosamente. Na ausência de perfusão tecidual inadequada, um neonato ou lactente provavelmente não necessitará de transfusão mesmo se seus níveis de hemoglobina estiverem abaixo do esperado. Estima-se que 17%-49% das crianças internadas em unidades de terapia intensiva por pelo menos 2 dias recebam 1 concentrado de hemácias ou mais.

Os atuais programas de PBM (*patient blood management*) têm como objetivo otimizar o cuidado de pacientes que necessitam de transfusão. Como adaptação dos "5 certos" da administração de medicação, extrapola-se o conceito para PBM: transfundir o produto certo; na dose certa; ao paciente certo; no tempo certo e pela razão certa. Em uma subanálise realizada sobre a coorte do estudo NECTARINE, percebeu-se que existe grande variabilidade nas recomendações de transfusão de concentrados de hemácias em neonatos e lactentes, provavelmente porque as populações de pacientes nas quais os programas de PBM se baseiam são graves e têm como referência a idade em semanas desses indivíduos.

Na população pediátrica, existe dificuldade em definir transfusão maciça porque o volume sanguíneo varia com a idade. Atualmente o termo é definido por uma transfusão que corresponde a 50% do volume sanguíneo total em 3 horas ou 100% em 24 horas. Transfusões que excedem 40 mL/kg nas primeiras 24 horas pós-trauma foram identificadas como fator de risco para morte precoce intra-hospitalar entre crianças graves.

Este capítulo visa recordar as bases fisiológicas e o desenvolvimento dos sistemas de coagulação e perfusão tecidual, assim como apresentar critérios para tomada de decisão para iniciar uma transfusão e um guia para terapias farmacológicas e não farmacológicas relacionadas à transfusão de hemocomponentes.

Sistema cardiovascular, hemoglobina e perfusão tecidual

Quando consideramos as variáveis da equação do débito cardíaco, devemos nos atentar às peculiaridades relacionadas à população pediátrica. Recordemos agora tal equação:

$$DC = VS \times FC$$

Em que: DC = débito cardíaco; VS = volume sistólico; FC= frequência cardíaca.

Consideremos o volume sistólico e suas características: pré-carga, pós-carga e contratilidade. Na população pediátrica, o miocárdio ainda não sofreu modificações que permitirão ejetar quantidade razoável de sangue, como podemos demonstrar através da curva de Frank-Starling.

Pacientes pediátricos encontram-se na parte mais à direita da curva, em que variações da pré-carga não resultam necessariamente em grandes mudanças do débito cardíaco. O débito cardíaco é, portanto, sustentado pela segunda parte da equação: a frequência cardíaca.

O miocárdio imaturo tem um número reduzido de sarcômeros, e o transporte de cálcio é prejudicado. Esse miocárdio funciona próximo ao seu limite e pode

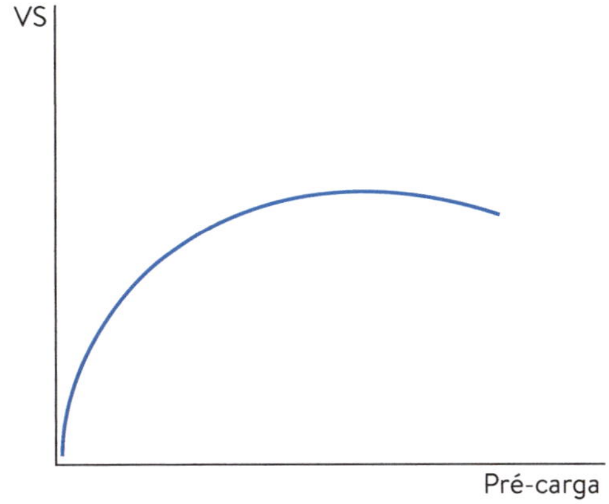

FIGURA 1 Curva de Frank-Starling.
VS: volume sistólico. Fonte: modificada de Lee et al., 2019.[16]

ser incapaz de compensar um decréscimo na capacidade de carregamento de oxigênio. Consideremos agora outra equação, relacionada com a primeira:

$$DO_2 = DC \times CaO_2$$

Em que DO_2 significa entrega de oxigênio e CaO_2 significa conteúdo arterial de oxigênio; suas variáveis são hemoglobina, saturação de hemoglobina e pressão arterial de oxigênio:[5]

$$CaO_2 = (1{,}34 \times (Hb) \times SpO_2) + (0{,}003 \times PaO_2)$$

Podemos reparar que a primeira parte da equação representa o determinante principal. Atentemo-nos a ela: a hemoglobina na população pediátrica difere da adulta nos primeiros meses de vida.

Como citamos anteriormente, decréscimos na capacidade de transporte de oxigênio são mal compensados pelo miocárdio imaturo, portanto os valores ideais de hemoglobina giram em torno de 14 a 16 g/dL para um recém-nascido a termo. Esses valores diminuem com o passar das semanas devido ao menor estímulo para a produção de eritropoietina e às características dos diferentes tipos de hemoglobina, culminando em um fenômeno que chamamos de anemia fisiológica do recém-nascido. Esta é definida por hemoglobina entre 9 e 11 g/dL e geralmente acontece entre 2 e 3 meses de vida. Neonatos prematuros podem

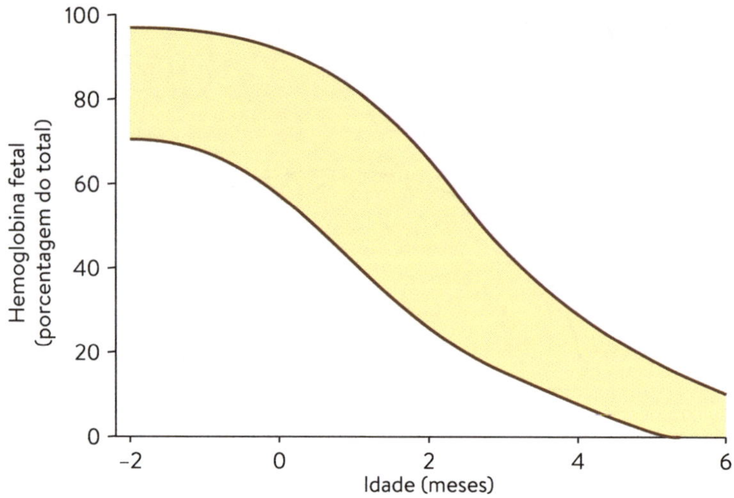

FIGURA 2 Percentual de hemoglobina fetal em lactentes. A área amarela representa os valores de hemoglobina fetal em pacientes prematuros até 6 meses de idade.

Fonte: modificado de Barcelona et al., 2005.[7]

ainda apresentar a anemia da prematuridade, cujos valores variam entre 7 e 9 g/dL e acontece entre 3 e 6 semanas, necessitando muitas vezes de tratamento.

A hemoglobina fetal (HbF) difere da adulta (HbA) e corresponde a 70% de toda a hemoglobina circulante no recém-nascido a termo e 95% de um prematuro ao nascimento. Essa hemoglobina fetal tem meia-vida mais curta (90 dias) do que a adulta e interage mal com o 2,3-DPG (cujo receptor se encontra justamente na cadeia ausente na hemoglobina fetal), apresentando, portanto, maior afinidade pelo oxigênio.

Volume sanguíneo estimado

Tendo feito tais considerações acerca do débito cardíaco, conteúdo arterial de oxigênio e características da hemoglobina, convém relembrar que o volume sanguíneo estimado para um paciente varia conforme sua idade e peso: nos prematuros, esse volume é de 90-100 mL/kg; nos recém-nascidos a termo, 80-90 mL/kg entre 3 meses e 1 ano, 70 a 80 mL/kg e, nas crianças mais velhas, 70 mL/kg.[5] O volume sanguíneo estimado é útil quando associado ao valor de hematócrito para calcular a perda máxima sanguínea permitida, como veremos adiante.

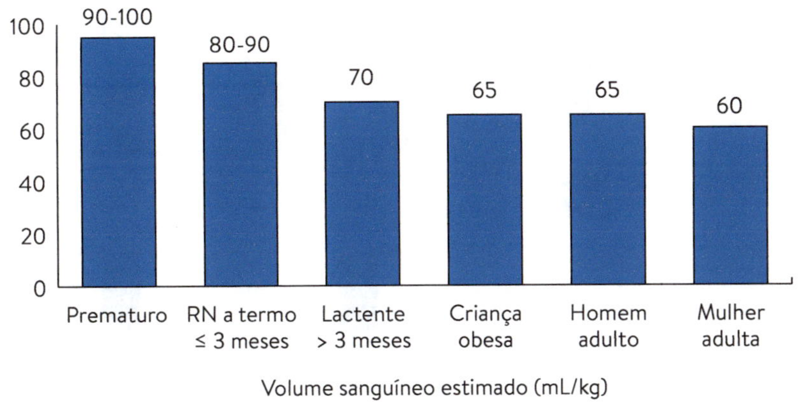

FIGURA 3 Volume sanguíneo estimado.

Fonte: modificada de Diab YA et al., 2013.[15]

O sistema de coagulação na população pediátrica

Em 2000, Maureane Hoffman e Dougald Monroe propuseram um modelo da coagulação que tinha como objetivo elucidar o papel celular nesse processo, diferentemente do modelo antigo, da cascata, que cumprira seu papel na identificação, função e interação das diferentes proteínas pró-coagulantes, mas que era limitado na explicação da coagulação in vivo.

O modelo celular proposto consiste em três fases:

- Iniciação, mediada por uma célula portadora de fator tecidual.
- Amplificação, em que plaquetas e cofatores são ativados para pavimentar o caminho para uma grande produção de fibrina.
- Propagação, em que a fibrina é gerada em grande escala na superfície das plaquetas.

Nesse modelo, as células circulantes apresentam na maior parte funções pró-coagulantes, enquanto células endoteliais apresentam funções anticoagulantes principalmente. A ativação de determinados receptores e sítios de ligação determinará a continuação da coagulação ou o seu cessar.[9] Entende-se, então, que, diferentemente de uma cascata, a coagulação é um processo dinâmico da interação entre endotélio e componentes do sangue.

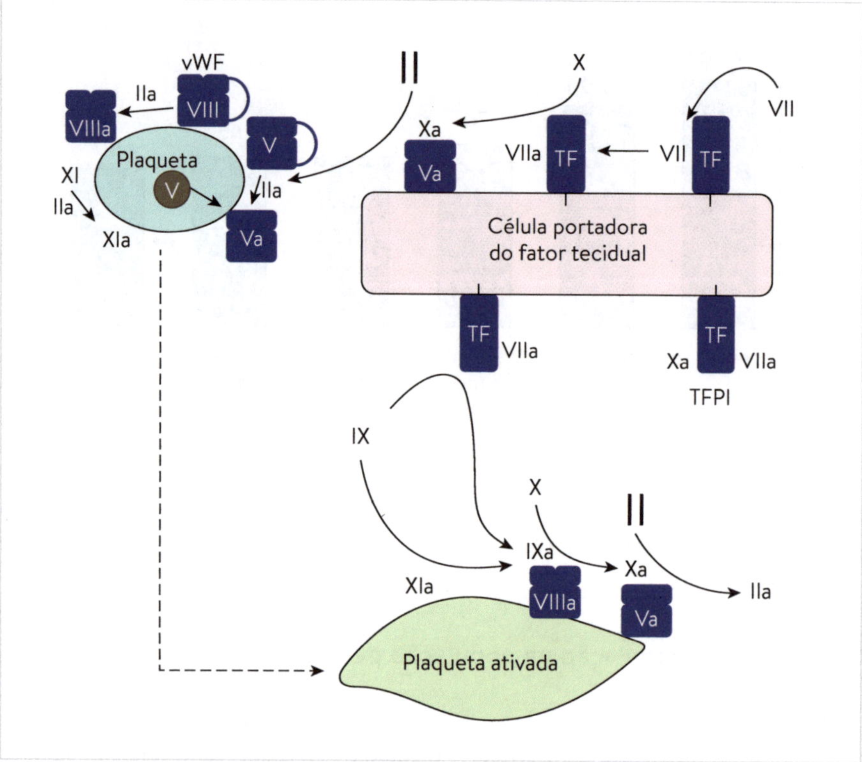

FIGURA 4 Modelo celular da coagulação.

TF: fator tecidual; TFPI: inibidor da via do fator tecidual; vWF: fator de von Willebrand.

Fonte: modificada de Guzzetta e Miller, 2011.[8]

A população pediátrica apresenta desde o nascimento todos os componentes principais da coagulação, embora eles guardem diferenças quantitativas e qualitativas. Para fatores pró-coagulantes, essas diferenças são primariamente quantitativas, sendo baixas ao nascimento e normalizando-se por volta dos 6 meses de vida. Apenas o fator de Von Willebrand e o fator VIII estão elevados ao nascimento quando comparados aos níveis adultos.

Os fatores anticoagulantes apresentam-se baixos ao nascimento e normalizam-se por volta dos 6 meses. Uma peculiaridade da população neonatal é a elevada concentração de alfa-2-macroglobulina, inibidor da trombina de caráter secundário em adultos. A hipótese levantada é que essa proteína compensaria o déficit das demais.

As plaquetas estão em números semelhantes tanto na população neonatal quanto na população adulta, entretanto deixarão de ser disfuncionais somente após 2 a 4 semanas após o nascimento. O fibrinogênio também se encontra em concentração semelhante à adulta, porém se apresenta em uma forma disfuncional, fetal, e irá normalizar-se por volta dos 12 meses de vida.

TABELA 1 Hemostasia neonatal *versus* hemostasia no adulto

Componente	Neonatal vs. adulto
Hemostasia primária	↔ contagem das plaquetas
	↑ vWF
Fatores da coagulação	↓ FII, FVII, FIX, FX
	↓ FXI, FXII
	↓ para ↔ FV, FXIII
	↔ fibrinogênio
	↑ FVIII, vWF
Fatores anticoagulantes	↓ TFPI, AT, PC, PS
	↑ α2M
Fibrinólise	↓ plasminogênio
	↔ para ↑ PAI

α2M: alfa-2-macroglobulina; AT: antitrombina; F: fator; PS: proteína S; PAI: inibidor do ativador do plasminogênio; PC: proteína C; TFPI: inibidor da via do fator tecidual; vWF: fator de von Willebrand.
Fonte: modificada de Guzzetta e Miller, 2011.[8]

Além do que previamente exposto, convém lembrar que o sistema hemostático depende de condições adequadas de temperatura, pH e cálcio principalmente, as quais colocam a população pediátrica em risco particular. Portanto, concluímos que o sistema de coagulação dos recém-nascidos e crianças até 12 meses é fisiologicamente imaturo, insuficiente em reservas e mais suscetível a condições clínicas inadequadas. Protocolos institucionais de PBM visam evitar transfusões desnecessárias de produtos sanguíneos, otimizar o atendimento ao paciente e diminuir a morbimortalidade.

ESTRATÉGIAS PERIOPERATÓRIAS PARA OTIMIZAÇÃO DOS NÍVEIS DE HEMOGLOBINA

Em casos cirúrgicos com alto risco de sangramento ou em casos em que as comorbidades do paciente contribuem para o aumento do risco de hemorragia, o planejamento pré-operatório cuidadoso é essencial. Diagnosticar e tratar causas reversíveis de anemia fazem parte da terapêutica para evitar transfusões excessivas.

Suplementação de ferro

Recém-nascidos prematuros são particularmente predispostos à deficiência de ferro nos primeiros 6 meses de vida, devido a menores reservas de ferro no nascimento e maiores necessidades de ferro em relação aos recém-nascidos a termo.

Eritropoetina recombinante

A eritropoetina (EPO) é um hormônio produzido naturalmente nos rins, que se liga com alta afinidade ao receptor de EPO presente na superfície das células eritroides, regulando sua proliferação e diferenciação. O efeito da EPO no aumento da quantidade de glóbulos vermelhos em pacientes pediátricos é bem documentado, especialmente em relação ao tratamento de anemia associada a doenças renais terminais, condições malignas e anemia da prematuridade.

A utilização da EPO no período pré-operatório para prevenir ou reduzir a necessidade de hemotransfusões já foi demonstrada em várias situações e revisões na literatura. Pacientes que receberam EPO apresentaram aumento médio de 28% na massa eritrocitária (de hematócrito 34,9% para 44,5%) em um intervalo de 4 semanas. É importante que a administração de EPO seja acompanhada da suplementação de ferro, uma vez que a demanda por ferro aumenta durante a expansão da massa eritrocitária estimulada pela EPO. A dosagem e a duração do tratamento devem ser avaliadas em conjunto com um hematologista, e o início do tratamento deve ser feito assim que a anemia for diagnosticada, pois os efeitos da suplementação começam a ser observados após cerca de 2 semanas.

Essas medidas preventivas são fundamentais, uma vez que as possíveis consequências imunológicas das transfusões representam uma das principais causas de morbidade. A imunomodulação, por exemplo, associada à exposição de pacientes gravemente enfermos a transfusões não leucorreduzidas, demonstrou agravar significativamente a morbimortalidade em pacientes em terapia intensiva. Além disso, a lesão pulmonar aguda relacionada à transfusão é causa frequente de disfunção orgânica que decorre da administração de hemocomponentes.

ESTRATÉGIAS INTRAOPERATÓRIAS

É boa prática clínica limitar as coletas de sangue e, se necessário, evitar que o sangue seja desperdiçado, utilizando volumes mínimos em tubos de coleta, agrupando os testes laboratoriais, usando linhas de coleta de sangue mais curtas e retornando resíduos de sangue nas linhas.

Os agentes antifibrinolíticos (ácido tranexâmico e ácido aminocaproico) têm se mostrado eficazes na redução da transfusão sanguínea perioperatória em crianças, principalmente em situações com grandes perdas sanguíneas previstas: cirurgia cardíaca, transplante hepático, escoliose, craniotomias e craniossinostose. Na prática, são administrados em uma dose de ataque, seguida de uma dose de manutenção, evitados na vigência de coagulopatia de consumo ou na vigência de doenças tromboembólicas ativas. Sugere-se administrar 10-30 mg/kg em 15 minutos de ataque (máximo de 2 g), seguidos de uma taxa de infusão de 5-10 mg/kg/h.

A hemodiluição normovolêmica aguda tem uso limitado na população pediátrica. Essa técnica consiste na coleta pré-operatória de sangue total com substituição do volume por cristaloide ou coloide e, posteriormente, ao final da cirurgia, a reinfusão do sangue total. Como resultado, o sangue perdido no intraoperatório tem hematócrito menor e, portanto, conserva a massa geral dos glóbulos vermelhos.

A utilização do *cell saver* intraoperatório resultou, em alguns estudos, na diminuição das taxas de transfusão alogênica, principalmente em procedimentos cirúrgicos com duração de mais de 6 horas. Também foi demonstrado algum benefício em reparação de craniossinostose e em cirurgias cardíacas abertas em neonatos e lactentes.

Gatilhos transfusionais

A hemorragia intraoperatória pode ocorrer de forma súbita e imprevisível, porém alguns procedimentos cirúrgicos têm sabidamente riscos maiores de sangramento, a exemplo da craniossinostose. De início, é importante calcular o volume máximo de perda sanguínea permitida (VMPSP), que pode servir como um dos gatilhos transfusionais, por meio da seguinte fórmula:

$$VMPSP = [VSE \times (HCTi - HCTf)] / HCTi$$

VSE: volume sanguíneo estimado; HCTi: hematócrito inicial; HCTf: hematócrito final.

O cálculo do volume sanguíneo estimado (VSE) varia de acordo com a idade e com o peso corporal:

TABELA 2 Volume sanguíneo estimado de acordo com a idade e o peso corporal

Idade	Volume sanguíneo circulante estimado (mL/kg)
Pré-parto	90-100
Recém-nascido (< 3 meses)	80-90
Bebê (3 meses- 1 ano)	70-80
Criança	70

Como exemplo, um bebê de 8 meses e 7 kg, submetido a reparo de craniossinostose e com HCTi de 34%, terá o VSE de 560 mL (7 kg x 80 mL/kg). Supondo um HCTf mínimo aceito de 24%, o VMPSP seria calculado dessa forma:

VMPSP = [560 x (0,34 – 0,24)] / 0,34
VMPSP = [560 x (0,1)] / 0,34
VMPSP = 56 / 0,34
VMPSP = 164 mL

O HCTf pode apresentar variações em função das comorbidades, mas valores entre 21% e 25% (como uma meta restritiva de hemoglobina correspondente a 7 g/dL em um paciente hemodinamicamente estável, ou 8 g/dL em um paciente com sangramento ativo) em geral são usados em pacientes previamente saudáveis.

Embora as estratégias restritivas de transfusão de sangue sejam comumente adotadas por programas de PBM, pacientes com sangramento ativo (incluindo trauma), instabilidade hemodinâmica, lesão cerebral e câncer (incluindo transplante de células-tronco hematopoiéticas) não têm fácil aplicabilidade em protocolos já instituídos. Além disso, pacientes com doença cardíaca instável ou doença cardíaca cianótica podem se beneficiar de uma estratégia de transfusão mais liberal. O cálculo do VMPSP é importante, porém deve ser acompanhado pela análise dos sinais vitais e pela clínica, avaliando sempre a perfusão tecidual e a oferta de oxigênio. O monitoramento não invasivo da oxigenação cerebral (NIRS) pode auxiliar na tomada de decisões, pois baixas tensões de oxigênio no tecido cerebral podem indicar a necessidade de hemotransfusão.

Quando indicado, um volume de 10 a 15 mL/kg de concentrado de hemácias é normalmente utilizado para a transfusão inicial. Crianças abaixo de 1 ano ou 10 kg estão expostas a maior risco de hipercalemia devido ao seu baixo volume sanguíneo circulante (VSC) e à imaturidade renal. Por isso, são beneficiadas pela utilização de hemácias frescas coletadas em até 07 dias.

Em hemorragias maciças súbitas, porém, podem ser necessários maiores volumes. Define-se hemorragia maciça com base no volume circulante: perda de 100% do VSC em até 24 horas, perda de 50% do VSC em até 3 horas ou necessidade de transfusão a uma taxa de 10% do volume sanguíneo total (VST) a cada 10 minutos. Nesses casos, a transfusão de glóbulos vermelhos deve ser contrabalanceada com a transfusão de outros hemocomponentes, a uma razão de volume de 1:1:1:1 de concentrado de hemácias, plasma fresco congelado, plaquetas e crioprecipitado, com o objetivo de prevenir coagulopatias.

A hipofibrinogenemia intraoperatória é uma das principais causas de coagulopatia. Em um ensaio prospectivo e randomizado controlado de crianças de 6 meses a 17 anos submetidas à cirurgia de craniossinostose, Haas et al. demonstraram que o uso de um limite mais liberal para a administração de fibrinogênio baseado no FIBTEM reduziu significativamente as transfusões de concentrados de hemácias e diminuiu a perda de sangue intraoperatória. Em casos de sangramento intraoperatório associado a hipofibrinogenemia, é sugerida, com alto grau de evidência, a administração de concentrado de fibrinogênio; quando disponível, a tromboelastografia (TEG ou ROTEM) pode orientar os próximos passos.

HEMOCOMPONENTES E HEMODERIVADOS

Concentrado de hemácias

A dose normalmente utilizada é de 10-15 mL/kg e eleva a hemoglobina em cerca de 1-2 g/dL. É recomendado usar hemácias de até 7 dias em crianças menores de 1 ano ou 10 kg pelo risco de hipercalemia. É importante atentar-se a possível hipocalcemia após transfusões, principalmente de grande volume, pela interação do cálcio com o citrato utilizado como anticoagulante das bolsas.

Concentrado de plaquetas

O concentrado de plaquetas obtido de sangue total possui cerca de 5,5 x 1.010 plaquetas em 50 a 60 mL de volume, e os obtidos por aférese, 3 × 1.011 em 200-300 mL. A dose normalmente utilizada é de 5 a 10 mL/kg. Para plaquetas randômicas e por aférese, o incremento estimado é de 50.000 a 100.000/mm^3.

Crioprecipitado

Esse hemocomponente possui glicoproteínas de alto peso molecular (fator VIII, fator de von Willebrand, fibrinogênio, fator XIII e fibronectina). A dose normalmente utilizada é de 5 a 10 mL/kg, que aumenta o nível de fibrinogênio cerca de 50 mg/dL.

Plasma fresco congelado

É composto de plasma rico em fatores de coagulação (V, VII e IX) e fibrinogênio e é indicado para repor proteínas da coagulação. A dose normalmente utilizada é de 10-20 mL/kg. Essa dose aumenta de 15-20% os níveis dos fatores de coagulação do paciente.

REAÇÕES TRANSFUSIONAIS

Embora tenham ocorrido avanços significativos na segurança dos protocolos de transfusão sanguínea, é essencial destacar que a transfusão é um procedimento irreversível que apresenta riscos potenciais mesmo quando todas as diretrizes de administração são rigorosamente seguidas. Estudos sugerem que as crianças apresentam mais eventos relacionados à transfusão quando comparadas com os adultos, atingindo uma taxa de 18:100.000 casos, sendo os mais prevalentes as reações alérgicas e a febre não hemolítica. Portanto, é importante saber identificar os primeiros sinais e sintomas das reações transfusionais, assim como tomar as medidas necessárias para interromper e tratar esses eventos.

As reações podem ser imediatas (até 24 horas) ou tardias, e neste capítulo trataremos sobre as mais comuns no contexto do anestesiologista entre as reações imediatas. É importante salientar que, na suspeita de reação transfusional, o hemocomponente deve ser interrompido e a equipe avisada da suspeita do evento. A administração lenta, presença de protocolos institucionais e monitorização criteriosa de parâmetros clínicos do paciente são essenciais para a prevenção e diagnóstico da reação, por isso devem ser práticas rotineiras da equipe hospitalar a fim de evitar o pior desfecho clínico.

Reação alérgica

É a mais prevalente entre as reações transfusionais na Pediatria, acontecendo normalmente nas primeiras 4 horas após o término da transfusão. Sua incidência se aproxima de 3.23/1.000 transfusões, sendo o hemocomponente mais relacionado o concentrado de plaquetas. A apresentação clínica é semelhante à de outras reações alérgicas e inclui manifestações cutâneas, como urticária e angioedema, além de sintomas respiratórios, como broncoespasmo e hipotensão. Em casos graves, podem ocorrer confusão mental e colapso circulatório. O tratamento é conduzido com base nas diretrizes para tratamento de reações alérgicas.

Reação febril não hemolítica

Apesar de ser o segundo maior evento adverso na Pediatria, esse é um diagnóstico de exclusão. O aumento da temperatura normalmente acontece até 4 horas do término da transfusão, e é necessário excluir outras causas de febre. O mecanismo dessa reação envolve citocinas de células brancas remanescentes do sangue ou anticorpos do receptor contra antígenos do doador. É caracterizado pelo aumento de 1 grau na temperatura corporal do paciente e pode ser acompanhada de tremores e hipotensão. É um diagnóstico de exclusão; caso seja confirmado, alguns protocolos consideram a administração de medicações antipiréticas.

TRALI – injúria pulmonar relacionada à transfusão

TRALI é uma condição grave que ocorre dentro de 6 horas após o término da transfusão e é reconhecida como a principal causa de óbitos relacionados à transfusão nos Estados Unidos. O mecanismo da lesão pulmonar ainda não é bem conhecido, porém acredita-se estar relacionado à ativação de células imunes no pulmão e sua incidência na literatura varia de 1:10.000 a 1:100.000. Possui um diagnóstico clínico, caracterizado pela presença de sintomas respiratórios agudos como taquipneia, cianose, dispneia e febre, e os exames radiológicos podem apresentar infiltrado pulmonar. O tratamento consiste em suporte ventilatório, e sua resolução tende a ser espontânea dentro de 48 a 96 horas.

Sobrecarga volêmica associada à transfusão

A condição de hipovolemia característica dos pacientes submetidos a alguns tipos de cirurgia e que requerem transfusões de hemocomponentes para a manutenção dos seus parâmetros hemodinâmicos colocam esses pacientes no risco de sobrecarga volêmica. Nos pacientes anestesiados, os sinais incluem hipertensão, estase jugular e manifestações pulmonares, e, nos pacientes acordados, essas manifestações podem incluir dispneia e taquipneia. Por isso, a vigilância constante da hemodinâmica do paciente é essencial para evitar essa complicação. O tratamento consiste em suporte ventilatório, e, se necessário, alguns protocolos indicam o uso de diuréticos.

Reação hemolítica aguda

Essa reação transfusional pode ser imunomediada ou não, sendo a segunda causada pela hemólise mecânica do hemocomponente. A principal causa da reação imunomediada é a incompatibilidade ABO, que pode levar o paciente a uma condição clínica grave. É caracterizada pela presença de febre ou calafrios e pode estar associada a dor torácica ou abdominal, alterações da pressão arterial, manifestações respiratórias como dispneia, náusea e alterações cutâneas. A reação pode causar hemoglobinúria e injúria renal aguda de graus variáveis, assim como pode levar a coagulação intravascular disseminada e óbito. O diagnóstico é feito pela clínica e por exames laboratoriais que confirmam a incompatibilidade sanguínea; podem ser solicitados exames que confirmem a hemoglobinúria. O tratamento é feito com suporte clínico intensivo. Atualmente não há evidência de tratamentos específicos após a reação por administração de hemocomponentes com incompatibilidade ABO, mas alguns estudos investigam a eficácia de terapias imunomoduladoras para essa complicação.

A hemoterapia, ou manejo do sangue do paciente, é uma área crítica na anestesia pediátrica devido às especificidades fisiológicas e hemostáticas inerentes à população infantil, que se distanciam substancialmente da fisiologia adulta. A administração criteriosa de hemoderivados é imperativa para otimizar os desfechos clínicos e mitigar os riscos associados às transfusões sanguíneas.

Estratégias de manejo do sangue, como o uso de agentes antifibrinolíticos, salvamento de células e algoritmos de transfusão padronizados, são recomendadas para reduzir a necessidade de transfusões e melhorar a segurança do paciente.

REFERÊNCIAS BIBLIOGRÁFICAS

1. Fuchs A, Disma N, Virág K, Ulmer F, Habre W, de Graaff JC, et al. Peri-operative red blood cell transfusion in neonates and infants: NEonate and Children audiT of Anaesthesia pRactice IN Europe. A prospective European multicentre observational study. Eur J Anaesthesiol. 2022;39:252-60.
2. Goel R, Cushing MM, Tobian AAR. Pediatric patient blood management programs: not just transfusing little adults. Transfusion Med Rev. 2016;30(4):235-41.
3. Maw G, Furyk C. Pediatric massive transfusion: a systematic review. Pediatr Emerg Care. 2018;34(8):594-8.
4. Neff LP, Cannon JW, Morrison JJ, Edwards MJ, Spinella PC, Borgman MA. Clearly defining pediatric massive transfusion: cutting through the fog and friction with combat data. J Trauma Acute Care Surg. 2015;78(1):22-8; discussion 28-9.
5. Barcelona SL, Thompson AA, Coté CJ. Intraoperative pediatric blood transfusion therapy: a review of common issues. Part I: hematologic and physiologic differences from adults; metabolic and infectious risks. Paediatr Anaesth. 2005;15(9):716-26.
6. Hoffman M, Monroe DM III. A Cell-based Model of Hemostasis. Thromb Haemost. 2001;85:958-65.
7. De Pablo-Moreno JA, Serrano LJ, Revuelta L, Sánchez MJ, Liras A. The vascular endothelium and coagulation: homeostasis, disease, and treatment, with a focus on the Von Willebrand factor and factors VIII and V. Int J Mol Sci. 2022;23:8283.
8. Guzzetta NA, Miller BE. Principles of hemostasis in children: models and maturation. Paediatr Anaesth. 2011;21(1):3-9.
9. Ignjatovic V, Mertyn E, Monagle P. The coagulation system in children: developmental and pathophysiological considerations. Semin Thromb Hemost. 2011;37(7).
10. Brasil. Ministério da Saúde. Secretaria de Atenção à Saúde. Departamento de Atenção Especializada. Guia para o uso de hemocomponentes. Brasília, DF: Editora do Ministério da Saúde; 2010.

11. New HV, Berryman J, Bolton-Maggs PH, Cantwell C, Chalmers EA, Davies T, et al. Guidelines on transfusion for fetuses, neonates and older children. Br J Haematol. 2016;175(5):784-828.
12. Klein AA, Arnold P, Bingham RM, Brohi K, Clark R, Collis R, et al. AAGBI guidelines: the use of blood components and their alternatives. Anaesthesia. 2016;71(7):829-42.
13. Sostin N, Hendrickson JE. Pediatric hemovigilance and adverse transfusion reactions. Clin Lab Med. 2021;41(1):51-67.
14. Clebone A. Transfusion reactions and cognitive aids. Curr Opin Anaesthesiol. 2019;32(2):242-6.
15. Diab YA, Wong ECC, Luban NLC. Massive transfusion in children and neonates. Br J Haematol. 2013;161(1):15-26.
16. Lee J-H, Kim E-H, Jang Y-E, Kim H-S, Kim J-T. Fluid responsiveness in the pediatric population. Korean J Anesthesiol. 2019;72(5):429-40.

13

Anafilaxia em anestesia pediátrica

Ana Carolina Ortiz
Silvia Corrêa Soares

DESTAQUE DO TEMA

1. Colapso cardiovascular, taquicardia/bradicardia ou broncoespasmo, sem causa aparente, durante a anestesia pode ser anafilaxia.
2. Os pilares do tratamento são diagnóstico precoce, fluidoterapia adequada e o uso imediato de adrenalina.
3. O paciente deve ser encaminhado, ambulatorialmente, ao imunologista para investigação.

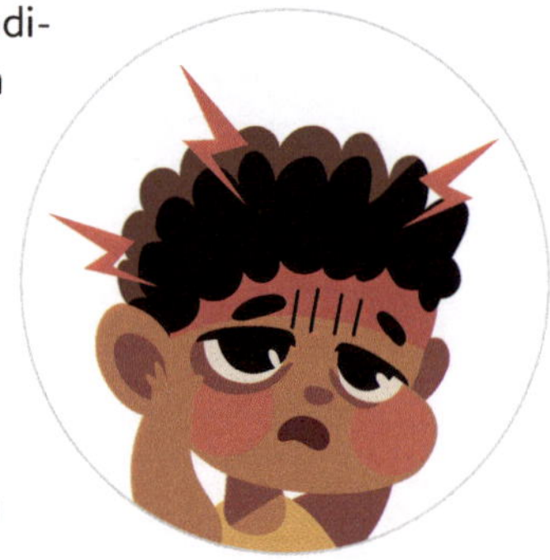

INTRODUÇÃO

A anafilaxia pode ocorrer no perioperatório por exposição a diversos medicamentos ou substâncias. Pode ser desencadeada imediatamente após a administração de fármacos ou após o contato com outros agentes, como proteína do látex, clorexidina e povidina. A habilidade em reconhecer o quadro e o tratamento precoce podem melhorar muito o desfecho.

CONCEITO

Antes de falar sobre anafilaxia, faz-se necessário introduzir alguns termos utilizados: hipersensibilidade, alergia e anafilaxia.

- Hipersensibilidade: caracterizada por sinais e sintomas desencadeados por um estímulo definido.
- Alergia: reação de hipersensibilidade desencadeada por um alérgeno e mediada por mecanismo imunológico específico.
- Anafilaxia: reação de hipersensibilidade sistêmica (RHS) grave, de início súbito, potencialmente fatal.[1,2]

FISIOPATOLOGIA

A anafilaxia é causada por mecanismos imunológicos e não imunológicos (Figura 1).[3,4]

O mecanismo imunológico é o mais comum, e a RHS imediata tipo I, caracterizada pela sensibilização prévia ao alérgeno e consequente produção de imunoglobulina IgE e degranulação de mastócitos e basófilos, representa 60 a 70% dos casos de anafilaxia. Após a exposição ao alérgeno, há ativação de células TH2 que estimulam a produção de anticorpos IgE e se ligam a receptores na superfície de mastócitos e basófilos. Frente à nova exposição ao alérgeno, o receptor na

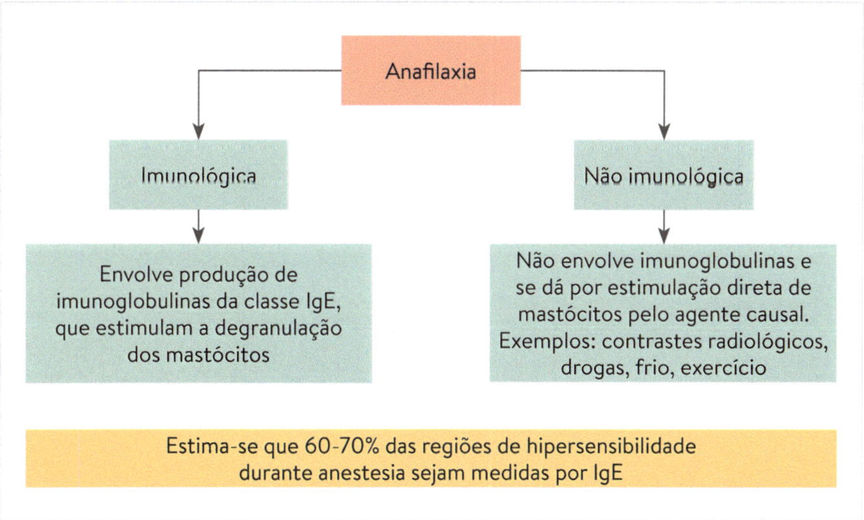

FIGURA 1 Classificação de anafilaxia de acordo com os mecanismos fisiopatológicos.

membrana do IgE agrega-se ao alérgeno e estimula mastócitos e basófilos sensibilizados a degranularem; então, ocorre a liberação de mediadores inflamatórios, como histamina, prostaglandinas, proteoglicanos e citocinas.[5]

Com relação aos mecanismos não imunológicos, não há o envolvimento de imunoglobulinas, e as reações estão relacionadas à estimulação direta de mastócitos pelo agente causal, como alguns anestésicos, opioides e contrastes radiológicos iodados, por exemplo.[6] Na reação anafilática idiopática, tanto o alérgeno quanto o mecanismo envolvido na reação não podem ser identificados.

Vale ressaltar que, independentemente do mecanismo envolvido, ocorre a liberação de mediadores inflamatórios que apresentam propriedades vasoativas. No sistema circulatório, causam aumento da permeabilidade vascular e vasodilatação periférica, resultando em eritema, angioedema, urticária, hipotensão e choque. No sistema respiratório, causam broncoconstrição, sendo o broncoespasmo o sintoma mais importante (Figura 2).[7]

A RHS é classificada de acordo com a gravidade em grau I a IV segundo a Tabela 1.

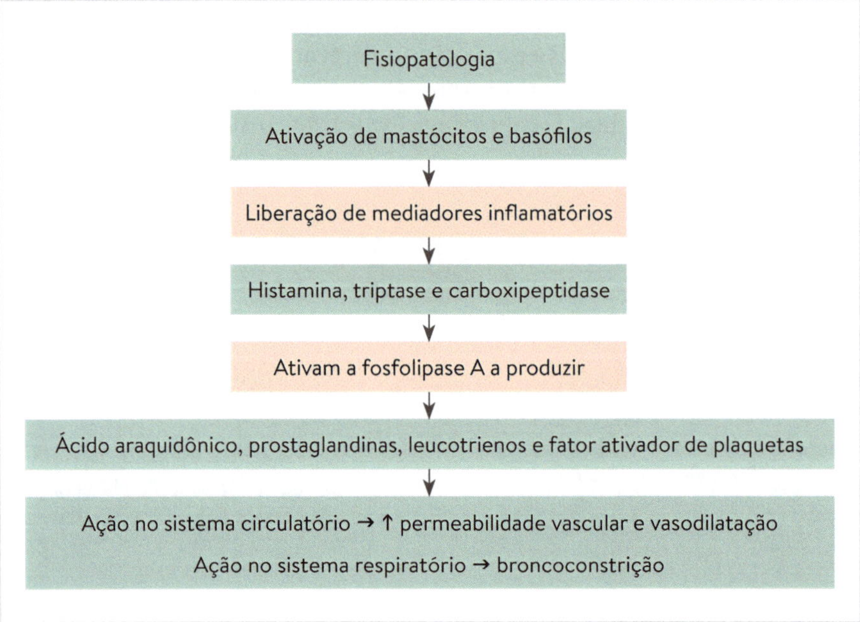

FIGURA 2 Fisiopatologia da anafilaxia.

TABELA 1 Classificação da gravidade da anafilaxia

Grau de gravidade	Quadro clínico
Grau I	Sinais mucocutâneos: eritema generalizado, urticária, angioedema
Grau II	Manifestações em múltiplos órgãos: sinais mucocutâneos, hipotensão, taquicardia, broncoespasmo
Grau III	Manifestações em múltiplos órgãos com sintomas graves: colapso cardiocirculatório, taquicardia/bradicardia, arritmias, broncoespasmo
Grau IV	Parada cardiorrespiratória

Fonte: adaptado de Mertes et al., 2011.[6]

EPIDEMIOLOGIA DAS REAÇÕES ANAFILÁTICAS EM ANESTESIA PEDIÁTRICA

A incidência de reações anafiláticas é pouco conhecida, uma vez que muitas reações não são diagnosticadas, tampouco notificadas. Na literatura mundial, o número de casos de anafilaxia no perioperatório varia de 1 para 5.000 até 1 para 20 mil anestesias.[2,6,8,9]

Dois estudos recentes publicaram a incidência de anafilaxia perioperatória na população pediátrica.[10,11] O estudo APRICOT, publicado em 2017, realizado na Europa com 30.874 anestesias pediátricas, encontrou um caso de anafilaxia para cada 10 mil anestesias.[10] Em 2018, em outro estudo, realizado em 356 hospitais no Reino Unido, a incidência de choque anafilático foi de 2,73 para 100 mil anestesias pediátricas.[11]

FATORES DE RISCO

Os fatores de risco devem ser investigados sistematicamente pelo anestesiologista em consulta pré-anestésica, e, se necessário, o paciente deve ser encaminhado ao imunologista. Os principais fatores de risco para anafilaxia perioperatória estão descritos na Tabela 2.

TABELA 2 Fatores de risco para anafilaxia perioperatória

História de atopia
Portadores de defeitos de formação do tubo neural
Reação de hipersensibilidade prévia ou angioedema hereditário
História de múltiplos procedimentos cirúrgicos (acima de 8)
Alergia alimentar
Síndrome látex-fruta

Fonte: adaptado de Yeh et al., 2012.[12]

A atopia pode ser um fator de risco para anafilaxia perioperatória causada pelo látex.[1] Em geral, a dermatite atópica (DA) é a primeira manifestação clínica, seguida de alergia alimentar e, por fim, asma e rinite alérgica. Portanto, crianças com histórico de DA, manifestações gastrintestinais, asma e/ou rinite devem ser consideradas de risco.[13]

As crianças portadoras de alergia alimentar, além da possibilidade de serem classificadas como atópicas, podem ter reações cruzadas com algumas substâncias utilizadas durante o ato anestésico. As reações alérgicas com interação alimentar comumente conhecidas são peixe e protamina e a síndrome látex-fruta. A síndrome látex-fruta é caracterizada pela presença de proteínas idênticas às do látex em algumas frutas. A incidência da reação cruzada entre frutas tropicais e látex varia entre 21% e 58%, e as mais comuns são banana, abacate, *kiwi*, maracujá e castanha.[14]

Discute-se muito a relação entre a alergia ao ovo e o uso de propofol devido à presença de lecitina de ovo na composição desse anestésico. O ovo é a segunda causa de alergia alimentar em crianças, e os sintomas clínicos mais comuns são urticária, vômito e diarreia. No entanto, a porção do ovo que contém a maior quantidade de proteínas causadora de alergia é a clara, que não está presente na composição do propofol; além disso, a presença de óleo de soja na sua manufatura promove a remoção de proteínas alergênicas.[51] Dessa forma, a American Academy of Allergy, Asthma & Immunology não contraindica o uso de propofol a pacientes com alergia ao ovo.[16] Deve-se ressaltar que pacientes com reação anafilática prévia, independentemente do agente causal, devem ser investigados pelo imunologista antes de qualquer procedimento anestésico.

ETIOLOGIA

Durante o procedimento anestésico, o paciente é exposto a grande número de medicamentos e substâncias por um período relativamente curto, e qualquer fármaco administrado é potencialmente capaz de provocar anafilaxia. Na maioria dos estudos, os principais agentes são bloqueadores neuromusculares (BNM), principalmente o rocurônio e a succinilcolina, seguidos pelo látex e antibióticos.[17] Outros possíveis agentes causais são os hipnóticos (propofol, tiopental), opioides e agentes reversores (protamina, anticolinesterásicos e sugammadex), além dos coloides, antissépticos (povidina e clorexidina) e contrastes radiológicos (iodados ou não) (Figura 3).[1]

A anafilaxia decorrente de BNM aminoesteroides (pancurônio, vecurônio e rocurônio) é IgE mediada, e a dos benzilisoquinolínicos (D-tubocurarina, cisatracúrio, atracúrio, mivacúrio) ocorre por ativação direta dos mastócitos. Existe alta incidência de reações cruzadas entre os diferentes BNM. Mertes et al. obser-

Benzodiazepínicos
- Diazepam
- Midazolam
- Lorazepam

Inibidores das colinesterases
- Neostigmina
- Piridostigmina
- Fisiostigmina

Anestésicos gerais hipnóticos
- Propofol
- Etomidato
- Tiopental
- Cetamina

Anestésicos locais
- Lidocaína
- Bupivacaína
- Levobupivacaína
- Ropivacaína
- Mepivacaína

Anticolinérgicos
- Atropina
- Escopolamina

Outros analgésicos e AINE
- Paracetamol
- Dipirona
- Cetoprofeno

Relaxantes neuromusculares
- Succinilcolina
- Rocurônio
- Vecurônio
- Pancurônio
- Atracúrio
- Cisatracúrio
- Mivacúrio

Analgésicos opioides
- Morfina
- Fentanila
- Sufentanila
- Alfentanila
- Remifentanila
- Tramadol

Antibióticos
- Penicilina
- Cefalosporinas
- Vancomicina
- Quinolona

Coloides

Hemoderivados

Antissépticos

Látex

FIGURA 3 Fármacos utilizados durante a anestesia.

Fonte: Mertes et al., 2003.[18]

varam que um indivíduo alérgico a um determinado BNM tem 60 a 70% de probabilidade de reação alérgica a outro BNM.[19] Essa reação parece ser mais frequente entre os do grupo aminoesteroides que os do benzilisoquinolínicos. O cisatracúrio apresenta a mais baixa taxa de reação cruzada entre os BNM.[19]

Com relação à anafilaxia por antibióticos, pode ocorrer reação cruzada entre penicilina e cefalosporinas em torno de 1 a 2%.[20] Quanto aos contrastes, 2% dos indivíduos que recebem radiocontrastes iônicos de alta osmolaridade podem ter algum tipo de reação adversa. Embora a maioria dessas reações seja leve, elas podem ser fatais. Ocorrem com menos frequência quando se utilizam contrastes não iônicos de baixa osmolaridade.[21]

Atualmente já existem trabalhos relatando hipersensibilidade ao sugammadex na população pediátrica. A Figura 4 mostra os possíveis agentes causais de anafilaxia conforme o período anestésico.

Indução anestésica	Intraoperatório	Final do procedimento
▪ **Agentes anestésicos intravenosos:** ▪ Hipnóticos ▪ Opioides ▪ Bloqueadores neuromusculares ▪ **Antibióticos**	▪ **Anestésicos intravenosos** ▪ **Anestésicos locais** ▪ **Coloides** (> 15 min. da infusão) ▪ **Látex** ▪ **Contraste** ▪ **Antissépticos:** ▪ Clorexidina ▪ Polvidina ▪ **Hemoderivados** ▪ **Heparina**	▪ **AINH e outros analgésicos** ▪ **Coloides** ▪ **Agentes reversores:** ▪ Anticolinesterásicos ▪ Sugammadex ▪ Protamina ▪ **Látex**

FIGURA 4 Possíveis agentes causais durante o período anestésico.

Nos pacientes pediátricos portadores de defeitos de formação do tubo neural, o látex é a principal causa de anafilaxia no perioperatório. Durante o procedimento anestésico-cirúrgico, a exposição e sensibilização ao látex ocorrem de duas formas (Figura 5):

Como ocorre a sensibilização

↓

- O látex é uma emulsão de vários compostos
- Pode-se diminuir o número de alérgenos por meio de um controle na fabricação
- Principais fontes: luvas, sondas e preservativos

Tipos de exposição:

Respiratório	Pele ou mucosa
Talco das luvas forma um aerossol com partículas de látex, que leva à sensibilização respiratória	Perda da barreira da pele ou da mucosa ou exposição ao alérgeno

FIGURA 5 Sensibilização ao látex.

Fonte: Soares et al., 2016.[22]

- Via respiratória que ocorre pelo aerossol de partículas de látex por meio do talco das luvas.
- Via pele ou mucosa pela exposição direta ao látex[17].

Em crianças portadoras de mielomeningocele, a profilaxia de alergia ao látex no perioperatório deve ser obrigatória pela frequente exposição dessas crianças a esse alérgeno ao longo da vida, decorrente de cateterizações vesicais intermitentes e diversos procedimentos cirúrgicos. As intervenções cirúrgicas devem ser realizadas preferencialmente no primeiro horário, ou a sala deve ser submetida a limpeza terminal e ficar fechada por 2 horas. Todos os locais, como sala cirúrgica, recuperação anestésica e leito hospitalar devem ser identificados com placa de alerta escrito "Alergia ao látex" (Figura 6).

DIAGNÓSTICO

O diagnóstico de anafilaxia é clínico e pode ser confirmado, posteriormente, com testes laboratoriais. A World Allergy Organization[1] definiu os critérios clínicos de diagnóstico de anafilaxia, descritos na Figura 7[1].

Em pacientes pediátricos, as manifestações mucocutâneas aparecem em 80% a 90% dos casos, e as respiratórias, em 40 a 60%. As cardiovasculares e gastrintestinais estão presentes em 1/3 dos casos, e raramente são observados sinais e sintomas neurológicos.[1] A presença de campos cirúrgicos dificulta a identificação de manifestações mucocutâneas e as cardiovasculares podem ser confundidas com outros fatores, como hipovolemia, plano anestésico profundo, bloqueio simpático decorrente de anestesia de neuroeixo, manipulação cirúrgica e ventilação mecânica. Dessa forma, o diagnóstico pode ser difícil e tardio. O diagnóstico de anafilaxia no intraoperatório deve ser sempre suspeitado diante de um quadro de hipotensão grave e/ou broncoespasmo sem explicação aparente.[23]

- Cirurgia no primeiro horário ou 2 horas após limpeza terminal da sala
- Cirurgia no segundo horário (realizar na primeira látex-*free* TB)
- Identificar a sala cirúrgica com o alerta "Alergia ao látex"
- *Kits* para atendimento látex-*free* (anestésico e cirúrgico)
- Recuperação anestésica na sala cirúrgica
- Retorno direto ao leito de origem

FIGURA 6 Manuseio de paciente com hipersensibilidade ao látex.

Fonte: Yeh et al., 2012; Soares et al., 2016.[12,22]

Exposição a um provável alérgeno	Pele e/ou mucosa ▪ Prurido ▪ *Flushing* ▪ Urticária ▪ Angioedema	Comprometimento ventilatório ▪ Dispneia ▪ Broncoespasmo ▪ Estridor ▪ Hipoxemia	Comprometimento circulatório ▪ Hipotensão ▪ Choque
Exposição a um alérgeno conhecido		Novo consenso 2020 ▪ Broncoespasmo e edema laríngeo	Comprometimento circulatório ▪ Hipotensão ▪ Choque

FIGURA 7 Critérios para diagnóstico.

O diagnóstico diferencial deve ser realizado com quadros de broncoespasmo em asmáticos ou outras causas, pneumotórax, embolia pulmonar, reflexo vagal, hipertermia maligna, sepse, choque cardiogênico e hipovolêmico.[23] O diagnóstico laboratorial é feito com a dosagem sérica de triptase, um dos mediadores inflamatórios da anafilaxia. A meia-vida da triptase é de 120 minutos, e os seus níveis séricos permanecem elevados por volta de 6 horas após o início dos sintomas e se normalizam em 24 horas. A recomendação atual é colher a primeira amostra de triptase até 3 horas após o evento inicial. Recomenda-se, também, uma segunda amostra nas próximas 24 horas.[24] Sabe-se que a triptase sérica normal não exclui o diagnóstico de anafilaxia, e o quadro clínico é sempre soberano.

TRATAMENTO

O tratamento visa interromper o processo inflamatório e atenuar os sinais e sintomas da anafilaxia. Na Figura 8, segue o fluxograma para tratamento de anafilaxia.[1,25,26]

A equipe cirúrgica deve ser informada assim que houver suspeita de anafilaxia, e a abordagem deve ser emergencial. A identificação do possível agente causal deve ser iniciada juntamente com as medidas de suporte e tratamento. Deve-se interromper a infusão de agentes intravenosos (anestésicos, antibióticos, hemoderivados, coloides) e retirar qualquer material que contenha látex. Recomenda-se o uso de agentes anestésicos inalatórios e, se não for possível, suspender o procedimento.[26]

A terapia inicial envolve ofertar oxigênio a 100% e manter as vias aéreas pérvias com possibilidade de intubação orotraqueal na presença de edema de vias

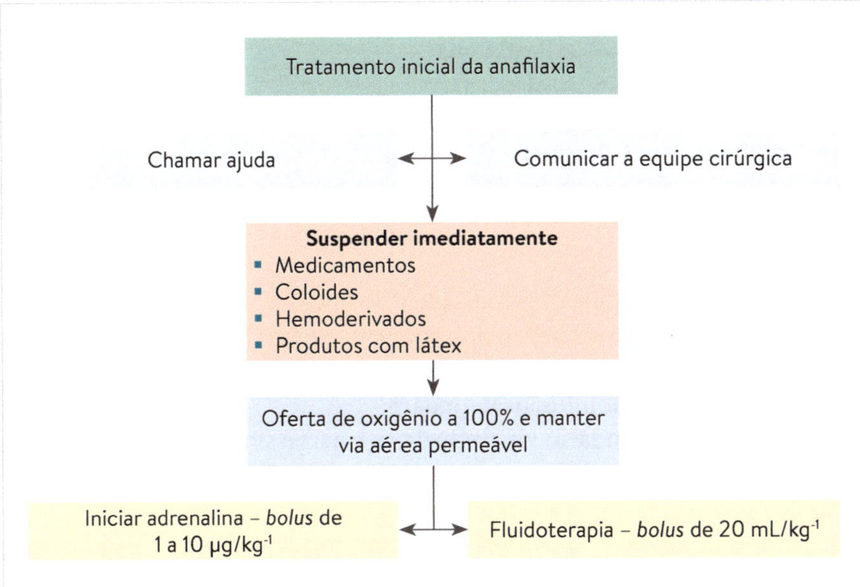

FIGURA 8 Fluxograma de tratamento de anafilaxia.

aéreas, expansão volêmica com cristaloides em *bolus* de 20 $mL.kg^{-1}$ conforme a necessidade hemodinâmica e adrenalina.

A adrenalina deve ser administrada o mais precocemente possível por sua ação no sistema respiratório e cardiocirculatório. Ela age nos receptores α-1 e β-1, propiciando aumento da resistência vascular periférica, cronotropismo e inotropismo positivos que auxiliam na restauração da perfusão tissular. Nos receptores β-2, age no tratamento do broncoespasmo em conjunto com os broncodilatadores inalatórios e diminui a liberação de mediadores inflamatórios, interrompendo a cadeia de inflamação da anafilaxia.[25-27] Só não é recomendada, inicialmente, nas reações grau I pelas diretrizes de alergia perioperatória.[24,28]

A administração de adrenalina pode ser feita por via intravenosa (IV) ou intramuscular (IM). A administração IM deve ser a preferencial na ausência de acesso venoso, administrada no músculo vasto lateral da coxa, com seringa de insulina, e as doses recomendadas estão na Tabela 3. Essa via ocasiona menor taxa de complicações cardiovasculares, como arritmias, isquemia miocárdica e crise de hipertensão arterial.[25,27]

TABELA 3 Doses de adrenalina administrada no músculo vasto lateral da coxa

> 12 anos	500 μg IM (0,5 mL)
6-12 anos	300 μg IM (0,3 mL)
1-5 anos	150 μg IM (0,15 mL)
Abaixo de 10 kg	0,01 mg/kg = 0,01 mL/kg
Reavaliar em 5' e repetir a cada 5 a 15" (adrenalina 1 mg/mL solução 1:1.000)	

Fonte: adaptada de Cardona et al., 2020.[29]

O uso EV de adrenalina é preconizado pelo início rápido de ação e pela facilidade de acesso venoso durante o procedimento anestésico. A dose deve ser titulada de 1 a 10 μg/kg conforme a resposta hemodinâmica e, após três doses consecutivas, considerar infusão contínua.[26,31]

O tratamento secundário visa reduzir os sinais e sintomas da anafilaxia e prevenir a reação bifásica, definida como a recorrência de sintomas em até 72 horas do quadro inicial sem a reexposição ao alérgeno.[1] Após a terapia inicial, o tratamento secundário pode ser realizado com corticoides e anti-histamínicos anti-H1. Vale ressaltar que o início de ação desses agentes é lento, sendo o pico de ação em torno de 2 horas. O anti-histamínico visa aliviar os sintomas e sinais da urticária e angioedema, e o mais utilizado é a difenidramina, na dose de 1mg/kg EV ou IM (dose máxima de 50 mg). Os corticoides também aliviam esses sintomas e previnem a ocorrência da reação bifásica. Usa-se mais comumente a hidrocortisona EV 5 mg/kg (2,5 mg/kg a cada 6 horas) ou metilprednisolona EV 1 mg/kg (0,8 mg/kg cada 6 horas) ou dexametasona 0,5 mg/kg. Na presença de broncoespasmo, o tratamento de escolha é com beta-2-agonista inalatório.

Nos casos de anafilaxia refratária ao tratamento após 10 minutos, considerar adicionar outras drogas vasoativas, como vasopressina, noradrenalina, dopamina etc.[25] Em pacientes que fazem o uso contínuo de betabloqueadores, está indicado glucagon na dose de 20 a 30 μg/kg (máximo 1 mg), administrado em 5 minutos.[14]

A reação bifásica pode ocorrer em torno de 10% a 20% dos casos, portanto os pacientes deverão permanecer em observação, no mínimo, por 6 a 24 horas no hospital após o evento inicial, a depender da gravidade do caso.[2,25]

Após a alta hospitalar, ele deve ser encaminhado pelo anestesiologista ao imunologista dentro de 4 a 6 semanas, com dados da ficha anestésica e a descrição da RHS.[23] Os agentes causais devem ser investigados para evitar reexposição, o que pode resultar em um evento fatal. Uma variedade de testes, incluindo a detecção de anticorpo específico (IgE) como no caso do látex, o K82 dosado pelo ImmunoCAP® ou testes cutâneos (teste intradérmico ou *prick*), podem ser utilizada.[30] A presença de IgE específica para determinado alérgeno indica apenas sensibilização, sem necessariamente diagnosticar alergia, ou seja, o indivíduo pode ter IgE específica sem apresentar nenhum sintoma.[10]

Podemos concluir que a anafilaxia no perioperatório é um evento potencialmente fatal de difícil diagnóstico. Quanto antes a adrenalina for administrada, melhor será o desfecho final.

REFERÊNCIAS BIBLIOGRÁFICAS

1. Simons FE, Ardusso LRF, Bilò MB, El-Gamal YM, Ledford DK, Ring J, et al. World allergy organization guidelines for the assessment and management of anaphylaxis. World Allergy Organ J. 2011;4(2):13-37.
2. Muraro A, Roberts G, Worm M, Bilò MB, Brockow K, Rivas MF, et al. Anaphylaxis: guidelines from the European Academy of Allergy and Clinical Immunology. Allergy. 2014; 69(8):1026-45.
3. Bernd LAG, Sá AB, Watanabe AS, Castro APM, Solé D, Castro FM, et al. Practical guide to the management of anaphylaxis – 2012. Rev Bras Alerg Imunopatol. 2012;35(2):53-70.
4. Simon GA, Brown SGA, Kemp SF, Lieberman PL. Anaphylaxis. In: Adkinson Jr. NF, Bochner BS, Burks AW, Busse WW, Holgate ST, Lemanske RF, et al. Middleton's allergy: principles and practice. 8. ed. St. Louis: Mosby; 2014. p. 1027-49.
5. Simons FE. Anaphylaxis. J Allergy Clin Immunol. 2010;125(2 Suppl 2):S161-81.
6. Mertes PM, Malinovsky JM, Jouffroy L; Working Group of the SFAR and SFA; Aberer W, Terreehorst I, Brockow K, Demoly P; ENDA; EAACI Interest Group on Drug Allergy. Reducing the risk of anaphylaxis during anesthesia: 2011 Updated Guidelines for Clinical Practice. J Investig Allergol Clin Immunol. 2011;21(6):442-53.
7. Abbas AK. Imunologia celular e molecular, 6. ed. Rio de Janeiro: Elsevier; 2008. 564p.
8. Levy JH. Anaphylaxis, allergy, and adverse drug reactions: perioperative considerations for anesthesiologists. Anesthesiology. 2016;408:1-8.
9. Simons FE, Ardusso LRF, Bilò MB, Dimov V, Ebisawa M, El-Gamal YM, et al. World Allergy Organization. 2012 Update: World Allergy Organization Guidelines for the assessment and management of anaphylaxis. Curr Opin Allergy Clin Immunol. 2012;12(4):389-99.
10. Habre W, Disma N, Virag K, Becke K, Hansen TG, Jöhr M, et al. Incidence of severe critical events in paediatric anaesthesia (APRICOT): a prospective multicentre observational study in 261 hospitals in Europe. Lancet Respir Med. 2017;5(5):412-25.
11. Harper NJN, Cook TM, Garcez T, Farmer L, Floss K, Marinho S, et al. Anaesthesia, surgery, and life-threatening allergic reactions: epidemiology and clinical features of perioperative anaphylaxis in the 6th National Audit Project(NAP6). Br J Anaesth. 2018;121(1):159-71.
12. Yeh WSC, Kiohara PR, Soares ISC, Carmona MJC, Rocha FT, Galvão CES. Prevalence of sensitivity signals to latex in meningomyelocele patients undergoing multiple surgical procedures. Rev Bras Anestesiol. 2012;62(1):56-62.
13. Marenholz I, Esparza-Gordillo J, Rüschendorf F, Bauerfeind A, Strachan DP, Spycher BD, et al. Meta-analysis identifies seven susceptibility loci involved in the atopic march. Nat Commun. 2015;6:1-7.
14. Johansson SGO, Bieber T, Dahl R, Friedmann PS, Lanier BQ, Lockey RF, et al. Revised nomenclature for allergy for global use: report of the Nomenclature Review Committee of the World Allergy Organization, October 2003. J Allergy Clin Immunol. 2004;113(5):832-6.
15. Urisu A, Kondo Y, Tsuge I. Hen's egg allergy. Chem Immunol Allergy. 2015;101:124-30.

16. Fernandez PG, Mikhael M. Perioperative considerations for the food-allergic pediatric patient. Paediatr Anaesth 2017;27(5):461-470.
17. Egner W, Cook T, Harper N, Garcez T, Marinho S, Kong KL, et al. Specialist perioperative allergy clinic services in the UK 2016: Results from the Royal College of Anaesthetists Sixth National Audit Project. Clin Exp Allergy. 2017;47:1318-30.
18. Mertes PM, Laxenaire MC, Alla F, Groupe d'Etudes des Réactions Anaphylactoïdes Peranesthésiques. Anaphylactic and anaphylactoid reactions occurring during anesthesia in France in 1999-2000. Anesthesiology. 2003;99(3):536-45.
19. Mertes PM, Volcheck GW. Anaphylaxis to neuromuscular-blocking drugs: all neuromuscular-blocking drugs are not the same. Anesthesiology. 2015;122:5-7.
20. Dewachter P, Mouton-Faivre C, Castells MC, Hepner DL. Anesthesia in the patient with multiple drug allergies: are all allergies the same? Anesthesiology. 2011;24:320-5.
21. Sarinho ECS. Guia prático de atualização. Anafilaxia. São Paulo: Sociedade Brasileira de Pediatria; 2016. p. 1-8.
22. Soares ISC, Galvão CES, Carmona MJC, Vane MF, Vieira JE. Latex sensitization in patients with myelomeningocele undergoing urological procedures: prevalence and associated factors. Can J Anaesth. 2016;63(8):983-4. 2016;63(8):983-4.
23. Simons FER, Sampson HA. Anaphylaxis: unique aspects of clinical diagnosis and management in infants (birth to age 2 years). J Allergy Clin Immunol. 2015.135:1125-31.
24. Garvey LH, Dewachter P, Hepner DL, Mertes PM, Voltolini S, Clarke R, et al. Management of suspected immediate perioperative allergic reactions: an international overview and consensus recommendations: Br J Anaesth. 2019;123(1):e50-e64.
25. Simons FER, Ebisawa M, Sanchez-Borges M, Thong BT, Worm M, Tanno LK, et al. 2015 update of the evidence base: World Allergy Organization anaphylaxis guidelines. World Allergy Organ J. 2015;8:32.
26. Scolaro RJ, Crilly HM, Maycock EJ, McAleer PT, Nicholls KA, Rose MA, et al. Australian and New Zealand Anaesthetic Allergy Group. Perioperative Anaphylaxis Investigation Guidelines. Anaesth Intensive Care Intensive Care. 2017:45(5):543-5.
27. PALS: Pediatric Advanced Life Support Study Guide. Emergency treatment of anaphylaxis reactions. Working Group of the Resuscitation Council; 2008.
28. Kolawole H, Marshall SD, Crilly H, Kerridge R, Roessler P. Australian and New Zealand Anaesthetic Allergy Group/Australian and New Zealand College of Anaesthetists Perioperative Anaphylaxis Management Guidelines. Anaesth Intens Care. 2017;45(2):151-8.
29. Cardona V, Ansotegui IJ, Ebisawa M, El-Gamal Y, Rivas MF, Fineman S, et al. World allergy organization anaphylaxis guidance 2020. World Allergy Organ J. 2020;13(10):100472.
30. Cremer R, Lorbacher M, Hering F, Engelskirchen R. Natural rubber latex sensitisation and allergy in patients with spina bifida, urogenital disorders and oesophageal atresia compared with a normal paediatric population. Eur J Pediatr Surg. 2007;17(3):194-8.
31. Sampson HA, Muñoz-Furlong A, Campbell RL, Adkinson Jr NF, Bock SA, Branum A, et al. Second symposium on the definition and management of anaphylaxis: summary report. Second National Institute of Allergy and Infectious Disease/Food Allergy and Anaphylaxis Network symposium. J Allergy Clin Immunol. 2006;117(2):391-7.

Arritmias em pediatria

Carolina Lima Moura
Clarissa Sperandio Roxo
Priscilla Maekawa Cordts

DESTAQUE DO TEMA

1. Em crianças, as alterações do ritmo cardíaco são pouco comuns e costumam ser bem toleradas.
2. As alterações de ritmo mais frequentes são as taquicardias sinusais, seguidas da taquicardia supraventricular e das bradiarritmias. Portanto, os ritmos de aceleração cardíaca são muito mais frequentes do que ritmos lentos ou atividade elétrica sem pulso.
3. Durante o período perioperatório, a ação dos múltiplos fármacos usados, os distúrbios hidroeletrolíticos e as alterações hemodinâmicas são os principais fatores desencadeantes de arritmias.
4. As intervenções específicas ao tratamento de arritmias com pulso são definidas pela gravidade da condição clínica da criança (estável ou instável hemodinamicamente).
5. Apesar de pouco prevalentes, as arritmias podem trazer consequências indesejáveis se não tratadas prontamente. Assim, seu reconhecimento e tratamento adequados são fundamentais para um desfecho desejável.

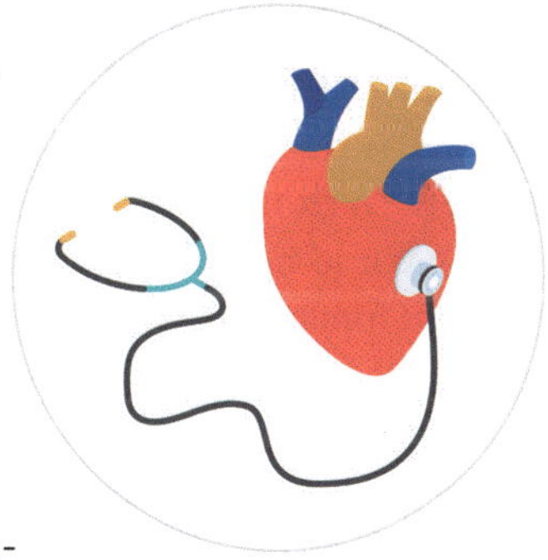

INTRODUÇÃO

Em crianças, as alterações de ritmo são incomuns e costumam ser bem toleradas, dificilmente causando instabilidade hemodinâmica. Nessa faixa etária, as disritmias raramente estão associadas a defeitos estruturais. Determinadas arritmias estão particularmente associadas à idade e raramente são vistas em adultos. Em crianças com doenças cardíacas estruturais, as arritmias podem ser decorrentes das alterações morfológicas ou de intervenções cirúrgicas.[1] Para a elucidação diagnóstica e exclusão de cardiomiopatias, cardiopatias congênitas e miocardite, todos os pacientes com disritmias devem realizar avaliação cardiológica completa, incluindo eletrocardiograma (ECG) de 12 derivações e ecocardiograma.[2]

As arritmias no período perioperatório são ocasionais. Quando o halotano era o agente inalatório de escolha, aproximadamente 5% das crianças apresentavam arritmias intraoperatórias. O halotano sensibiliza o coração ao efeito de catecolaminas endógenas e, especialmente na presença de hipercapnia, demonstra propriedades pró-arrítmicas de origem ventricular.[3] Desde a adoção do sevoflurano como agente inalatório de escolha para a indução anestésica, o desenvolvimento de arritmias tornou-se excepcional.

O diagnóstico é realizado com base na morfologia das ondas P, na frequência cardíaca de acordo com a idade e no contexto clínico durante a sua apresentação. Em crianças anestesiadas, esse dado é difícil de ser extrapolado, pois durante a anestesia ocorrem muitas variáveis momentâneas. Consideramos valores aceitáveis para um ritmo cardíaco normal (onda P positiva nas derivações DI, DII e Avf, seguida de QRS estreito com um intervalo PR apropriado para a frequência) abaixo de 220 bpm em lactentes e 180 bpm em crianças.

As alterações de ritmo mais frequentes em prontos atendimentos são as taquicardias sinusais, seguidas de taquicardias supraventriculares (13% dos atendimentos) e bradicardias (6% dos atendimentos).[4] Durante o procedimento anestésico há uma série de fatores que alteram a despolarização cardíaca e influenciam diretamente o ritmo.

Assim como nos adultos, três mecanismos podem gerar taquiarritmias nas crianças: automaticidade, atividade em gatilho (*triggered activity*) e reentrada. A automaticidade ocorre quando células atriais ou ventriculares adquirem função de marca-passo por causa das alterações metabólicas, como isquemia, hipoxemia, alterações eletrolíticas e aumento do tônus simpático. A *triggered activity* resulta de oscilações do potencial de membrana das células que ocorrem antes da repolarização completa. Quando essas oscilações excedem um determinado limiar, elas podem despolarizar a célula precocemente e levar a taquicardia. Em síndromes de prolongamento do intervalo QT, essa despolarização precoce pode desencadear taquicardias ventriculares polimórficas. Por fim, o mecanismo de reentrada, o mais comum nas taquiarritmias, ocorre quando a despolarização se propaga pelas células e retorna por meio de uma via anômala anatômica ou funcional para despolarizar novamente a região do miocárdio que a originou. Arritmias de reentrada incluem WPW, *flutter* atrial e taquicardia ventricular (TV) sustentada.[5]

O mecanismo primário das bradiarritmias deve-se à falha de geração do impulso (como na doença do nó sinusal) ou na propagação do impulso (como nos bloqueios atrioventriculares).

Neste capítulo, serão elucidadas as principais arritmias em crianças e sua relação com a anestesia. O objetivo é preparar anestesiologistas para reconhecer e manejar arritmias perioperatórias.

ETIOLOGIA DAS DISRITMIAS NO PERÍODO PERIOPERATÓRIO

Vários fatores são responsáveis por gerar alterações do ritmo cardíaco durante a anestesia. Entre eles, podemos citar fármacos, distúrbios hidroeletrolíticos, alterações hemodinâmicas e muitos outros.[5]

Várias medicações usadas durante o ato anestésico podem alargar o intervalo QT para mais de 440 ms. Entretanto, o risco de *torsades de pointes* e arritmias ventriculares malignas não parece aumentar, com a exceção do uso do droperidol e metadona. Os anestésicos voláteis também foram associados ao prolongamento do intervalo QT, mas não estão correlacionados ao aumento do risco de arritmias malignas. Outros opioides tampouco estão associados ao prolongamento do intervalo QT. Recomenda-se que pacientes em uso crônico de metadona façam um ECG pré-operatório e sejam monitorizados durante e após o ato cirúrgico, dando-se ênfase à monitorização do intervalo QT. O uso de droperidol tem decrescido nos últimos anos e não faz parte do arsenal terapêutico na Pediatria, entretanto deve-se lembrar que seu uso associado à ondansetrona prolonga o intervalo QT.[5]

Os eletrólitos podem sofrer grandes variações durante o ato cirúrgico. Na presença de alterações do ritmo cardíaco, os eletrólitos devem ser checados e corrigidos rapidamente. As variações para mais ou para menos do potássio sérico podem causar uma variedade de arritmias, desde batimentos ectópicos prematuros até TV. As alterações do cálcio e magnésio também podem originar disritmias.

Alterações hemodinâmicas graves podem levar à hipoperfusão do tecido cardíaco e, consequentemente, distúrbios da condução ou atividade ventricular ectópica. Essas alterações são mais pronunciadas em pacientes com disfunção diastólica ou aumento da pressão diastólica final no ventrículo esquerdo. De forma similar, aumentos pressóricos significativos elevam a pós-carga e a demanda metabólica, podendo desencadear arritmias.

A arritmia transitória é a complicação mais frequente da passagem de cateteres centrais e de cateteres de artéria pulmonar. Contrações atriais prematuras, taquicardia supraventricular ou fibrilação atrial, podem ser desencadeadas quando o fio-guia entra no átrio direito. Quando alcança o ventrículo, batimentos ventriculares prematuros e até TV podem ocorrer.[5] Em geral, essas alterações são paroxísticas e cessam assim que o estímulo é interrompido. Entretanto, em crianças com cardiopatias complexas, pode ocorrer manutenção da arritmia com instabilidade hemodinâmica.

A manipulação do coração durante cirurgias cardíacas ou torácicas também pode desencadear arritmias de origem atrial ou ventricular. Reflexos desencadeados por tração dos músculos extraoculares ativam a resposta parassimpática pelo ramo oftálmico do nervo trigêmeo, causando bradicardia e até assistolia. A tração peritoneal durante cirurgias abertas ou videolaparoscópicas também podem levar à bradicardia mediada pelo sistema parassimpático.[5] Nesses casos, deve-se solicitar ao cirurgião que interrompa o estímulo e considerar a administração de anticolinérgicos, como atropina.

TAQUIARRITMIAS

Os ritmos de aceleração cardíaca são muito mais frequentes do que ritmos lentos ou atividade elétrica sem pulso. As taquicardias são definidas como frequência cardíaca acima do normal para idade. Na pediatria, esse valor é uma variável que se modifica com o passar dos anos. Requerem atenção valores acima de 220 bpm em lactentes e 180 bpm em crianças.

As taquiarritmias são classificadas de acordo com a origem do impulso em relação ao feixe de His: naquelas com QRS estreito, o impulso surge acima do feixe do His; já naquelas com QRS largo, o impulso surge abaixo desse feixe (exceto quando há bloqueio de ramo, onde taquiarritmias de complexo largo podem se originar acima do feixe de His).

A alteração de ritmo de maior prevalência entre as taquicardias é aquela originária do próprio nó sinusal, a taquicardia sinusal. A taquicardia sinusal aparece em algumas situações clínicas, como febre, hipovolemia, anemia, dor, irritabilidade e aumento das catecolaminas endógenas. Pode ser distinguida da taquicardia supraventricular pela presença de onda P precedendo cada complexo QRS, intervalo R-R variável e oscilação da frequência cardíaca de acordo com o estímulo. A frequência cardíaca pode ultrapassar 140 bpm em crianças e 180 bpm em lactentes, mas raramente é superior a 200 bpm. O tratamento é voltado para a causa subjacente.

TAQUICARDIA SUPRAVENTRICULAR

Entre as taquiarritmias, a mais frequente é a taquicardia supraventricular, com uma incidência estimada entre 0,1% e 0,4%.[6] Estima-se que 1:250-1.000 crianças com corações estruturalmente normais possam apresentá-la.[7] Os fatores de risco perioperatórios a serem considerados incluem história prévia de taquicardia supraventricular, níveis elevados de catecolaminas, estimulação atrial por cateteres ou fio-guia, dor e inflamação sistêmica.

A taquicardia supraventricular refere-se às arritmias em que o mecanismo gerador se encontra acima do feixe do His. Em geral, são alterações de ritmo paroxísticas, com início e fim abruptos. Quando as alterações se perpetuam por 24-48 horas, podem surgir sinais e sintomas de insuficiência cardíaca congestiva (irritabilidade, esforço respiratório, letargia, palidez e baixa aceitação alimentar). A taquicardia supraventricular pode ter um comportamento incessante (mais de 80% do dia em taquicardia) e provocar disfunção ventricular, caracterizando taquicardiomiopatia (insuficiência cardíaca secundária à taquiarritmia).[8]

As vias acessórias, os focos atriais ectópicos e a reentrada atrioventricular representam os mecanismos da maioria das taquiarritmias. Os dois primeiros são mais frequentes em crianças pequenas, enquanto o último ganha importância nos adolescentes.[8] O período neonatal está associado a maior incidência de taquicardias supraventriculares sintomáticas, assim cerca de 50% das crianças são diagnosticadas nessa faixa etária.[7]

Quando suspeitamos de uma taquiarritmia, devemos inicialmente avaliar se há sinais de choque ou instabilidade hemodinâmica. As prioridades no atendimento inicial compreendem monitorizar, estabelecer um acesso vascular e obter um ECG de 12 derivações (desde que não retarde a intervenção de urgência), bem como fornecer suporte aos ABC e oxigenação, conforme a necessidade.[10] Em crianças anestesiadas, normalmente todas essas medidas já serão feitas.

As intervenções de emergência/urgência específicas ao tratamento de taquiarritmias com pulso são definidas pela gravidade da condição clínica da criança (estável ou instável hemodinamicamente). Além disso, o tratamento é influenciado pela largura do complexo QRS (estreito ou largo).

Para crianças estáveis ou durante os preparativos para cardioversão em crianças instáveis, podem ser realizadas manobras vagais, entretanto possuem eficácia variável entre 25 e 75%. A massagem ocular é proscrita, pois, além de ineficaz, pode ocasionar descolamento da retina.[8]

Caso o paciente permaneça com arritmia, pode ser feita adenosina 0,1 $mg.kg^{-1}$ IV ou IO (6 mg no máximo). Seu mecanismo de ação é o bloqueio do novo AV por cerca de 10 segundos. A meia-vida da adenosina é muito curta (< 10 segundos), portanto deve-se usar uma técnica para lavar rapidamente o local onde foi

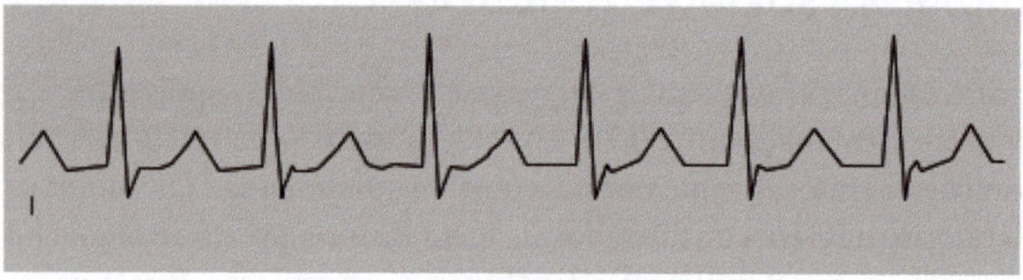

FIGURA 1 Características eletrocardiográficas da taquicardia supraventricular. Ritmo regular, ondas P geralmente ausentes ou negativas após o complexo QRS, complexo QRS estreito, frequência cardíaca em neonatos entre 220 e 320 bpm e acima de 180 bpm em crianças mais velhas.

Fonte: Kellermann e Bope, 2018.[9]

aplicada (como um *flush* de soro). A dose dobrada pode ser repetida uma vez caso persista o quadro (0,2 mg.kg^{-1}).[10] Por fim, caso a criança apresente taquicardia supraventricular refratária às medidas anteriores, deve-se solicitar a avaliação de um especialista e considerar a sedação e cardioversão sincronizadas.

Em pacientes instáveis, o tratamento de escolha é a sedação e cardioversão sincronizadas (0,5-1 J.kg^{-1}, seguida de 2 J.kg^{-1} em casos refratários ao primeiro choque). Crianças portadoras de doenças cardíacas estruturais, em especial com alterações ventriculares, devem ser cardiovertidas precocemente.

Em casos de taquicardia atrioventricular de reentrada refratária à cardioversão e adenosina, o antiarrítmico de escolha é a amiodarona, antiarrítmico de classe 3 que prolonga o período de refratariedade na maioria do tecido cardíaco. A dose inicial é de 5 mg.kg^{-1} aplicada em 20-60 minutos, seguida de infusão de 10-15 mg.kg^{-1}.dia^{-1}. Deve-se atentar ao risco de bloqueio atrioventricular, bradicardia sinusal e assistolia após a administração desse fármaco.

O aparecimento da taquicardia supraventricular não está associado a um momento específico da anestesia, porém alguns casos foram vistos após estímulos como intubação, passagem de fio-guia intravascular ou estimulação cirúrgica. Usualmente, o anestesista deve estar familiarizado com as manobras vagais, uso da adenosina e cardioversão elétrica sincronizada para o tratamento de taquicardias supraventriculares. A utilização e escolha de antiarrítmicos normalmente competem ao especialista.

FLUTTER ATRIAL

Em crianças, o *flutter* atrial ocorre no período neonatal ou logo após o nascimento; 30% são taquicardias fetais, 18% são taquicardias neonatais e apenas 8%

das taquiarritmias acontecem em crianças maiores de 1 ano. Raramente é vista após o período neonatal, exceto em crianças com doenças cardíacas congênitas e submetidas a cirurgias cardíacas (representam cerca de 80% das crianças com *flutter* acima de 1 ano).[4]

O comprometimento hemodinâmico é determinado pela sua duração e pelo grau de bloqueio atrioventricular (com a condução AV 1:1 resultando em maior instabilidade). O diagnóstico e quadro clínico dependem da idade e duração do *flutter*.

O diagnóstico *in utero* é realizado pela avaliação ultrassonográfica; após o nascimento, o quadro clínico varia de acordo com a idade da criança, podendo apresentar-se com letargia, baixa aceitação alimentar, diaforese, palidez, palpitações percebidas pelos pais ou pela própria criança quando mais velha.

O diagnóstico é feito por meio das alterações eletrocardiográficas características: frequência atrial entre 240 e 360 bpm, frequência ventricular normalmente entre 120 e 240 bpm (a depender do grau de bloqueio), onda P tipicamente em serrote nas derivações DII, DIII e aVF e complexo QRS de aparência normal.

Como nas demais taquiarritmias, para o manejo clínico é necessário avaliar a estabilidade hemodinâmica da criança. Quando a resposta ventricular é rápida e há instabilidade, a cardioversão elétrica está indicada (0,5-1 $J.kg^{-1}$, seguida de 2 $J.kg^{-1}$ em casos refratários ao primeiro choque). Em crianças estáveis hemodinamicamente, deve-se solicitar a avaliação do especialista. O objetivo do tratamento será

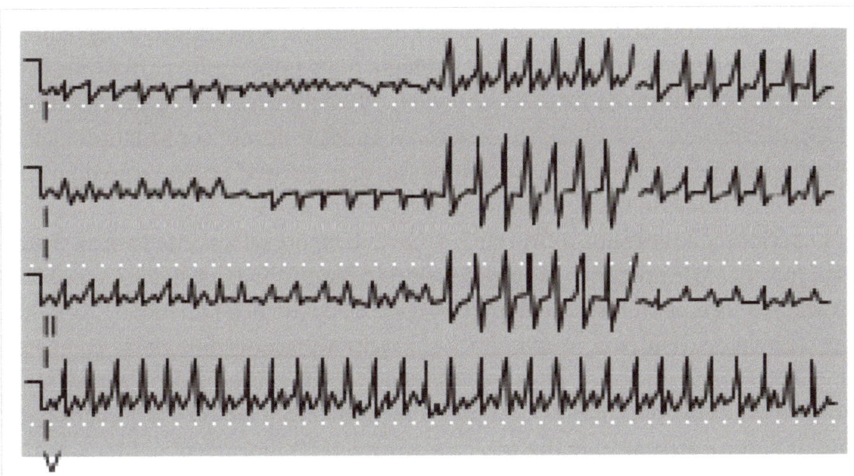

FIGURA 2 *Flutter* atrial em um recém-nascido com frequência atrial de 375 bpm e ventricular de 185 bpm. Note o aspecto em serrote das ondas P e condução AV > 1:1 .

Fonte: Hanash e Crosson, 2010.[4]

o controle da frequência cardíaca por meio de betabloqueadores ou bloqueadores do canal do cálcio, ou o controle do ritmo cardíaco com antiarrítmicos.

SÍNDROME DO QT LONGO

A síndrome do QT longo pode ocorrer de forma congênita por causa das mutações em genes que transcrevem proteínas estruturais dos canais iônicos envolvidos na condução do potencial de ação miocárdico, resultando em retardo da repolarização ventricular, ou adquirida: induzida por alterações eletrolíticas ou medicações – antiarrítmicos, antibióticos, antifúngicos e antipsicóticos. É uma doença relativamente incomum e heterogênea, pois a mesma mutação pode apresentar diferentes fenótipos em uma mesma família, ou seja, possui expressividade variável, desde morte súbita, síncope e até portadores assintomáticos.[11]

As arritmias na síndrome do QT longo, especialmente a TV polimórfica ou *torsades de pointes*, são frequentemente precipitadas por mudanças no tônus autonômico, o que torna o período perioperatório de especial risco para essas crianças. Concomitante a isso, durante a cirurgia, podem ocorrer fatores que contribuem para o desenvolvimento de arritmias, como hipotermia, alterações eletrolíticas e administração de fármacos que prolongam o intervalo QT.

Por ser relativamente rara (1:2.500), há poucas evidências sobre o manejo perioperatório desses pacientes. O risco estimado por estudos de uma pessoa com síndrome do QT longo desenvolver arritmia durante um procedimento cirúrgico é de cerca de 2-3%.[11]

Desde a década de 1970, observou-se que o uso de betabloqueadores reduz o risco de desenvolver arritmias e é a estratégia mais importante para minimizar o risco perioperatório de *torsades de pointes*. O não fornecimento de uma única dose pode ter repercussão clínica. Assim, as famílias devem ser instruídas a dar a medicação mesmo no dia do procedimento, uma vez que a orientação do jejum pode levar à omissão de medicações de uso contínuo.

O período que antecipa a cirurgia é conhecidamente estressante para a criança e sua família. Minimizar os fatores de estresse bioquímico e fisiológico reduz a ativação do sistema simpático e diminui o risco de desenvolver arritmias. Portanto, deve-se evitar a desidratação da criança com jejuns prolongados, tentar combater o medo por meio do uso de ferramentas como *tablets* e brinquedos, considerar o uso de medicação pré-anestésica, usar técnicas de bloqueio ou analgésicos para reduzir a dor e atentar para distúrbios eletrolíticos (hipocalcemia, hipocalemia e hipomagnesemia).

A escolha da técnica anestésica deve levar em consideração o risco de prolongamento do intervalo QT e propensão a TV polimórfica induzida por algumas drogas. Minimizar a exposição a medicações que podem prolongar o intervalo

QT faz parte da estratégia para uma anestesia segura. Os anestésicos voláteis conhecidamente prolongam o intervalo QT, entretanto isso não significa que sejam torsadogênicos. Recentemente, a ondansetrona tem sido alvo de preocupação, porém não foi encontrada associação entre essa a sua administração e *torsades de pointes.*[11] A cetamina deve ser evitada devido ao efeito simpaticomimético. A succinilcolina causa prolongamento do intervalo QT, portanto não deve ser usada. Entre os opioides, deve-se evitar o uso da metadona.[12]

TAQUICARDIA VENTRICULAR

A TV é uma taquiarritmia de complexo QRS largo que pode levar adultos e crianças a morte súbita. É rara e representa cerca de 6% das crianças acompanhadas em ambulatório por taquicardias. É definida pela presença de três ou mais batimentos repetidos que se originam dos ventrículos, com frequência pelo menos 10% maior que a basal. A TV é incomum em crianças e, quando sustentada (> 30 segundos), usualmente é manifestação de uma doença estrutural cardíaca. A frequência ventricular pode variar de próximo do normal a mais de 200 bpm. Frequências ventriculares rápidas comprometem o enchimento ventricular, a fração de ejeção e o débito cardíaco, podendo se deteriorar para TV sem pulso ou fibrilação ventricular.

A maioria das crianças que desenvolve TV apresenta alguma doença cardíaca de base ou foi submetida à cirurgia cardíaca. Outras alterações associadas incluem a síndrome do QT longo, miocardite ou cardiomiopatia. Pode haver histórico de morte súbita, sugestivo de cardiomiopatia hereditária ou mutação dos canais iônicos na família. Outras causas incluem distúrbios eletrolíticos (hipercalemia, hipocalcemia ou hipomagnesemia) e toxicidade farmacológica.[5]

A abordagem clínica primária deve avaliar a presença de pulso. Pacientes sem pulso devem ser desfibrilados imediatamente e iniciado o suporte avançado de vida (ACLS/PALS). Já em pacientes com pulso, deve-se fazer a cardioversão química ou elétrica. A cardioversão química consiste na administração da dose de ataque de amiodarona de 5 $mg.kg^{-1}$ em 20-60 minutos, seguida da dose de manutenção 10-15 $mg.kg^{-1}.dia^{-1}$. Outro antiarrítmico de escolha é a procainamida, na dose de 15 $mg.kg^{-1}$ em 30 a 60 minutos. Jamais devem ser utilizadas juntas, pelo risco de degeneração para TV polimórfica. A cardioversão elétrica consiste na administração de choques sincronizados inicialmente com carga de 0,5-1 $J.kg^{-1}$, seguidos de 2 J.kg caso haja persistência do quadro.[10]

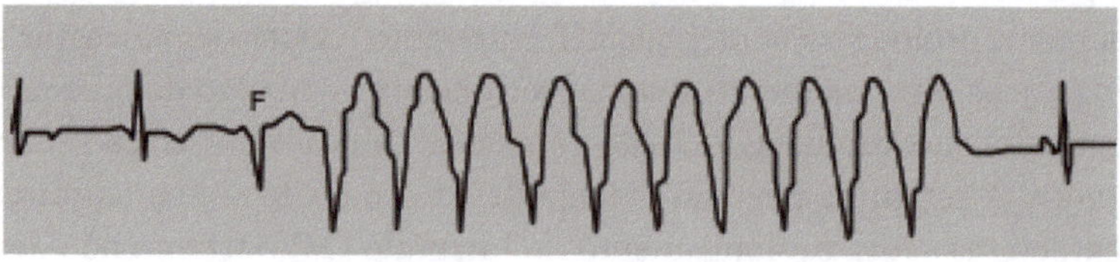

FIGURA 3 Taquicardia ventricular não sustentada. Apresenta QRS largo (> 0,09 segundo ou 90 milissegundos), onda P não identificável e onda T de polaridade oposta ao QRS.

Fonte: PALS Algorithms 2024.[10]

BRADIARRITMIAS

Na população pediátrica, a bradicardia é manifestada normalmente por bradicardia sinusal ou bloqueios atrioventriculares. A bradicardia é definida por uma frequência cardíaca abaixo do limite inferior da normalidade para a idade. É um sinal de PCR iminente, principalmente quando associada a hipotensão e/ou hipoperfusão. A hipoxemia é a principal causa de bradicardia sintomática em crianças. Causas frequentes de hipoxia tecidual levando à bradicardia incluem insuficiência respiratória e obstrução de vias aéreas superiores e inferiores.

Existem inúmeras causas de bradicardia na população pediátrica, desde causas congênitas, como doença do nó sinusal, metabólicas (alterações eletrolíticas, hipotireoidismo, hipotermia), imunológicas (anticorpos maternos relacionados ao lúpus eritematoso sistêmico e síndrome de Sjögren) e medicamentosas (fentanila, betabloqueadores, neostigmina, alfa-2-agonistas).[13]

A bradicardia primária é decorrente de condições cardíacas congênitas ou adquiridas que retardam a velocidade de despolarização espontânea das células do marca-passo cardíaco ou retardam sua propagação por meio do sistema de condução cardíaca. Podemos citar, como exemplos, doença do nó sinusal, lesão cirúrgica no sistema de condução ou células responsáveis por gerar impulsos, miocardite e cardiomiopatia. Já a bradicardia secundária é resultado de condições não cardíacas que alteram a função normal do coração. São inúmeras causas, e seu tratamento requer agir na causa desencadeante.[13]

Durante o período intraoperatório, uma das causas mais frequentes de bradicardia sinusal é o aumento do tônus vagal por tração de músculos extraoculares (reflexo oculocardíaco) ou tração peritoneal. Nesses pacientes, o estímulo cirúrgico deve ser interrompido e avaliar a possibilidade de administrar anticolinérgicos.

Em bradicardias primárias estáveis, o paciente deve ser encaminhado para um especialista e prosseguir investigação. Em pacientes com instabilidade hemodinâmica, além das manobras de reanimação (oxigenação, ventilação, compressões torácicas), deve ser iniciado o tratamento medicamentoso com epinefrina 0,01 $mg.kg^{-1}$ a cada 3-5 minutos até o retorno da circulação espontânea. A atropina deve ser reservada para casos de bradicardia causada por aumento do tônus vagal, toxicidade farmacológica colinérgica ou bloqueio atrioventricular total (dose de 0,02 $mg.kg^{-1}$, podendo ser repetida uma vez após 5 minutos). Por fim, deve-se considerar a estimulação cardíaca temporária.

BLOQUEIOS ATRIOVENTRICULARES

Os bloqueios atrioventriculares acontecem por falha ou omissão de propagação do impulso atrioventricular, usualmente no nodo atrioventricular. Isso pode acontecer no contexto de uma doença intrínseca, isquemia cardíaca perioperatória, alterações eletrolíticas, tônus vagal aumentado ou iatrogênica.[13]

O bloqueio atrioventricular de primeiro grau é definido pelo atraso de condução do estímulo do átrio para o ventrículo, resultando em um intervalo PR prolongado a cada ciclo cardíaco com a sequência P-QRS-T preservada. Em crianças, o intervalo PR é variável com a idade, portanto deve-se consultar quais são os limites da normalidade para cada faixa etária.

O bloqueio atrioventricular de segundo grau é classificado em "Mobitz" tipo 1 ou "Wenckebach" e "Mobitz" tipo 2. No segundo grau tipo "Mobitz" 1, ocorre alentecimento progressivo da condução por meio do nodo atrioventricular, e a onda P final não é conduzida. Isso resulta na perda do complexo QRS. As séries "Wenckebach" subsequentes podem ter outras razões P:QRS, com 2:1, 3:2 ou 4:3. No tipo "Mobitz" 2, há uma sequência de complexos P:QRS normais seguidos de

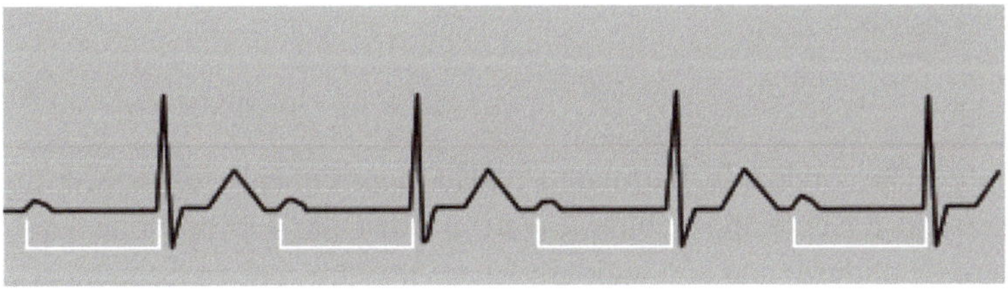

FIGURA 4 Bloqueio atrioventricular de primeiro grau. Observa-se a estrutura P-QRS-T preservada com intervalo PR prolongado.

Fonte: PALS Algorithms 2014.[14]

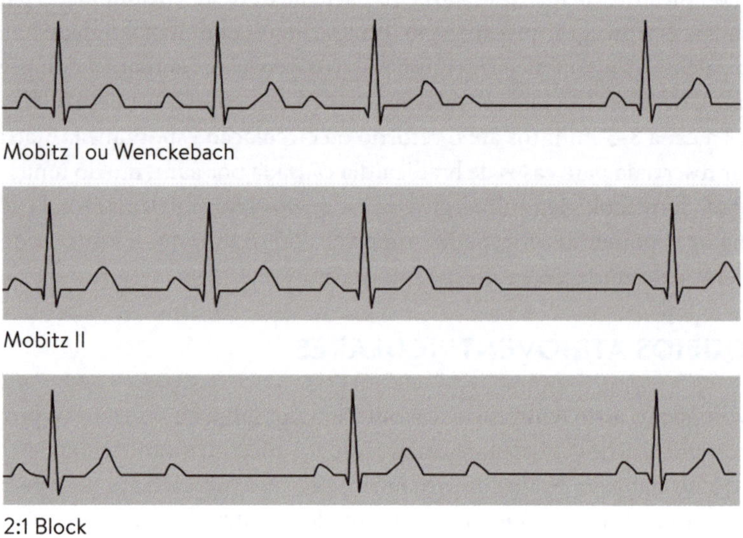

FIGURA 5 Bloqueio atrioventricular de segundo grau. Observam-se as variações da estrutura P-QRS-T nos diferentes tipos de bloqueio de segundo grau.

Fonte: PALS Algorithms 2024.[14]

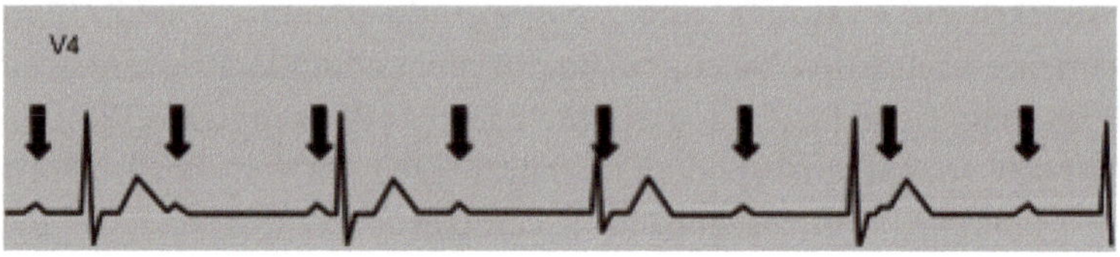

FIGURA 6 Bloqueio atrioventricular total. Observa-se que não existe relação entre as ondas P e os complexos QRS. Nenhuma onda P é propagada para os ventrículos.

Fonte: PALS Algorithms 2024.[14]

uma onda P não conduzida. Entretanto, não há alentecimento progressivo do nodo atrioventricular. Nesse tipo de bloqueio atrioventricular, é importante determinar o número de ondas P não conduzidas (3:1, 4:1), assim como a frequência ventricular, e atentar para a possível progressão para um bloqueio atrioventricular total.

O bloqueio atrioventricular total é o bloqueio completo da transmissão de impulsos pelo nodo atrioventricular. O estímulo elétrico surge no nó sinusal, porém não consegue se propagar. O nó atrioventricular ou as células juncionais podem assumir a função de marca-passo.

Apesar de a classificação ser importante, podemos separar os tipos de bloqueio em duas categorias: de baixo grau (primeiro grau, "Mobitz" tipo 1, "Wenckebach") e de alto grau ("Mobitz" tipo 2 e total). Essas duas categorias auxiliam a diferenciar a gravidade do paciente. Os bloqueios de alto grau estão associados a doenças cardíacas estruturais (aproximadamente 30% das crianças com bloqueio atrioventricular total apresentam algum defeito estrutural). Na ausência de causas estruturais, estão relacionados a doenças maternas do tecido conjuntivo, miocardite, isquemia perioperatória ou traumáticas após procedimentos cirúrgicos cardíacos.[15]

Na vigência de um bloqueio atrioventricular novo durante a anestesia, é fundamental questionar se alguma droga utilizada poderia prolongar o intervalo PR (digoxina, bloqueadores do canal de cálcio). A maioria dos distúrbios de condução adquiridos se deve a causas infecciosas, inflamatórias ou toxicológicas. Tratando-se de causas farmacológicas, é recomendado suspender imediatamente a medicação e avaliar possível reversão do fármaco.[13]

O manejo inicia-se sempre com avaliação da via aérea, respiração e circulação. A grande maioria dos pacientes não requer tratamento de urgência. A realização do ECG vai auxiliar a descobrir o tipo de escape de ritmo presente. O tratamento farmacológico é indicado se a criança apresenta sinais de baixo débito cardíaco. Fármacos com ação inotrópica positiva como dopamina, adrenalina ou atropina podem ajudar, porém costumam apresentar resposta inferior à esperada. Atualmente, prefere-se o uso de marca-passos transitórios ou até implantes definitivos, pois são bem tolerados, efetivos e reduzem a morbidade durante o procedimento cirúrgico.[13]

FLUXOGRAMAS

Para sistematizar as condutas diante de taquiarritmias e bradicardias, seguem dois fluxogramas que devem ser consultados em caso de dúvidas.

CONSIDERAÇÕES FINAIS

Apesar de as arritmias serem pouco frequentes na população pediátrica, algumas delas podem trazer consequências indesejáveis se não tratadas imediatamente. No contexto de uma anestesia geral, isso é ainda mais importante. Portanto, seu reconhecimento e tratamento adequados são fundamentais para um bom desfecho.

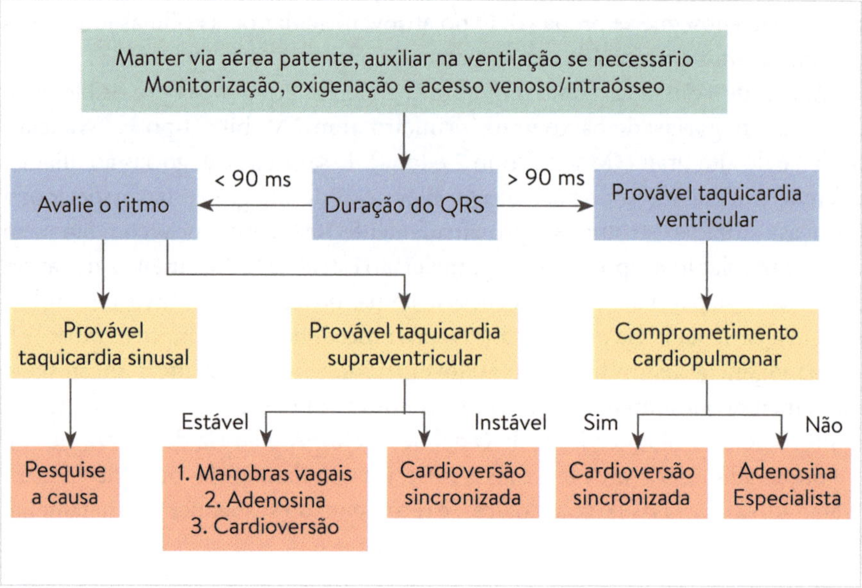

FIGURA 7 Taquiarritmia.

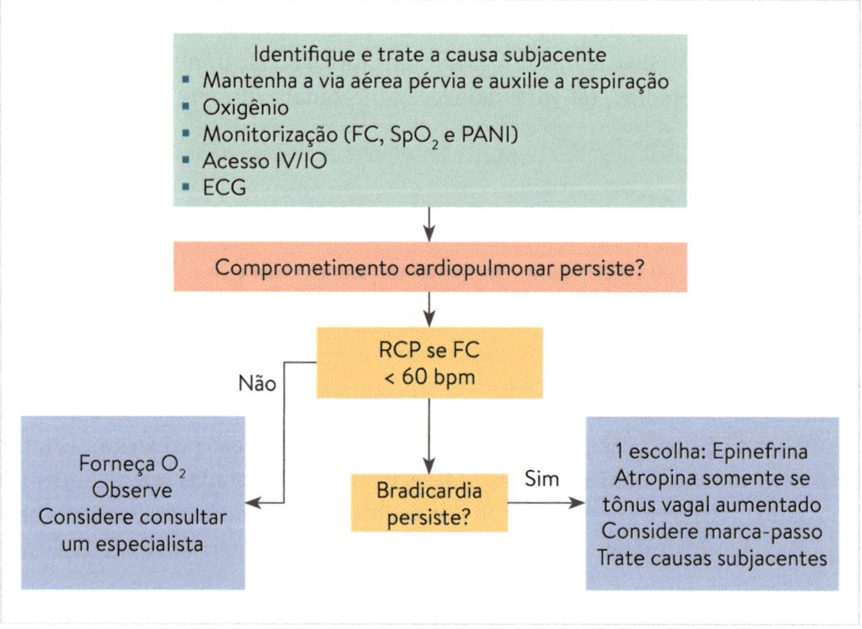

FIGURA 8 Bradicardia.

REFERÊNCIAS BIBLIOGRÁFICAS

1. Brugada J, Blom N, Sarquella-Brugada G, Blomstrom-Lundqvist C, Deanfield J, Janousek J, et al. Pharmacological and non-pharmacological therapy for arrhythmias in the pediatric population: EHRA and AEPC-Arrhythmia Working Group joint consensus statement. Europace. 2013;15(9):1337-82.
2. Paul T, Bertram H, Bokenkamp R, Hausdorf G. Supraventricular tachycardia in infants, children and adolescents. Paediatric Drugs. 2000;2(3):171-1.
3. Cohen MM, Cameron CB, Duncan PG. Pediatric anesthesia morbidity and mortality in the perioperative period. Anesth Analg. 1990;70:160-7.
4. Hanash CR, Crosson JE. Emergency diagnosis and management of pediatric arrhythmias. J Emerg Trauma Shock. 2010;3(3):251-60.
5. Methangkool E, Howard-Quijano K, Mahajan A. Cardiac dysrhythmias understanding mechanisms, drug treatments, and novel therapies. Adv Anesth. 2018;36(1):181-99.
6. Ludormirsky A, Garson Jr A. Supraventricular tachycardias. In: Gillette Jr A, editor. Pediatric arrhythmias: electrophysiology and pacing. Philadelphia: WB Saunders; 1990. p. 380-426.
7. Vichy, L, Zeigler RN. Pediatriac Arrhythmias resulting in hemodynamic compromise. Crit Care Nurs Clin North Am. 2005;17(1):77-95.
8. Magalhães LP, Guimarães ICP, Melo SL, Mateo EIP, Andalaft RB, Xavier LFR, et al. Diretriz de arritmias crdíacas em crianças e Cardiopatia congênitas SOBRAC e DCC – CP. Arq Bras Cardiol. 2016;107(1Supl.3):1-58.
9. Kellermann B, Bope ET. Conn's current therapy. Philadelphia: Elsevier; 2018. p. 149-53.
10. United Medical Education. PALS Algorithms 2024. Disponível em: https://www.acls-pals-bls.com/algorithms/pals/#tachycardias
11. Whyte SD, Nathan A, Myers D, Watkins SC, Kannankeril PJ, Etheridge SP, et al. The safety of modern anesthesia for children with long QT syndrome. Anesth Analg. 2014;119(4):932-8.
12. Heemskerk C, Pereboom M, van Stralen K, Berger FA, van den Bemt PMLA, Kuijper AFM, et al. Risk factors for QTc interval prolongation. Eur J Clin Pharmacol. 2018;74(2):183-91.
13. Saleh F, Greene EA, Mathison D. Evaluation and management of atrioventricular block in children. Curr Opin Pediatr. 2014;26(3):279-85.
14. United Medical Education. PALS Algorithms 2024. Disponível em: https://www.acls-pals-bls.com/algorithms/pals/#bradycardia
15. Baruteau A-E, Perry JC, Sanatani S, Horie M, Dubin AM. Evaluation and management of bradycardia in neonates and children. Eur J Pediatr. 2016;175(2):151-61.
16. Rolf N, Cote CJ. Persistent cardiac arrhythmias in pediatric patients: effects of age, expired carbon dioxide values, depth of anesthesia, and airway management. Anesth Analg. 1991;73:720-4.

15

Intoxicação por anestésicos locais em anestesia pediátrica

Eneida Maria Vieira
Rodrigo Moreira e Lima
Teófilo Augusto Araújo Tiradentes

DESTAQUE DO TEMA

1. A anestesia geral não somente aumenta o risco de intoxicação por anestésicos locais (ISAL) como também mascara os sinais e sintomas iniciais como parestesia perioral, zumbido, gosto metálico, alterações visuais, tontura e sonolência e/ou alterações da frequência cardíaca ou hipotensão arterial.
2. A bupivacaína é o anestésico local mais tóxico, responsável por 67% do total de intoxicação.
3. A prevenção envolve três faces: evitar e/ou reconhecer a injeção intravascular direta de AL, diminuir a absorção sistêmica de AL a partir dos tecidos e conscientizar os pacientes com fatores de risco aumentados.

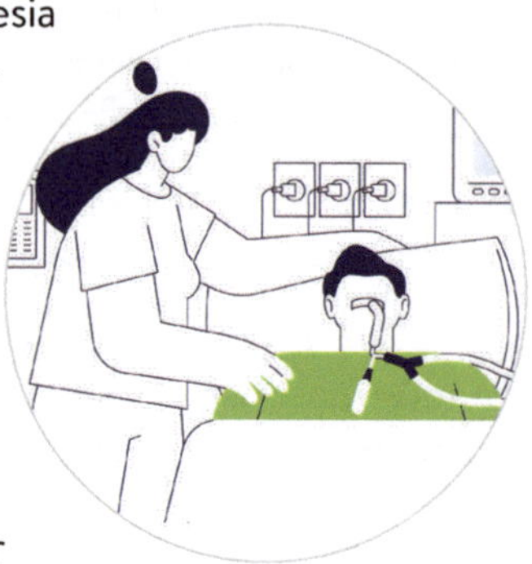

INTRODUÇÃO E EPIDEMIOLOGIA

A anestesia regional é uma técnica anestésica consagrada para anestesia e analgesia no período intraoperatório e pós-operatório, sendo uma técnica de escolha de muitos profissionais para propiciar analgesia adequada aos pacientes durante a recuperação da cirurgia. As técnicas variam desde o bloqueio em neuroeixo até bloqueios de nervos periféricos e, mais recentemente, bloqueios faciais, contínuos ou não. Porém, os anestésicos locais (AL) podem causar intoxicação sistêmica severa, particularmente na população pediátrica, com mortalidade de 4,3%-10% dos casos em adultos.[1] Em crianças, nos últimos 10 anos, não há relatos de morte ou lesões permanentes devido à intoxicação por AL.[1] Com o avanço do ultrassom guiado nas técnicas de anestesia regionais e em bloqueios de nervos periféricos em crianças, tem aumentado significativamente o uso de AL.

A anestesia regional em crianças está associada a uma baixa incidência de complicações. Quando comparamos a incidência de intoxicação por AL (ISAL) em crianças e em adultos, observa-se que a incidência de ISAL é maior em adultos (2,7:10.000). De acordo com dados publicados pela *Practice advisory on the prevention and management of complications of pediatric regional anesthesia* da American Society of Regional Anesthesia (ASRA-2022), com dados extraídos do PRAN (Pediatric Regional Anesthesia Network) *database*, a incidência de ISAL em crianças é realmente baixa. Após avaliação de mais de 104.393 bloqueios realizados em 91.701 pacientes, houve 20 casos de ISAL, uma incidência 0,76:10.000. Houve somente 7 casos de parada cardíaca ou convulsões após administração de *bolus* de AL, a maioria em lactentes de 1-5 meses. Houve 11 casos com sinais sem gravidade de ISAL, que se resolveu com a parada da administração de AL.[2]

A French-Language Society of Paediatric Anaesthesiologists (ADARPEF) avaliou que a incidência de ISAL em crianças, em 2010, foi de 1,6:10.000 para bloqueios de nervos periféricos e 13:10.000 para bloqueios neuroaxiais, excluindo raquianestesia. A PRAN e a ADARPEF *databases* não incluem ISAL por não- anestesiologistas.[1] Segundo Suresh et al. (2017), dados coletados pelo grupo Pediatric Regional Anesthesia Network Investigators, com o objetivo de investigar doses usadas nas anestesias regionais em crianças, identificaram grande variabilidade nas doses de AL, de 5 a 10 vezes dependendo do bloqueio.[3]

A ASRA e a ESRA (European Society of Regional Anaesthesia) têm trabalhado juntas para desenvolver, propagar, treinar e atualizar *guidelines*, com a intenção de diminuir não somente o uso de doses tóxicas de AL, mas também o uso de doses que podem resultar em falta de eficácia da anestesia regional em crianças.[4]

FATORES DE RISCO

A ISAL permanece como um evento grave apesar dos avanços na prevenção, diagnóstico e tratamento. Sendo assim, a identificação dos pacientes com fatores de risco se torna de grande importância no que envolve a prevenção dessa complicação. A ASRA expõe que uma variedade de fatores influencia a predisposição e severidade da ISAL, incluindo fatores de risco individuais do paciente, medicações em uso, local do bloqueio e técnica usada, AL utilizado e dose, tempo decorrido até o diagnóstico e o tratamento adequado.[5]

Segundo o *Practice advisory on the prevention and management of complications of pediatric regional anesthesia* da American Society of Regional Anesthesia (ASRA-2022), crianças menores de 1 ano, particularmente os neonatos, são mais suscetíveis à ISAL, e a detecção do quadro clínico também é mais difícil.[2] Uma revisão sistemática de 2021 avaliou que 55% das crianças tinham menos que 1 ano e 23% delas eram menores de 6 meses.[1] Baseado em observações recentes de que grande parte da dose de AL usada é absorvida e fica estocada nos músculos, conclui-se que paciente com menos massa muscular tem um risco maior à ISAL. Os dados publicados pela Pediatric Regional Anesthesia Network Investigators confirmam que crianças menores de 6 meses têm 6 vezes maior risco de ISAL, com desfechos graves do que crianças de outras idades.[5]

A maioria das crianças está anestesiada ou sedada antes da realização do bloqueio neuroaxial ou de nervos periféricos. A anestesia geral não somente aumenta o risco de ISAL como também mascara os sinais e sintomas iniciais como parestesia perioral, zumbido, gosto metálico, alterações visuais, tontura e sonolência e/ou alterações da frequência cardíaca ou hipotensão arterial.[2]

As características individuais físico-químicas dos AL também adicionam riscos aos pacientes. A bupivacaína é o AL mais tóxico, responsável por 67% do total de intoxicação e,[1] em um cenário de ISAL e PCR, o mais difícil de reanimação, apesar de todos os AL terem características de toxicidade, mesmo os mais "seguros", como lidocaína e ropivacaína (26% e 21%, respectivamente, do total dos eventos). Na presença desses AL mais "seguros", especula-se que os profissionais se tornam menos vigilantes com relação às doses tóxicas e aos passos principais que conferem segurança aos procedimentos. Além do mais, em doses equipotentes, a ropivacaína, mais utilizada clinicamente, apresenta toxicidade similar à da bupivacaína.[5]

Novos eventos envolvendo séries de casos de ISAL na população pediátrica chamam atenção para os bloqueios penianos, presentes em 25% dos casos. Dados recentes de 2021 ainda mostram a tendência de os bloqueios penianos serem preponderantes nas causas de ISAL, com 35% das causas, seguidas de 25% pelos bloqueios causais e 12% pelas infiltrações locais.[1] É recomendável a implementação de políticas institucionais incluindo as doses usadas e de mudanças de técnica em relação aos bloqueios penianos.[5]

Sobre os AL, ISAL ocorreu com maior incidência após uso de bupivacaína (67%), o mais cardiotóxico dos AL. Pelo menos 15% das ISAL envolveram infusão contínua de AL, e a maioria dos episódios apareceu de 1 a 4 dias após o início da infusão. Frequentemente os sintomas iniciais de intoxicação e alterações hemodinâmicas ocorreram de formas sutis.[5]

Há ainda uma preocupação com relação aos profissionais não anestesiologistas que utilizam AL e ao local em que os casos de ISAL têm ocorrido. Pelo menos 20% dos casos ocorreram fora do ambiente hospitalar, metade deles por não anestesiologistas. A ocorrência de ISAL após infiltração subcutânea simples de AL envolveu 20% dos eventos com não anestesiologistas.[5] Os anestesiologistas utilizam doses baixas de AL – em geral, somente o suficiente para o bloqueio, bem abaixo da dose máxima. Já os cirurgiões utilizam a dose máxima recomendada. Dentistas e demais profissionais são mais propensos a utilizarem grandes doses além do recomendado.[1]

TABELA 1 Fatores de risco para intoxicação por anestésicos locais

Características dos pacientes
Extremos de idade – em crianças menores que 6 meses.
Menor volume de massa muscular – particularmente recém-nascidos, lactentes e idosos debilitados.
Mulheres têm maiores riscos que homens.
Comorbidades: ▪ Doença cardíaca, especialmente disritmias, anormalidades da condução, isquemia e insuficiência cardíaca congestiva. ▪ Doença hepática. ▪ Doenças metabólicas, especialmente *diabetes mellitus*, acidose, doenças mitocondriais e deficiência de carnitina. ▪ Doenças no sistema nervoso central. ▪ Baixa dosagens de proteínas plasmáticas – doença hepática, desnutrição, crianças e grávidas.
Características dos anestésicos locais
A bupivacaína tem a menor margem de segurança e ressuscitação e é mais difícil em um contexto de ISAL, mas anestésicos locais como a ropivacaína e lidocaína ainda têm lugar, com proporção significativa nos eventos de ISAL.
O local do bloqueio, dose total do anestésico local, dose-teste e as comorbidades do paciente são fatores confiáveis de que os anestésicos locais podem atingir altos níveis plasmáticos.
Infusões de anestésicos locais são particularmente problemáticas após 1-4 dias e podem ser prejudiciais em pacientes com baixa porcentagem de massa muscular corporal.
Convulsões em até 5 minutos são mais prováveis em um contexto de bloqueio de nervos periféricos do que em anestesia peridural.
Informações práticas
Até 20% das ISAL ocorrem em um contexto extra-hospitalar.
Profissionais não anestesiologistas estão envolvidos em até 50% dos casos de ISAL.

Muitos estudos feitos em adultos confirmaram que há redução de até 65% de ISAL com o uso do ultrassom para realização de bloqueios de nervos periféricos, porém estudos semelhantes em crianças ainda não temos, mas os benefícios parecem ser iguais. Bloqueios penianos e neuroaxiais, os mais comuns em crianças, ainda são feitos por marcos anatômicos, porém já há descrições mostrando que há benefícios ao serem realizados utilizando o ultrassom.[1]

FISIOPATOLOGIA

O mecanismo básico de ação dos AL é a ligação da porção intracitoplasmática dos canais de Na^+, impedindo a alteração da conformação do canal e, assim, a despolarização da fibra nervosa. A ligação dos AL aos canais de Na^+ presentes no sistema nervoso central e cardiovascular é o mecanismo intrinsecamente responsável pela intoxicação dessa classe de drogas.

As crianças apresentam características próprias que alteram a farmacocinética e a farmacodinâmica dos AL. Os AL são metabolizados pelo citocromo P450. A principal isoforma envolvida no processo é a CYP3A4 para a lidocaína e bupivacaína e CYP1A2 para ropivacaína. A CYP3A4 não está completamente formada ao nascimento, mas é parcialmente substituída pela CYP3A7. Com 1 mês de idade, o *clearance* da bupivacaína é de apenas 1/3 dos adultos e 2/3 aos 6 meses. CYP1A2 não é completamente madura antes dos 3 anos.

O *clearance* da ropivacaína não atinge o máximo antes de 8 anos. A farmacocinética dos compostos S- e R-enantiômeros dos AL se comporta de forma muito semelhante, e as leves diferenças que têm sido descritas, sem nenhuma consequência clinicamente visível.[4]

Volumes de distribuição de AL em recém-nascidos e lactentes são maiores em comparação com os adultos, diminuindo o risco de concentrações elevadas após uma única dose, sem ocorrer o mesmo com múltiplas injeções. O maior volume de distribuição de AL em crianças reduz os picos de concentração plasmática com dose única em *bolus*. No entanto, o risco de acumulação de drogas após uma infusão contínua ou várias injeções é maior. O volume de distribuição da ropivacaína é menor que o da bupivacaína em adultos e provavelmente em crianças.[4]

A alfa-1 glicoproteína ácida é a principal proteína que se liga a AL. A concentração de alfa-1 glicoproteínas ácidas é muito baixa no nascimento e aumenta progressivamente durante o primeiro ano de vida, o que explica recém-nascidos e lactentes terem uma fração livre muito maior de AL do que os adultos. A alfa-1 glicoproteína ácida é uma proteína de fase aguda, e sua concentração aumenta rapidamente em estados inflamatórios.[4]

O débito cardíaco elevado em crianças tende a acelerar a absorção dos AL a partir do local depositado, produzindo maiores concentrações plasmáticas e diminuindo a duração da ação, com o risco aumentado de ISAL. Em crianças menores de 2 anos, a dose deve ser reduzida em vista da frequência cardíaca basal mais alta, o que resulta em vulnerabilidade cardíaca à toxicidade pelos AL. Em crianças menores de 1 ano, o risco de toxicidade sistêmica é reforçada por maiores concentrações plasmáticas livres de AL associados a proteínas séricas consistentemente baixas. Esse risco é ainda maior antes dos 6 meses, somando o aparto enzimático do fígado imaturo e especialmente quando infusões contínuas ou doses repetidas de *bolus* são utilizadas.[4]

A duração da raquianestesia é menor em lactentes do que em adultos, provavelmente devido ao maior volume de líquido cefalorraquidiano. De fato, uma relação entre a duração do bloqueio motor e a idade é relatada. Além disso, há um fluxo sanguíneo proporcionalmente maior para a medula espinhal, com uma captação mais rápida de drogas a partir do espaço subaracnoide. Esses fenômenos são mais pronunciados em prematuros em comparação com bebês nascidos a termo.[4]

Os agentes de ação longa, como ropivacaína e levobupivacaína, são menos cardiotóxicos e com intensidade e duração de analgesia semelhantes às da bupivacaína racêmica. A ropivacaína causa bloqueio motor menos intenso do que a bupivacaína racêmica quando feita a anestesia neuroaxial. A levobupivacaína, quando usada para as mesmas indicações, provoca bloqueio motor menos intenso do que a bupivacaína racêmica, sendo a intensidade do bloqueio equivalente ou mais forte que a da ropivacaína. O Quadro 2 descreve o início, a duração de ação e a potência de vários AL em crianças.[4]

TABELA 2 Tempo, duração de ação e potência dos anestésicos locais em crianças

Anestésico local	Tempo de ação	Duração de ação	Potência
Cloroprocaína	Curto	1h30 a 2 horas	1
Lidocaína	Curto	1h30 a 2 horas	1
Bupivacaína	Intermediário	3 horas a 3h30	4
Levobupivacaína	Intermediário	3 horas a 3h30	3,9
Ropivacaína	Intermediário	2h30 a 3 horas	3,3

Fonte: Neal et al., 2018.[5]

Prevenção

A raridade de eventos com a intoxicação sistêmica por AL e o fato de que os episódios podem ocorrer apesar de técnica adequada são argumentos fortes para incentivar a educação e preparação de todos os profissionais que administram AL aos seus pacientes.

A prevenção é o mecanismo primário e de escolha para reduzir a frequência e gravidade da ISAL; uma atenção meticulosa aos pequenos detalhes dos procedimentos é o aspecto mais importante da prevenção. Prevenção é um processo multifatorial, porque nenhuma intervenção elimina o risco. A prevenção envolve três faces: evitar e/ou reconhecer a injeção intravascular direta de AL, diminuir a absorção sistêmica de AL a partir dos tecidos e conscientizar os pacientes com fatores de risco aumentados.[5]

A injeção intravascular deve ser evitada a todo custo, sendo mais bem realizada por orientação de ultrassom, uso criterioso de um marcador intravascular, seguida de aspiração intermitente e injeção incremental do AL através de agulhas e cateteres com base em um tempo de circulação entre as injeções (maior tempo para bloqueio de extremidades e pacientes com fatores de risco).[1-5] Aspiração intermitente para detectar injeção intravascular (alta especificidade mas baixa sensibilidade e falsos negativos em até 57% dos casos) é reportada em até 50% dos casos.[1] Aspiração positiva pode ocorrer em uma faixa de incidência de 0,2%-0,4% a 6,9%.[1] A absorção sistêmica de AL é diminuída através da conscientização de técnicas regionais associadas a captação sistêmica retardada, por meio do prolongamento da absorção como o uso de epinefrina, e usando a menor dose efetiva, que pode ser facilitada pelo uso do ultrassom. Enfatiza-se a conscientização de que a toxicidade do AL é aditiva – por nova dose dele ou de um AL diferente, e se administração da droga se deve por ele ou por um membro diferente da equipe perioperatória. Este último cenário pode ocorrer quando anestesista e cirurgião administram anestesia local durante o cuidado de um paciente.[4]

Novas técnicas anestésicas se expandiram para a prática clínica e incluem bloqueios baseados em planos fasciais, anestesia local por infiltração e liberação de bupivacaína lipossômica (BL). Informações publicadas sobre esses tópicos ainda são limitados, o que dificulta a orientação dessas técnicas.[4]

Estratégias para reduzir a probabilidade de ISAL inclui o uso epinefrina para reduzir a biodisponibilidade do AL, o uso de concentrações menores e, preferencialmente, soluções de AL menos cardiotóxicos, baseando-se em cálculos de dose em peso corporal magro e monitoramento contínuo por 30 a 45 minutos após o procedimento para contabilizar o tempo, até o pico de concentração plasmática do anestésico nos bloqueios tronculares.[4]

Os estudos em humanos publicados sobre BL totaliza apenas alguns pacientes. A droga está clinicamente disponível nos Estados Unidos há apenas 5 anos, e os efeitos farmacológicos e a dinâmica química das formulações lipossômicas são dramaticamente diferentes dos AL em uso atualmente. Com base em tais limitações, a recomendação é que os pacientes que recebem BL tenham o mesmo nível de vigilância que seria dado a qualquer paciente recebendo outro AL.[4]

TABELA 3 Recomendações para a prevenção de intoxicação por anestésicos locais

Não há um único meio que, sozinho, possa prevenir ISAL.
A orientação ultrassonográfica reduz significativamente o risco de ISAL em humanos submetidos ao bloqueio de nervos periféricos. No entanto, relatórios individuais descrevem ISAL apesar do uso de ultrassom. (I, B)
O uso da menor dose efetiva de anestésicos locais (dose = volume x concentração). (I, C)
O uso de aplicações de doses incrementais – administração de pequenos volumes de 3 a 5 mL, com pausas de 15 a 30 segundos entre cada aplicação. Quando usada a abordagem da agulha fixa (ex.: marcos anatômicos, procura por parestesias ou uso de neuroestimulador), o tempo entre as aplicações deve ser o de uma circulação completa – 45 segundos. O tempo de circulação pode aumentar nos bloqueios periféricos ou nos pacientes com débito cardíaco diminuído. O uso de maiores doses necessita de maior tempo de intervalo entre cada aplicação. (I, C)
Aspirar a agulha e o cateter antes de cada aplicação, reconhecendo que há aproximadamente 2% de falso negativo para o diagnóstico de punção intravascular. (I, B)
Ao aplicar doses potencialmente tóxicas de anestésicos locais, o uso de um marcador intravascular é recomendado. Embora a adrenalina não seja o marcador ideal, seus benefícios superam os riscos na maioria dos pacientes: (IIa, B) ▪ A injeção intravascular de adrenalina de 10-15 mcg/mL em adultos aumenta a frequência cardíaca mais que 10 bpm ou mais que 15 mmHg de pressão sistólica na ausência de betabloqueadores, idade avançada ou anestesia geral ou do neuroeixo. ▪ A injeção intravascular de adrenalina de 0,5 mcg/kg em crianças eleva a pressão sistólica acima de 15 mmHg. ▪ Doses subtóxicas de anestésicos locais podem produzir sintomas subjetivos como alterações auditivas, excitação, gosto metálico em pacientes sem pré-medicação.
Profissionais que administram anestésicos locais aos pacientes precisam ter consciência da natureza aditiva da toxicidade desses medicamentos, e o reajuste das doses deve ser feita no intraoperatório após a administração por diferentes profissionais. (II, B)
O risco de ISAL com a realização de bloqueios de nervos periféricos pode ser reduzido usando menores concentrações de anestésicos locais, doses baseadas na massa magra corporal, uso de adrenalina como adjuvante e a observação de, pelo menos, 30-45 minutos após os bloqueios. (I, C)
Pacientes que recebem bupivacaína lipossomal devem ter o mesmo nível de vigilância que qualquer paciente em que são administrados anestésicos locais. (I, C)
A avaliação pré-anestésica deve englobar os pacientes com fatores de risco e os parâmetros para o uso das doses de anestésicos locais. (I, C)

Fonte: Neal et al., 2018.[5]

DIAGNÓSTICO

The Third ASRA Practice Advisory on Local Anesthetic Systemic Toxicity, *Practice advisory on the prevention and management of complications of pediatric regional anesthesia* da *American Society of Regional Anesthesia* (ASRA-2022) e Ramesh et al.

(2021) observaram que 40% dos casos relatados de ISAL não se apresentaram de forma consistente com as descrições clássicas dos livros. Em vez de um complexo inicial de excitação do sistema nervoso central, por exemplo, gosto metálico ou alterações auditivas, seguido de apreensão e, em seguida, colapso cardiovascular, quase metade das apresentações foi considerada "atípica", apresentando sinais isolados (sem evidência de toxicidade no sistema nervoso central) e/ou com atraso na apresentação (mais de 5 minutos após a injeção do AL).[1,2,5]

Embora as taxas de ocorrência variem ligeiramente, nas análises de 2010 a 2024, cerca de um terço dos pacientes apresentam sinais e sintomas combinados no sistema nervoso central/cardiovascular (principalmente convulsões, hipertensão ou hipotensão e alterações eletrocardiográficas). Os pacientes que exibem sintomas cardiovasculares isolados em comparação com sintomas isolados do sistema nervoso central em geral, estavam sob sedação ou anestesia geral, em até 68% dos casos.[1] Outra mudança na apresentação clínica é uma mudança no tempo a partir de sinais e sintomas que aparecem coincidentes com ou dentro de 1 minuto após a administração do AL (injeção intravascular) para apresentações atrasadas por vários minutos 30 ou 60 minutos após a injeção.[1,2,3,5] Essa mudança em direção à apresentação tardia envolve menos injeções intravasculares como consequência da orientação ultrassonográfica, o uso crescente de técnicas locais de infiltração tecidual e/ou aumento do uso de infusão contínua de AL. Essa mudança reforça a orientação anterior de observar pacientes por pelo menos 30 minutos após a injeção de doses potencialmente tóxicas de AL.[5]

Apesar da mudança de padrões na apresentação clínica da ISAL, as recomendações permanecem consistentes. Toxicidade sistêmica de AL pode ser mascarada, e sua detecção requer uma mente aberta e em persistente vigilância. Para enfatizar a dosagem mínima necessária do AL a ser usada e destacar os pacientes com maior risco para o ISAL, as recomendações podem incluir uma discussão sobre o uso de AL durante o período pré-cirúrgico. Isso facilita a conscientização entre todos os membros da equipe perioperatória da dose máxima de AK e a questão da toxicidade aditiva, particularmente por se tratar de AL administrado por diferentes membros da equipe, incluindo não anestesiologistas. Esse período também é uma oportunidade para destacar pacientes com fatores de risco e como eles podem se apresentar com ISAL. Padrões clássicos de apresentação que envolvem sinais subjetivos, apreensão ou parada cardíaca em estreita proximidade com a dosagem do AL nem sempre ocorrem. Quando os pacientes recebem um AL e manifestam uma apresentação tardia de agitação ou depressão do SNC, ou sinais inexplicáveis de comprometimento cardíaco, como hipotensão progressiva ou bradicardia, ISAL devem ser considerados no diagnóstico diferencial.[5]

TABELA 4 Recomendações para o diagnóstico de intoxicação por anestésicos locais

As descrições clássicas de ISAL mostram uma progressão de sintomas subjetivos de excitação do sistema nervoso central (agitação, alterações auditivas, gosto metálico ou início abrupto de sintomas psiquiátricos), seguida por convulsões e depressão do sistema nervoso central (sonolência, coma ou parada respiratória). Perto do final desse *continuum*, os sinais iniciais de toxicidade cardíaca (hipertensão, taquicardia ou arritmias ventriculares) são suplantados pela depressão cardíaca (bradicardia, bloqueio de condução, assistolia, diminuição da contratilidade e hipotensão). No entanto, há uma variação substancial nessa descrição, incluindo: ▪ Apresentação simultânea de toxicidade no sistema nervoso central e cardíaca. ▪ Toxicidade cardíaca sem sinais e sintomas prodrômicos de toxicidade do sistema nervoso central. ▪ Por isso, o profissional deve estar atento à apresentação atípica ou inesperada de ISAL. (I, B)
O momento da apresentação da ISAL é variável. Apresentação imediata (< 60 segundos) sugere injeção intravascular de anestésico local com acesso direto para o sistema nervoso central, enquanto a apresentação de 1-5 minutos sugere injeção intravascular intermitente, injeção nas extremidades inferiores ou atraso na absorção tecidual. Relatos de casos recentes sugerem uma mudança das apresentações tardias de ISAL. Como a ISAL pode se apresentar após 15 minutos e, ocasionalmente, após 60 minutos, os pacientes que recebem doses potencialmente tóxicas de anestésicos locais devem ser monitorados por no mínimo, 30 minutos após a injeção. (I, B)
A variabilidade global dos sinais e sintomas de ISAL, o tempo de início e a associação de comorbidades sugerem que os profissionais devem manter um baixo limiar para considerar o diagnóstico de ISAL em pacientes com apresentações atípicas ou inesperadas após receber mais do que uma dose mínima de anestésico local. (IIa, B)

Fonte: Neal et al., 2018.[5]

TRATAMENTO

O tratamento do ISAL grave é diferente da PCR "tradicional", uma vez que a cardiomiopatia tóxica difere fisiopatologicamente de outras causas de colapso cardiovascular. Inicialmente, ao contrário dos paradigmas contemporâneos de RCP que evitam intervenções respiratórias precoces em favor do suporte cardiovascular, o manejo bem-sucedido das vias aéreas com objetivo de tratamento da hipóxia previne a hipercapnia e acidose, que potencializam o ISAL e impactam negativamente os esforços de reanimação.

O mecanismo de potenciação da intoxicação pode estar relacionado com o aumento da fração livre de AL e/ou piora da função cardíaca. O algoritmo do *Pediatric Advanced Life Support* (PALS) e para tratamento da PCR objetiva tratar sintomaticamente as alterações hemodinâmicas consequentes à lesão cardíaca isquêmica, em geral com o objetivo de melhorar a perfusão coronariana. O tratamento bem-sucedido da ISAL procura efetivamente moderar ou reverter os mecanismos subjacentes da toxicidade do AL.[5]

Evidências recentes indicam que a ação inotrópica da emulsão lipídica só ocorre quando a concentração de AL miocárdica é reduzida abaixo de um limite correspondente às concentrações de bloqueio de canais de Na^+. Isso justifica a importância de reanimação cardiopulmonar (RCP) efetiva para garantir que a perfusão coronariana seja suficiente reduzir os níveis teciduais de AL para obter o benefício máximo da infusão lipídica.[5] Dados recentes de modelos de ratos reforçam a advertência de que a epinefrina, quando necessária, é administrada inicialmente em pequenas doses (1 mcg/kg ou menos) para evitar alteração na troca gasosa pulmonar e aumento da pós-carga.[5]

O uso da emulsão lipídica como antídoto para a ISAL está *off-label*, conforme definido pela Food and Drug Administration (FDA). *The Second ASRA Practice Advisory on Local Anesthetic Systemic Toxicity*, de 2010, sugeria o uso de terapia de emulsão lipídica ao primeiro sinal de arritmia, convulsões prolongadas ou deterioração clínica rápida do paciente. Com base em evidências de que o transporte de lipídios é mais eficaz no início do evento tóxico, quando as concentrações plasmáticas do AL estão no seu auge, a recomendação atual é iniciar a terapia com emulsão lipídica logo após o manejo das vias aéreas em qualquer evento considerado potencialmente grave. Além disso, os efeitos adversos da administração lipídica especificamente como um antídoto para a ISAL parece ser menor e mais limitado do que se acreditava, sendo recomendado fazer a infusão lipídica no contexto inicial da intoxicação. A dose máxima de lipídios foi aumentada para cerca de 12 mL/kg com base nas recomendações da FDA. No entanto, doses lipídicas totais usadas na ressuscitação do ISAL são geralmente muito menores (normalmente cerca de metade) que esse limite. Assim, é importante evitar a administração de uma dose excessiva de lipídios, pois a gordura pode gerar uma sobrecarga perigosa.[5]

The Third ASRA Practice Advisory on Local Anesthetic Systemic Toxicity e *Practice advisory on the prevention and management of complications of pediatric regional anesthesia*, da American Society of Regional Anesthesia (ASRA-2022)3 não alteram as recomendações de uso da emulsão lipídica 20% dos protocolos anteriores. Conclusões "*evidence-based*" e "*clinical advice*":

- Uma vez usada uma técnica adequada e apropriada e respeitadas as recomendações, o risco de ISAL é muito baixo (evidência B2).
- O AL escolhido, respeitando suas doses recomendadas e evitando condições que predispõem a toxicidade (hipoxemia, hipercarbia e acidose), em conjunto com aspiração intermitente ao injetar, seguidos de injeções em alíquotas pequenas combinadas com uso de ultrassom, reduz o risco de ISAL (evidência B3).

- A bupivacaína racêmica precisa ser substituída por alternativas menos cardiotóxicas, como ropivacaína ou levobupivacaína (evidência B1).[2]

Checklist para tratamento da intoxicação por anestésicos locais (IAL)

Controle de convulsões

- Benzodiazepínicos – escolha.
- Evitar altas doses de propofol, especialmente em pacientes com instabilidade hemodinâmica.

Tratamento farmacológico de IAL é diferente de outros cenários de parada cardíaca

- Redução individual dos *bolus* de adrenalina para ≤ 1 mcg/kg.
- Evitar vasopressina, bloqueadores de canal de cálcio, betabloqueadores e outros anestésicos locais.

Pare a injeção do AL

Chame ajuda

- Considerar a terapia com emulsão lipídica ao primeiro sinal de ISAL.
- Chamar pelo *kit* de resgate para ISAL.
- Avisar o time de *bypass* cardiopulmonar do hospital – a ressuscitação pode ser prolongada.

Manejo de via aérea

- Ventilação com O_2 100%.
- Evitar hiperventilação.
- Via aérea avançada caso necessário.

Controle de convulsões

- Benzodiazepínicos – escolha
- Evitar altas doses de propofol, especialmente em pacientes com instabilidade hemodinâmica.
- Tratar hipotensão e bradcardia – se ausência de pulso, iniciar reanimação cardiopulmonar.

TABELA 5 Emulsão lipídica 20% (volume preciso e velocidade de infusão não são cruciais)

Paciente > 70 kg	Paciente < 70 kg
Bolus de 100 mL de emulsão lipídica 20% rapidamente em 2-3 minutos	*Bolus* de 1,5 mL/kg de emulsão lipídica 20% rapidamente em 2-3 minutos
Infusão de emulsão lipídica 200-250 mL em 15-20 minutos	Infusão de emulsão lipídica 20% ~ 0,25 mL/kg/min (peso corporal ideal)
Se o paciente permanecer instável:	
Repetir o *bolus* 1 ou 2 vezes com a mesma dose e dobrar a infusão contínua; esteja ciente da dose limite (12 mL/kg) e aumente a infusão para 0,5 mL/kg/min	
O volume total da emulsão lipídica pode se aproximar a 1 L em ressuscitações prolongadas (ex.: > 30 minutos)	

Continue a monitorização

- Pelo menos 4-6 horas após evento cardiovascular.
- Ou, pelo menos, 2 horas após evento limitado do sistema nervoso central.

Não exceda 12 mL/kg de emulsão lipídica

- Principalmente em adultos pequenos ou crianças.

Redução de risco (seja sensível)

- Usar o mínimo de dose de AL necessário para atingir a extensão desejada e duração de bloqueio.
- Os níveis sanguíneos dos AL são influenciados pelo sítio de infusão e dose. É importante identificar pacientes de risco aumentado para ISAL antes da utilização do AL. Por exemplo, crianças < 6 meses, pacientes pequenos, idade avançada, insuficiência cardíaca, anormalidades de condução cardíaca, ou distúrbios de ritmo cardíaco, doenças metabólicas (p.ex. mitocondrial), doenças hepáticas, concentração baixa de proteínas plasmáticas, acidose e medicações que inibem canais de sódio. Pacientes com baixa fração de ejeção são mais sensíveis a ISAL e podem ser especialmente propensos à elevação dos níveis de AL associados a injeções repetidas.
- Considerar o uso de um marcador farmacológico e/ou dose-teste, por exemplo adrenalina 2,5-5 mcg/mL (total 10-15 mcg). Sabendo as respostas esperadas, início de ação, duração e limitações da "dose-teste" em identificar a injeção intravascular.
- Aspirar a seringa antes de cada injeção enquanto se observa por sangue na seringa ou no tubo.

- Injeção incremental, enquanto se observa por sinais e sintomas de toxicidade entre cada injeção.
- Considerar a discussão da dose de AL como parte da pausa pré-procedimento ou pré-cirúrgico ("*time-out*").

Detecção (seja vigilante)

- Monitorar o paciente durante e após a injeção do anestésico local. Toxicidade clínica pode se apresentar 30 minutos ou mais após a utilização do anestésico.
- Utilização dos monitores padrões preconizados pela ASA (American Society of Anesthesiologists).
- Comunicação frequente com o paciente buscando por sintomas de toxicidade.
- Considerar ISAL em qualquer paciente com alteração do nível de consciência, sintomas neurológicos ou sinais de instabilidade cardiovascular após anestesia regional (p.ex, mudanças em FC, PA, ECG). Considerar ISAL mesmo quando as doses de anestésicos locais são:
  - Pequeno (paciente suscetível),
  - Administração atípica (subcutâneo, mucosa, tópica),
  - Administrada pelo cirurgião, ou
  - Após desinsuflação recente de torniquete.
- Sinais de alteração do sistema nervoso central (podem ser sutis, atípicos ou ausentes)
  - Excitação (agitação, confusão, vocalização, contração muscular e convulsões;
  - Depressão (sonolência, obnubilação, coma e apneia);
  - Não específico (gosto metálico, dormência perioral, diplopia, zumbido e tontura).
- Sinais de alteração do sistema cardiovascular (ocasionalmente a única manifestação de ISAL grave).
  - Inicialmente pode ser hiperdinâmico (hipertensão, taquicardia, arritmias ventriculares); depois:
- Hipotensão progressiva.
- Bloqueio de condução, bradicardia e assistolia.
- Arritmias ventriculares (taquicardia ventricular, *torsades de pointes*, fibrilação ventricular ou assistolia).
- Sedação pode abolir a habilidade do paciente em reconhecer ou relatar os sintomas relacionados com ISAL.

Tratamento

- Componentes sugeridos para o *kit* de ISAL:
  - 1 L (total) emulsão lipídica 20%.
  - Várias seringas e agulhas grandes para administração.
  - Equipos de soro.
  - ASRA/ISAL *checklist*.
- Administrar a emulsão lipídica ao primeiro sinal de um evento de ISAL grave.
- Emulsão lipídica pode ser utilizada para tratar ISAL causado por qualquer AL.
- Doses preconizadas de adrenalina (1 mg) podem piorar a ressuscitação por ISAL e reduzir a eficiência do resgate lipídico. Usar doses menores que as típicas preconizadas pelo ACLS. Ex.: ≤ 1 mcg/kg *bolus*, ou para tratamento de hipotensão.
- Monitorização prolongada (2-6 horas) é recomendada após qualquer sinal de ISAL, pois a depressão cardiovascular devido ao AL pode persistir ou recorrer após o tratamento.
- Se o episódio de ISAL é de curta duração e sem sinais de instabilidade cardiovascular, pode ser considerado proceder com a cirurgia após um período de observação de pelo menos 30 minutos monitorizado.
- Por favor relatar eventos de IAL em: http://www.lipidrescue.org/[5]

REFERÊNCIAS BIBLIOGRÁFICAS

1. Ramesh AS, Boretsky K. Local anesthetic systemic toxicity in children: a review of recent casa reports and current literature. Reg Anesth Pain Med. 2021;46(10):909-14.
2. Ecoffey C, Bosenberg A, Lonnqvist PA, Suresh S, Delbos A, Ivani G. Practice advisory on the prevention and management of complications of pediatric regional anesthesia. J Clin Anesth. 2022;79:110725.
3. Suresh A, De Oliveira Jr. GS. Local anesthetic dosage of peripheral nerve blocks in children: analysis of 40 121 blocks from the Pediatric Regional Anesthesia Network database. Br J Anaesth. 2018;120(2):317-22.
4. Suresh S, Ecoffey C, Bosenberg A, Lonnqvist P-A, Oliveira Jr GS, Casasola OL, et al. The European Society of Regional Anesthesia and Pain Therapy/American Society of Regional Anesthesia and Pain Medicine Recommendations on Local Anesthetics and Adjuvants Dosage in Pediatric Analgesia. Reg Anesth Pain Med. 2018;43(2):211-6.
5. Neal JM, Barrington MJ, Fettiplace MR, Gitman M, Memtsoudis SG, Mörwald EE, et al. The Third American Society of Regional Anesthesia and Pain Medicine Practice Advisory on Local Anesthetic Systemic Toxicity – executive Summary 2017. Reg Anesth Pain Med. 2018;43(2);113-123.
6. Walker BJ, Long JB, Sathyamoorty M, Birstler J, Wolf C, Bosenberg AT, et al. Complications in Pediatric Regional Anesthesia. Anesthesiology. 2018;129(4):721-32.

16

Hipertermia maligna

Eva Marquez Flores
Calim Neder Neto
Vanessa Henriques Carvalho
Tiago Caneu Rossi

DESTAQUE DO TEMA

1. A hipertermia maligna (HM) se desenvolve em pacientes geneticamente suscetíveis que foram expostos a bloqueadores neuromusculares despolarizantes (succinilcolina – Sch) ou a anestésicos inalatórios halogenados.
2. As complicações incluem hipercalemia, acidose metabólica e respiratória, hipocalcemia, rabdomiólise e coagulação intravascular disseminada.
3. Deve-se suspeitar do diagnóstico quando o paciente desenvolve rigidez de masseter, taquipneia, taquicardia ou elevação do $EtCO_2$ em minutos ou horas depois do início do fator desencadeante.
4. O tratamento é realizado com dantroleno endovenoso, resfriamento e medidas de suporte clínico.

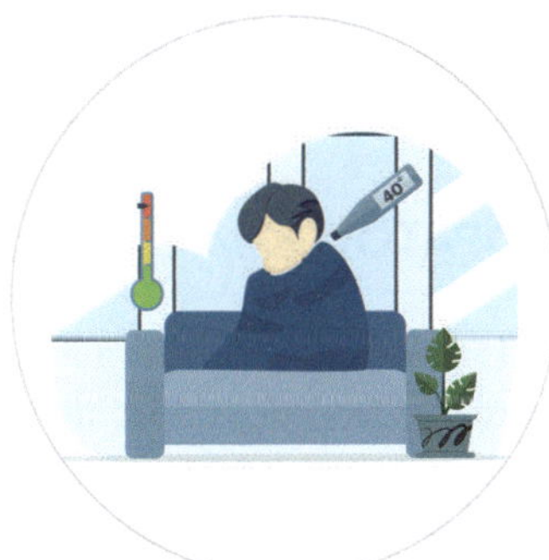

5. Os pacientes que apresentam risco (e familiares) devem ser testados com o teste de contratura *in vitro* ou teste genético, se disponível.

DEFINIÇÃO

A HM é uma desordem farmacogenética de herança autossômica dominante com penetrância incompleta e expressão variável que se apresenta como resposta hipermetabólica anormal a agentes desencadeantes: anestésicos voláteis halogenados, Sch e em alguns casos de situações de estresse, como exercício físico intenso e calor.[1-3] Essa síndrome clínica hereditária é caracterizada por hipercarbia, taquicardia, rigidez muscular, taquipneia, aumento da temperatura central, rabdomiólise, acidose e hipercalemia.[1,2]

EPIDEMIOLOGIA

A incidência clínica da HM é difícil de ser mensurada, visto que várias síndromes clínicas se apresentam de forma semelhante, e frequentemente o manejo anestésico é modificado quando são detectados sinais iniciais sugestivos. Por isso, estima-se que a crise de HM durante anestesia ocorra entre 1:10.000 e 1:250.000 atos anestésicos.[1,4] A prevalência de mutações genéticas na população geral varia de 1:3.000 a 1:8.500.[1]

Acomete principalmente os jovens, com média etária de 18,3 anos.[1] É mais frequente no sexo masculino, com uma relação de 2:1, e todos os grupos étnicos são afetados em todas as partes do mundo.[1]

A mortalidade hospitalar, de 80-90% na década de 1980, chega a ser menor que 5% hoje devido à grande disseminação do conhecimento na área, treinamento de profissionais, diagnóstico precoce e tratamento específico – com o dantroleno, principalmente.[1,5]

FISIOPATOLOGIA

A HM se apresenta com a liberação anormal e descontrolada de cálcio intracelular (Ca^{2+}) pelo retículo sarcoplasmático do músculo esquelético.[1-3] Na contração normal do músculo, o processo de liberação de cálcio do retículo sarcoplásmico começa com a despolarização do sarcolema transmitida via túbulo T ao receptor diidropiridínico (DHPR), que por sua vez ativa o canal de cálcio denominado RYR1 para liberar cálcio.[1,2] O cálcio elevado na crise de HM, decorrente de uma ativação anormal do receptor RYR1, remove a inibição da interação actina-miosina, acarretando metabolismo celular anormal, contração muscular sustentada, aumento do consumo de oxigênio (VO_2), aumento da produção de de gás carbônico (CO_2), hidrólise de ATP e produção de calor.[1,2] A recaptação de cálcio via bomba SR/Ca^{2+}-ATPase (SERCA) faz que a concentração de cálcio intracelular volte a níveis normais e aconteça o relaxamento muscular, porém ela é ineficaz no contexto da crise de HM, apenas gastando energia[1]. Eventualmente, os níveis de ATP são insuficientes para manter a integridade do sarcolema e ocorre liberação de potássio, CPK e mioglobina para a circulação.[1]

DOENÇAS ASSOCIADAS À HIPERTERMIA MALIGNA

Acredita-se que diversas miopatias estejam correlacionadas com a HM.[1,2,6,7] As principais miopatias associadas são aquelas codificadas pelo gene *RYR1*, chamadas de rianopatias.[6] As principais rianopatias conhecidas são:[6,7]

- Doença do núcleo central (CCD): miopatia rara não progressiva, caracterizada por hipotonia e fraqueza muscular em diversos graus de acometimento.
- Miopatia multiminicore (MMD): miopatia de início precoce, acometendo principalmente as musculaturas bulbar, respiratória e extraocular.
- Síndrome de King-Denborough: miopatia caracterizada por alterações esqueléticas, fácies dismórficas, criptorquismo, atraso do desenvolvimento motor, hipotonia e fraqueza proximal.
- Miopatia nativo-americana: fraqueza congênita, fenda palatina, fácies miopática, baixa estatura e ptose.
- Paralisia periódica: momentos de paralisia ou hipotonia grave devido a variações do potássio sérico.
- HiperCKemia idiopática: aumento sérico de CPK sem outros achados.

Estudos estimam que exista 30% de correlação entre rianodinopatias e a HM. Por se considerar uma porcentagem alta de concomitância, esses indivíduos devem ser considerados suscetíveis a HM até que se realize o teste de contratura muscular *in vitro*.[6]

Pacientes com fadiga muscular devem ser considerados para a investigação de HM, muitas vezes identificados na avaliação pré-anestésica. Diversas miopatias se manifestam inicialmente com fadiga muscular, não sendo diagnosticadas previamente.[8]

GATILHOS PARA HIPERTERMIA MALIGNA

A vasta maioria dos casos de HM ocorre enquanto o paciente está recebendo um agente volátil (halotano, enflurano, isoflurano, sevoflurano ou desflurano) com ou sem a administração de Sch. Também já foi reportada seguida da administração de Sch na ausência de um agente volátil (para facilitar uma intubação orotraqueal ou tratar um laringoespasmo). Assim como durante ou na saída de circulação extracorpórea. Alguns casos fatais de HM desenvolveram-se após exposição a calor intenso ou exercício extenuante – estes, muitas vezes, com achados prévios de mutação positiva no receptor de rianodina (RYR1) ou subsequente diagnóstico pós-óbito.[9]

DIAGNÓSTICO

O diagnóstico da crise aguda de HM é clínico. A crise pode acontecer em qualquer momento durante a anestesia, assim como no período de pós-operatório imediato; o mais comum é a ocorrência nos primeiros minutos após a exposição ao agente desencadeante.[1,2,5,10]

A reação pode acontecer após a primeira exposição, porém geralmente ocorre após três exposições. Logo, o paciente pode já ter recebido agentes desencadeantes sem manifestar crises. Desse modo, o histórico não é fator excludente.[1]

Os sintomas podem variar de acordo com a intensidade da crise, da forma fulminante a quadros abortivos.[1,2] Nem sempre a hipertermia é a manifestação inicial ou proeminente do quadro. A variabilidade na ordem e no tempo desses sinais, às vezes, faz o diagnóstico difícil.[1,2,5,10]

A intensa rigidez de masseter, a ponto de dificultar a intubação traqueal após a administração de Sch, tem sido descrita por preceder muitos episódios de HM, sendo a manifestação mais comum, principalmente em crianças. Aproximadamente 25% dos adultos que apresentam rigidez de masseter são positivos ao teste para HM, portanto, caso a cirurgia seja eletiva, ela deverá ser postergada.[1,2,5,10] Com a utilização maior de bloqueadores adespolarizantes, essa situação é menos comum.

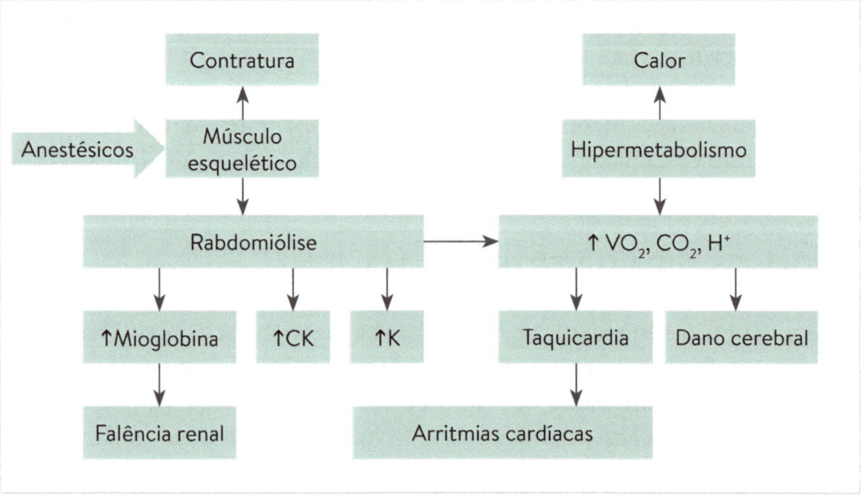

FIGURA 1 Características clínicas da hipertermia maligna.

As características clínicas do quadro são resultado de um estado hipermetabólico, descontrolado e exagerado, desencadeado pelo uso de agentes anestésicos inalatórios e/ou Sch.[1,2,5,10,11] As manifestações clínicas comuns incluem as seguintes:

- Específicos de HM:[1,2,5,10,11]
  - Aumento do $EtCO_2$ durante a ventilação contínua (o sinal mais sensível e específico).
  - Rigidez generalizada (alta especificidade).
  - Rigidez de masseter (difícil de distinguir de anestesia superficial e contratura muscular secundária ao uso de Sch).
  - Aumento de temperatura (não raramente > 40°C), no passado considerado um sinal tardio, mas agora reconhecido como um sinal que pode ser precoce.
- Não específicos:[1,2,5,10,11]
  - Taquicardia.
  - Taquipneia.
  - Arritmias.
  - Sudorese profusa.
  - Alterações na pressão arterial.
- Parada cardíaca hipercalêmica.[1,2,5,10,11]

Os achados laboratoriais refletem as mudanças do estado hipermetabólico e o dano do tecido muscular.[1,2,5,10,11] Logo, hipercarbia, acidose metabólica e respiratória, hipercalemia, creatinoquinase (CPK) aumentada, mioglobinemia, e coagulopatia são achados comuns.[1,2,5,10,11] A síndrome de coagulação intravascular disseminada é uma complicação grave, sendo a principal causa de mortalidade nos pacientes que apresentam temperatura superior a 41°C.[1]

Durante as crises, o diagnóstico é fundamentalmente clínico e laboratorial, e assim foram elaboradas escalas de probabilidade de um evento corresponder a essa síndrome.[1,2,5,10,11] A escala de Larach et al. foi feita para avaliar retrospectivamente se a ocorrência foi de uma possível crise de HM e auxiliar em estudos.[1,2,12]

DIAGNÓSTICO DIFERENCIAL

O diagnóstico diferencial de HM deve ser feito com situações diversas.[1,2,5,11] Causas ventilatórias como broncoespasmo, exaustão da cal sodada, hipoventilação, tubo orotraqueal dobrado e defeitos do ventilador devem ser prontamente descartados. Garantir adequado plano anestésico e analgesia.[1,2,5]

A elevação da temperatura pode ser iatrogênica, por tireotoxicose, feocromocitoma, osteogênese imperfeita, reação pirogênica, sepse, lesão/sangramento

TABELA 1 Manifestações clínicas e laboratoriais

Clínicas	Laboratoriais
	Iniciais
Taquicardia	Hipercapnia (acidose respiratória)
Elevação progressiva do CO_2 exalado	Acidose metabólica
Taquipneia	Hiperlacticidemia
Rigidez muscular localizada	Hiperpotassemia
Cianose	Dessaturação venosa central
Arritmias	
Hipertermia	
Sudorese profusa	
	Tardias
Febre acima de 40°C	Mioglobinemia
Má perfusão cutânea	Elevação da CPK plasmática
Instabilidade hemodinâmica	Elevação da creatinina
Rigidez muscular generalizada	Coagulação intravascular disseminada

TABELA 2 Estimativa da probabilidade de acerto do diagnóstico clínico de hipertermia maligna

Processo	Indicador	Pontos
Rigidez	Generalizada	15
	Espasmo de masseter após succinilcolina (Sch)	15
Destruição muscular	CPK > 20.000 UI com Sch	15
	CPK > 10.000 UI sem Sch	15
	Urina acastanhada	10
	Mioglobinúria > 60 mcg/L	5
	Mioglobinemia > 170 mcg/L	5
	Hipercalemia > 6 mEq/L	3
Acidose respiratória	$EtCO_2$ > 50 mmHg em VCM	15
	$PaCO_2$ > 60 mmHg em VCM	15
	$EtCO_2$ > 65 mmHg em ventilação espontânea	15
	$PaCO_2$ > 60 mmHg em ventilação espontânea	15
	Hipercarbia	15
	Taquipneia	10
Acidose metabólica	BE além de -8 mEq/L	10
Acidemia	pH < 7,25	10
Hipertermia	Elevação rápida da temperatura	15
	Temperatura > 38 °C	10
Ritmo cardíaco	Taquicardia sinusal	3
	Taquicardia ou fibrilação ventricular	3

(continua)

TABELA 2 Estimativa da probabilidade de acerto do diagnóstico clínico de hipertermia maligna (*continuação*)

Processo	Indicador	Pontos
Dantroleno	Reversão rápida da acidose	5
História familiar	Positiva em parentes de 1º grau Positiva em parentes de outro grau	15 5

Estimativa de probabilidade (não somar os pontos de cada processo, considerar cada pontuação isolada)		
Pontuação	**Risco de HM**	**Probabilidade**
0	1	Quase impossível
3 a 9	2	Improvável
10 a 19	3	Pouco provável
20 a 34	4	Algo mais que provável
35 a 49	5	Bastante provável

Fonte: adaptado de Larach et al., 1994.[12]

do sistema nervoso central, intoxicação medicamentosa, abuso de drogas.[1,2,5,11] A síndrome neuroléptica maligna deve ser descartada; ela acomete pacientes que iniciam ou mudam a dose de neurolépticos. Trata-se de um quadro potencialmente fatal, caracterizado por rigidez muscular, hipertermia, acidose e rabdomiólise.[1,2,5,11] Diferentemente da HM, a fisiopatologia se deve ao bloqueio dos receptores de dopamina.[1] O tratamento visa medidas de suporte, benzodiazepínicos e bromocriptina.[1]

TRATAMENTO DA CRISE DE HIPERTERMIA MALIGNA

O tratamento precoce da crise de HM consiste em identificar a situação de crise, chamar por ajuda, avisar o cirurgião sobre o quadro instaurado e solicitar que ele interrompa a cirurgia, se possível.[1,10,13] Deve-se solicitar prontamente dantroleno sódico e iniciar a administração. Descontinuar prontamente o halogenado, se em uso, e substituir por agentes venosos (anestesia venosa total). O aumento do fluxo de gases frescos para 10 L/min de O_2 a 100% de FIO_2 e hiperventilação do paciente são medidas que auxiliam na eliminação do halogenado.[1,10,13] Não se deve trocar o circuito ou ventilador anestésico; se disponível, utilizar filtro de carvão ativado.[1,10,13]

A monitorização deve ser mantida – $SatO_2$, ECG, PANI, $EtCO_2$ – e instalado termômetro central.[1,10,13] Obter acesso venoso calibroso para infusão de cristaloides e dantroleno. Considerar sonda vesical de demora (monitorização do débito urinário), pressão arterial invasiva (coleta de exames seriados) e acesso venoso central para drogas vasoativas, caso necessário.[1,10,13]

Iniciar tratamento ativo da hipertermia com cristaloides intravenosos a 4°C, visando manter débito urinário > 2 mL/kg/h;[1,10,13] compressas geladas em regiões de dobras corpóreas e lavagem gástrica/vesical com salina fria. Interromper as medidas de resfriamento quando temperatura central < 38°C.[1,10,13,14]

A hipercalemia deve ser tratada de forma agressiva, devido ao seu potencial de gerar arritmias fatais.[1,10,13] A administração de gluconato de cálcio 30 mg/kg ou cloreto de cálcio 10 mg/kg, bicarbonato de sódio 1-2 mEq/kg, solução polarizante com glicose e insulina regular e diálise podem ser utilizadas para controle dos níveis de potássio.[1,9,10,13,14]

Se houver o desenvolvimento de arritmias mesmo após o controle hidroeletrolítico, podemos utilizar amiodarona 5 mg/kg.[1,10,13,14] Nunca utilizar bloqueadores de canal de cálcio, devido à chance de depressão miocárdica irreversível.[1,9,10,13]

O dantroleno é a única droga conhecida que especificamente trata a HM.[1,10,13] É um derivado hidantoínico para uso intravenoso. A apresentação em frascos-ampola de 20 mg de dantroleno sódico, 3 g de manitol e hidróxido de sódio e o seu conteúdo devem ser diluídos em 60 mL de água estéril.[1,10,13] O dantroleno sódico inibe a liberação de cálcio do retículo sarcoplasmático, mantendo a recaptação inalterada.[1,10,13]

A dose de *bolus* é de 2,5 mg/kg e pode ser repetida a cada 5 minutos, até o controle dos sinais clínicos.[1,10,13] Não há dose-limite, porém as crises são controladas habitualmente com dose total menor que 10 mg/kg; caso sejam necessárias doses mais elevadas, deve-se pensar em diagnósticos alternativos.[1,10,13] Os principais efeitos colaterais do uso de dantroleno incluem fraqueza muscular generalizada e flebite local (devido ao pH elevado da solução).

No tratamento tardio, esse paciente deve ser observado em UTI por 24-48 horas devido ao alto risco de recrudescência da crise.[1,10,13] Manter, nesse período, infusão contínua de dantroleno (1 mg/kg a cada 4-6 horas ou 0,25 mg/kg/h).[1,10] Realizar controles seriados, a cada 6 horas, de K^+, CPK, coagulograma, mioglobina e Ca^{2+}.[1,10]

DIAGNÓSTICO LABORATORIAL

O padrão-ouro para o diagnóstico de HM é o teste de contratura *in vitro*, que se baseia na contratura de fibras musculares na presença de halotano ou cafeína[1,2,5,11] realizados em laboratório após a extração de biópsia muscular do paciente em centro cirúrgico. Existem dois protocolos bem estabelecidos, o europeu e o americano.[1,2,5,11] A sensibilidade e a especificidade de cada um diferem levemente.[1,2,5,11] Limita-se realizar tal biópsia em crianças menores que 5 anos ou 20 kg, assim como em pacientes que tiveram uma crise de HM nos últimos 3 meses.[1,2,5,11] De acordo com o resultado da contração muscular ao halotano e à cafeína, podemos classificar o paciente em suscetível a HM (MHS), quando positivo, e não suscetível a HM (MHNS), quando teste negativo.[1,2,5,11]

PREPARO E PREVENÇÃO

Pacientes sabidamente suscetíveis a HM ou em investigação podem ser submetidos a anestesia, eletiva ou de emergência, desde que sejam seguidos passos para garantir um procedimento livre de agentes desencadeantes.[1,2,5,13,15]

O correto preparo da sala cirúrgica inclui:

- Disponibilidade de dantroleno e todo o material necessário para tratar uma crise de HM.
- Troca de todas as partes descartáveis da máquina de anestesia (cal sodada, conectores, circuitos, balão) e retirada do vaporizador da sala.
- Retirada do frasco de Sch da sala operatória.
- Deixar o fluxo de gases frescos no mínimo de 10 L/min (O_2, ar ou mistura) durante a descontaminação da máquina anestésica.
- Configurar os parâmetros ventilatórios durante o preparo para Vc 600 mL e FR 15 irpm, caso não haja especificações do fabricante.
- O tempo de preparo de cada aparelho de anestesia varia e deve-se seguir o determinado pelo fabricante (3-144 minutos).
- Apesar de pouco disponível nos centros, o uso de filtro de carvão ativado em cada ramo do circuito garante uma concentração < 5 ppm (padrão utilizado para segurança) em 2-3 minutos de preparo e deve ser mantido durante o procedimento.[1,2,5,13,15]

A preferência, sempre que possível, é pela anestesia regional.[1,2,5,13,15] Anestesia geral não é contraindicada, desde que não se use Sch ou halogenados.[1,2,5,13,15] Anestésicos locais, bloqueadores neuromusculares adespolarizantes e demais drogas anestésicas venosas (opioides, hipnóticos, etc.) são seguras.[1,2,5,13,15]

A avaliação pré-operatória, utilização de medicação pré-anestésica e monitorização intraoperatória padrão (ECG, PANI, $SatO_2$, capnografia e temperatura central) são iguais às do paciente não suscetível, não sendo necessário nenhum cuidado extra pelo fato da suscetibilidade à HM.[15] As avaliações complementares e monitorização avançada devem ser implementadas de acordo com o *status* clínico do paciente e porte cirúrgico.

O pós-operatório imediato dos pacientes suscetíveis pode ser realizado em SRPA convencional e cuidados padrões de cada instituição.[2,13,15] Da mesma forma, pacientes suscetíveis à HM submetidos a procedimentos anestésicos com ausência de fatores desencadeantes e correto preparo da máquina anestésica podem realizar procedimentos de forma ambulatorial, não sendo preciso outras observações.

HOTLINE

O *hotline* de HM é um serviço de informação telefônica 24 horas por dia, para orientação sobre o atendimento emergencial da crise de HM. Esse serviço faz ainda o cadastramento dos pacientes e suas famílias, assim orientados para investigação. O *hotline* de HM funciona desde 1990 na cidade de São Paulo, no Hospital São Paulo – Escola Paulista de Medicina da Universidade Federal de São Paulo (11 5575-9873; 11 99745-7730; cedhima@unifesp.br).

REFERÊNCIAS BIBLIOGRÁFICAS

1. Rosenberg H, Pollock N, Schiemann A, Bulger T, Stowell K. Malignant hyperthermia: a review. Orphanet J Rare Dis. 2015:10:93.
2. Amaral JLG, Carvalho RB, Cunha LBP, Batti MAS, Issy AM, Habib AK, et al. Hipertermia maligna. Projeto Diretrizes. Associação Médica Brasileira e Conselho Federal de Medicina. Sociedade Brasileira de Anestesiologia; 2009.
3. Lehmann-Horn F, Klingler W, Jurkat-Rott K. Nonanesthetic malignant hyperthermia. Anesthesiology. 2011;115:915-7.
4. Klincová M, Štěpánková D, Schröderová I, Klabusayová E, Štourač P. Malignant hyperthermia in PICU-from diagnosis to treatment in the light of up-to-date knowledge. Children (Basel). 2022;9(11):1692.
5. Riazi S, Kraeva N, Hopkins PM. Update guide for the management of malignant hyperthermia. Can J Anesth. 2018;65:709-721.
6. Litman RS, Griggs SM, Dowling JJ, Riazi S. Malignant hyperthermia susceptibility and related diseases. Anesthesiology. 2018;128(1):159-67.
7. Dowling JJ, Lillis S, Amburgey K, Zhou H, Al-Sarraj S, Buk SJA, et al. King-Denborough syndrome with and without mutations in the skeletal muscle ryanodine receptor (RYR1) gene. Neuromuscul Disord. 2011;21(6):420-7.
8. Simões CM. Malignant hyperthermia: new knowledge changing perspectives. Braz J Anesthesiol. 2023;73(2):125-7.
9. Lavezzi WA, Capacchione JF, Muldoon SM, Sambuughin N, Bina S, Steele D, et al. Case report: Death in the emergency department: an unrecognized awake malignant hyperthermia-like reaction in a six-year-old. Anesth Analg. 2013;116(2):420-3.
10. Glahn KPE, Ellis FR, Halsall PJ, Müller CR, Snoeck MMJ, Urwyler A, et al. Recognizing and managing a malignant hyperthermia crisis: guidelines from the European Malignant Hyperthermia Group. Br J Anaesth. 2010;105(4):417-20.
11. Rosenberg H, Sambuughin N, Riazi S, Dirksen R. Malignant hyperthermia susceptibility. Gene Reviews. 2003 (atualizado em 2013):1-30.
12. Larach MG, Localio AR, Allen GC, Denborough MA, Ellis FR, Gronert GA, et al. A clinical grading scale to predict malignant hyperthermia susceptibility. Anesthesiology. 1994;80:771-9.

13. Krause T, Gerbershagen MU, Fiege M, Weihorn R, Wappler F. Dantrolene- A review of its pharmacology, therapeutic use and new developments. Anaesthesia. 2004;59:364-73.
14. Litman RS, Smith VI, Larach MG, Mayes L, Shukry M, Theroux MC, et al. Consensus statement of the Malignant Hyperthermia Association of the United States on unresolved clinical questions concerning the management of patients with malignant hyperthermia. Anesth Analg. 2019;128(4):652-9.
15. Rüffert H, Bastian B, Bendixen D, Girard T, Heiderich S, Hellblom A, et al.; European Malignant Hyperthermia Group. Consensus guidelines on perioperative management of malignant hyperthermia suspected or susceptible patients from the European Malignant Hyperthermia Group. Br J Anaesth. 2021;126(1):120-30.

17

Ultrassonografia *point-of-care* (POCUS) em pediatria

Daniel Dongiu Kim
Tiago Caneu Rossi

DESTAQUE DO TEMA

1. Ultrassonografia *point-of-care* é um exame realizado a beira-leito pelo próprio profissional para esclarecer dúvidas clínicas objetivas e orientação de procedimentos.
2. POCUS gástrico é uma forma de avaliação do conteúdo gástrico e de estratificação de risco para aspiração, porém apresenta limitações que devem ser consideradas.
3. POCUS de vias aéreas pode ser utilizado para identificação do posicionamento do tubo endotraqueal e localização da membrana cricotireóidea em situações de urgência e emergência.
4. POCUS pulmonar tem se mostrado superior à radiografia de tórax na identificação de pneumotórax, derrames pleurais e doenças intersticiais alveolares.
5. POCUS abdominal (*focused assessment with sonography for trauma*) avalia a presença de líquido livre intraperitoneal, pericárdico ou pleural secundário ao trauma contuso na pediatria.
6. POCUS cardíaco é indicado para avaliar as causas e os efeitos da hipotensão, do choque e da parada cardiocirculatória na faixa etária pediátrica.

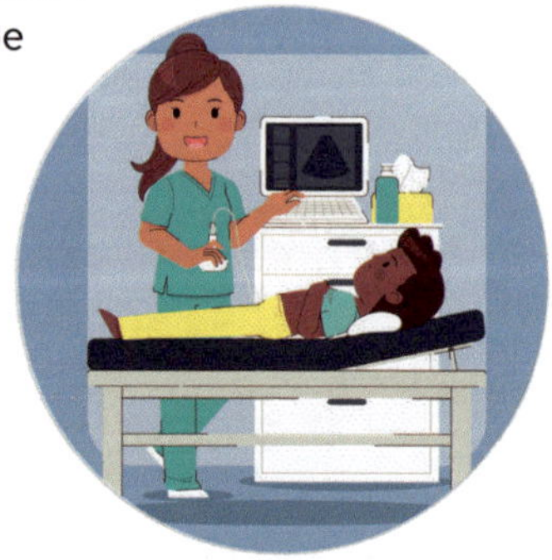

INTRODUÇÃO

O termo ultrassom se refere a ondas com frequência superior ao limite da audição humana, portanto acima de 20.000 ciclos por segundo (20 kHz). Uma das formas de geração de ondas em frequência ultrassônica é através de corrente elétrica aplicada a cristais de quartzo, conhecido como efeito piezoelétrico. Como este processo é reversível, os cristais geram corrente elétrica quando excitados por vibrações. Essa tecnologia foi a base para o desenvolvimento do sonar, no qual a distância para um objeto pode ser calculada por meio da diferença de tempo na captura da reflexão de uma onda produzida em frequência ultrassônica.[1]

Na medicina, o ultrassom foi utilizado inicialmente como meio terapêutico por meio do aquecimento de tecidos secundário à transferência de energia das ondas em altas frequências. Outro uso terapêutico é a litotripsia extracorpórea, na qual ondas com frequência ultrassônica geram cavitação em sólidos secundária à variação de pressão em meio líquido.[2] Contudo, o principal uso contemporâneo do ultrassom é como meio diagnóstico que ocorreu pela associação de meios gráficos, determinando maior facilidade de aquisição e interpretação de imagens. Além disso, é um método seguro, visto que não utiliza radiação ionizante e o uso por curtos períodos apresenta baixo risco térmico (aquecimento dos tecidos) e mecânico (cavitação em bolhas de gás).[3] Sua popularidade é corroborada pela estimativa de que a ultrassonografia corresponde a 30% de todos os métodos de imagem realizados mundialmente.[1]

Point-of-care é um termo que se refere a exames complementares realizados próximos ao local no qual o cuidado ou tratamento é realizado, permitindo que uma conduta clínica possa ser implementada e ajustada rapidamente. Outra característica destes exames é sua rapidez e simplicidade, permitindo sua execução por um profissional treinado, mas não necessariamente especializado e certificado.[4,5]

Assim, a ultrassonografia *point-of-care* (POCUS – *point of care ultrasound*) é um exame de ultrassom realizado a beira-leito pelo próprio profissional e que tem como objetivo responder a uma dúvida clínica objetiva. Este conceito começou a ser descrito na década de 1970 por equipes de atendimento ao trauma na Europa culminando com a criação do *Focused Abdominal Sonography for Trauma* (FAST) e sua posterior adoção nos algoritmos do *Advanced Trauma Life Support* (ATLS) do Colégio Americano de Cirurgiões na década de 1990.[7] A efetividade e conveniência deste método, principalmente no contexto de emergência, determinou sua rápida adoção com a primeira diretriz específica publicada em 2001 pelo American College of Emergency Physicians (ACEP).[8]

A evolução natural da prática da anestesiologia contemplará o uso do POCUS, visto que este método consegue esclarecer dúvidas clínicas objetivas (presença ou ausência de pneumotórax, por exemplo) utilizando o equipamento de ultrassom que é cada dia mais disponível em centro cirúrgico. Atualmente é bem descrita a avaliação POCUS cardíaca, pulmonar, gástrica e abdominal em diferentes faixas etárias.[9] Neste capítulo, é discutido o uso do POCUS gástrico e pulmonar na faixa etária pediátrica.[10]

POCUS GÁSTRICO

A aspiração de conteúdo gástrico é uma das complicações anestésicas mais antigas descritas na literatura médica, com a primeira publicação por Mendelson em 1945 de uma série de casos de complicações respiratórias secundárias a aspiração de conteúdo gástrico em pacientes obstétricas submetidas a anestesia geral.[11] Esta é uma complicação grave por causa de suas consequências imediatas (obstrução mecânica das vias aéreas) e tardias (pneumonite química e pneumonia aspirativa)[12] com estudos demonstrando que aspiração de conteúdo gástrico foi importante causa de mortalidade relacionada a complicação de vias aéreas,[13] alta taxa de admissão não planejada em unidade de cuidado intensivo[14] e mortalidade.[15]

Uma das formas encontradas para redução do risco de aspiração foi a recomendação do jejum pré-anestésico a fim de reduzir o conteúdo gástrico. Ao longo do século XX diversas recomendações foram publicadas e apesar da diferença significativa no tempo de jejum entre diferentes publicações observou-se redução na incidência de aspiração durante a anestesia. Assim, o jejum pré-operatório se tornou padrão na prática clínica, apesar dos poucos estudos publicados sobre a velocidade de esvaziamento gástrico.[16]

Na faixa etária pediátrica estima-se que a incidência de aspiração de conteúdo gástrico durante anestesia seja menor que 0,05% e, apesar de ser uma complicação rara, ela aumenta significativamente a morbidade com muitos casos necessitando de admissão hospitalar, cuidados intensivos e suporte ventilatório.[17] Os principais fatores de risco associados a aspiração foram cirurgia de emergência e pior condição clínica no momento da anestesia, mas como é um evento raro há poucos estudos com amostragem suficiente para conclusões mais abrangentes.[18]

Com a ampliação dos protocolos de otimização da recuperação pós-operatória houve crescimento das pesquisas sobre abreviação de jejum, principalmente na faixa etária pediátrica. O último consenso da Sociedade Europeia de Anestesiologia e Terapia Intensiva reduziu o tempo de jejum para todos os principais líquidos e alimentos, com destaque para líquidos claros (uma hora) e leite materno (três horas).[18] Todavia, diversas publicações contestam as recomendações da Sociedade Europeia, uma vez que a evidência científica é limitada em decorrência da baixa incidência desta complicação.[19,20] Assim, o POCUS gástrico é interessante uma vez que é possível avaliar a presença de conteúdo dentro do estômago e assim auxiliar o anestesiologista na tomada de decisão.

Indicação do POCUS gástrico

O POCUS gástrico é indicado quando há dúvida sobre o conteúdo gástrico do paciente, porém é importante considerar a probabilidade pré-teste antes da sua execução. A performance clínica do POCUS gástrico foi avaliada num estudo experimental com probabilidade pré-teste de 50% (metade dos voluntários analisados estava em jejum e a outra metade não) e o resultado foi apresentado de forma dicotômica (positivo quando estômago cheio e negativo quando estômago vazio). Nesse estudo, o POCUS gástrico apresentou sensibilidade de 1,0 (95%CI: 0,925 a 1,0) e especificidade de 0,975 (95%CI: 0,95 a 1,0). Assim, quando o exame é positivo a probabilidade de estômago cheio é de 97% e quando o exame é negativo a probabilidade de estômago cheio é menor que 0,1%.[21]

Utilizando o teorema de Bayes e ajustando a probabilidade pré-teste para 3% (valor compatível com a literatura para população adulta), a probabilidade de estômago cheio quando o POCUS é positivo cai para 55% enquanto a probabilidade de estômago cheio quando o POCUS é negativo se mantém menor que 0,1%.[22] Portanto conclui-se que o POCUS gástrico tem alto valor preditivo negativo, especialmente quando a probabilidade pré-teste do exame é baixa.

Aquisição de imagens para POCUS gástrico

Para aquisição de imagens em pacientes adultos se recomenda o uso de transdutor curvo ajustado para uma profundidade de 12 a 15 cm a fim de visualizar os marcos anatômicos posteriores (veia cava inferior e aorta). Já na faixa etária pediátrica é possível utilizar transdutor linear já que a profundidade dos marcos anatômicos posteriores é menor.[23]

O transdutor deve ser posicionado na região epigástrica num plano sagital com a orientação do transdutor em direção cranial (Figura 1). Nesta topografia visualiza-se o antro do estômago com o lobo esquerdo do fígado anteriormente e o pâncreas posteriormente com as estruturas vasculares (veia cava inferior e aorta) na porção posterior (Figura 2).[24] O estômago apresenta cinco camadas distintas com diferentes ecogenicidades: serosa (hiperecogênica), muscular própria (hipoecogênica e usualmente a camada mais espessa), submucosa (hiperecogênica), muscular da mucosa (hipoecogênica) e mucosa (hipoecogênica). Esta característica sonoanatômica ajuda a distinguir o estômago de outras vísceras ocas (colón, intestino delgado) que podem se apresentar na mesma topografia, porém o transdutor curvo usualmente não apresenta resolução para distinguir as cinco camadas (Figura 3).[23]

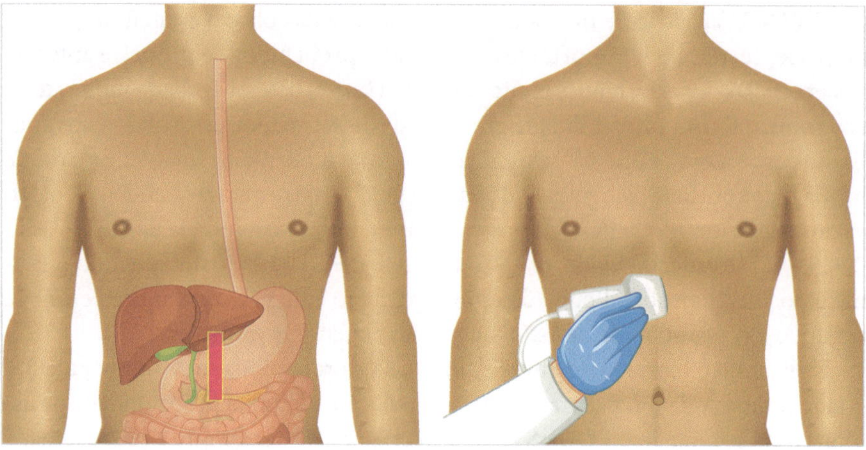

FIGURA 1 Posicionamento do transdutor na região epigástrica em plano sagital e com a orientação do transdutor em direção cranial.

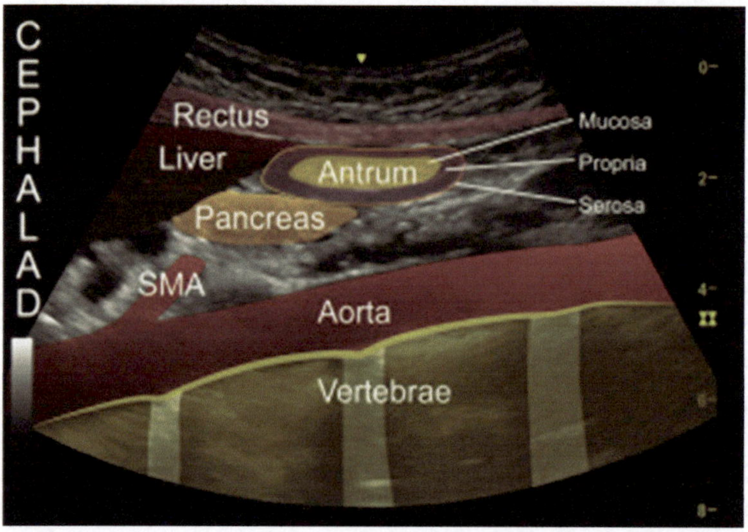

FIGURA 2 Antro do estômago com o lobo esquerdo do fígado anteriormente e o pâncreas posteriormente com as estruturas vasculares (veia cava inferior e aorta) na porção posterior.

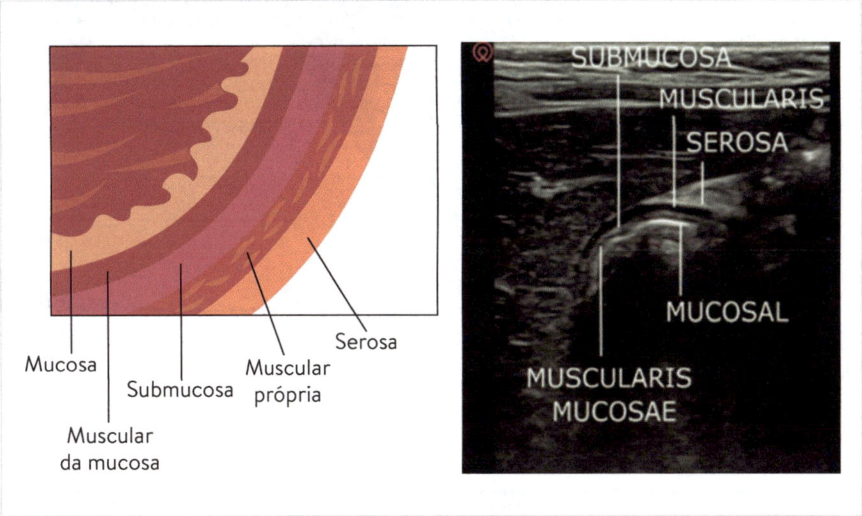

FIGURA 3 Cinco camadas do estômago e seu aspecto ultrassonográfico (serosa, muscular própria, submucosa, muscular da mucosa e mucosa).

A aquisição da imagem deve ser feita inicialmente em decúbito dorsal e depois em decúbito lateral direito. A visualização em decúbito lateral é essencial para promover a movimentação por gravidade de qualquer potencial conteúdo do corpo e fundo gástrico para o antro. Alternativamente pode-se posicionar o paciente com dorso elevado (posição de Fowler) caso não seja possível movimentar para decúbito lateral direito. A avaliação do POCUS gástrico somente em decúbito dorsal é incompleta, pois subestima o conteúdo do estômago e, portanto, não deve ser utilizada para embasar a conduta clínica.[23,25]

Interpretação das imagens do POCUS gástrico

- Estômago vazio: o antro gástrico se mostra arredondado, pequeno e colapsado, com aspecto semelhante a um alvo ou olho de boi (Figura 4).
- Estômago com líquido claro: líquido claro dentro do antro tem um aspecto homogêneo, variando de anecoico até hiperecoico, usualmente com reforço acústico posterior (Figura 5). Considera-se que volumes de até 1,2 mL/kg representam secreção gástrica normal na faixa etária pediátrica, porém há divergência nas fórmulas publicadas para estimar o volume gástrico, principalmente nos extremos de idade.[26,27]
- Estômago com líquido espesso ou sólido: conteúdo com ecogenicidade mista e heterogêneo com aspecto de vidro fosco e sombra acústica posterior (Figura 6).

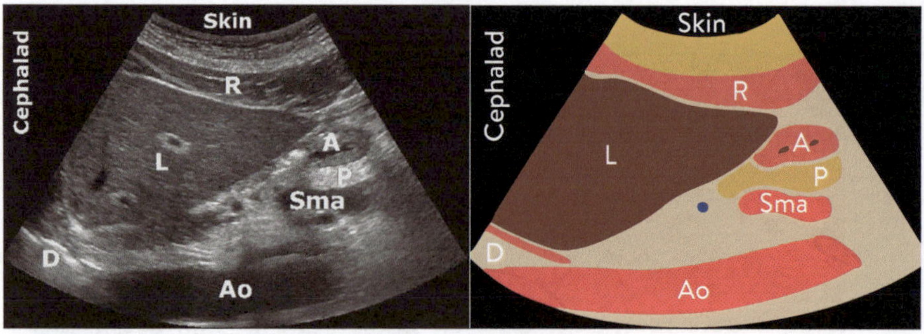

FIGURA 4 Estômago vazio com antro gástrico arredondado, pequeno e colapsado com aspecto semelhante a um alvo ou olho de boi.

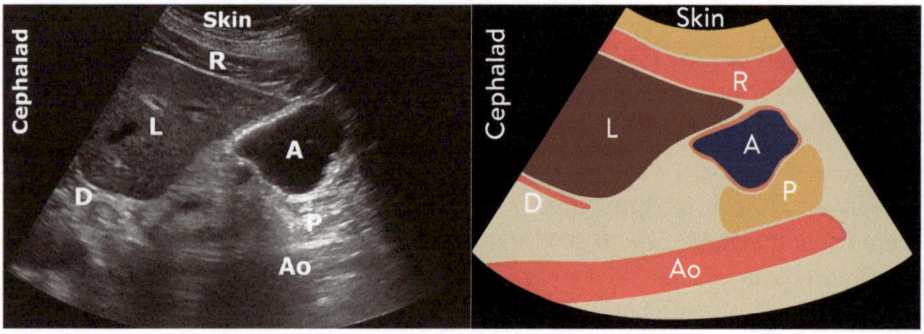

FIGURA 5 Estômago com líquido claro (aspecto homogêneo variando de anecoico até hiperecoico usualmente com reforço acústico posterior).

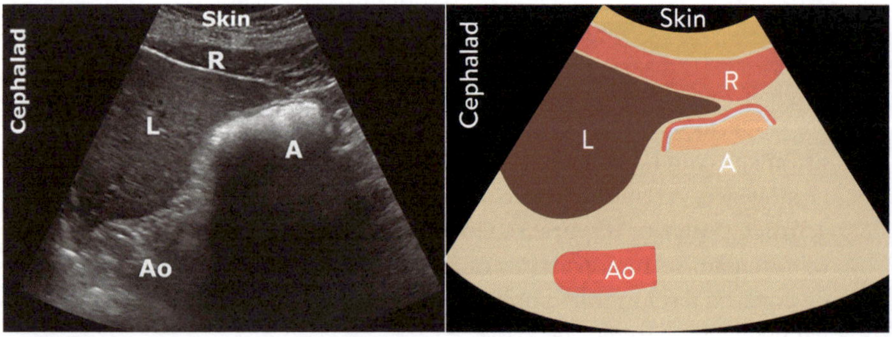

FIGURA 6 Estômago com líquido espesso ou sólido (conteúdo com ecogenicidade mista e heterogêneo com aspecto de vidro fosco e sombra acústica posterior).

Conduta médica frente aos resultados do POCUS gástrico

- Estômago vazio: se imagem compatível com estômago vazio estiver presente nas duas posições o risco para aspiração de conteúdo gástrico é baixo.
- Estômago com líquido claro: imagem compatível com líquido claro somente em decúbito lateral direito pode ser resultado da secreção gástrica fisiológica. Neste caso pode-se estimar o volume gástrico utilizando fórmulas publicadas e caso o volume seja menor que 1,2 mL/kg o risco de aspiração é baixo. Já quando se observa imagem compatível com líquido claro nas duas posições e volume estimado maior que 1,2 mL/kg podemos considerar alto risco para aspiração de conteúdo gástrico.
- Estômago com líquido espesso ou sólido: imagem compatível com líquido espesso ou sólido em qualquer posição determina alto risco para aspiração de conteúdo gástrico.

Publicações recentes e considerações finais

Um estudo avaliou o risco de aspiração de conteúdo gástrico em pacientes abaixo de 16 anos submetidos a cirurgia eletiva e jejum pré-operatório convencional por meio da análise qualitativa e quantitativa do POCUS gástrico. Em 1% (3 casos, n = 200) observou-se conteúdo líquido acima de 1,25 mL/kg, considerado alto risco para aspiração gástrica.[28] Esse resultado demonstra que existem outros fatores de risco além do volume gástrico associados com a ocorrência de aspiração.

Já em outra publicação que considerou pacientes abaixo de 18 anos submetidos a cirurgia de urgência (apendicectomia), observou-se que 57% apresentava baixo risco para aspiração de conteúdo gástrico (65 casos, n = 115), 32% alto risco (37 casos, n = 115) e em 11% o resultado do POCUS foi indeterminado (13 casos, n = 115).[29] Este estudo mostra que o POCUS gástrico pode ajudar na decisão clínica, porém tem limitações como qualquer método de exame complementar.

Outro estudo avaliou o conteúdo gástrico utilizando as recomendações da Sociedade Europeia de Anestesiologia e Terapia Intensiva, mais especificamente oferta de líquidos claros 1 hora antes de cirurgia eletiva num grupo de pacientes com menos de 18 anos de idade. Em 17% (4 casos, n = 24) a área da secção transversal não retornou as medidas originais uma hora após a ingesta de líquidos claros com um paciente apresentando volume estimado maior que 5 mL/kg[30]. Este estudo apresenta um método interessante para avaliação das recomendações de jejum pré-operatório, uma vez que o desfecho aspiração de conteúdo gástrico é incomum.

Assim, apresentamos o POCUS gástrico como uma forma de avaliação do conteúdo gástrico e de estratificação de risco para aspiração. O POCUS gástrico é um exame não invasivo que pode fornecer uma informação importante para a condução clínica do paciente e que apresenta curva de aprendizado favorável (aproximadamente 50 exames para execução do exame em 5 minutos).[31] Contudo, é importante considerar o valor preditivo pré-teste antes de realizar o exame para interpretação dos resultados e que o POCUS gástrico tem limitações com possíveis resultados inconclusivos como em qualquer exame complementar.

POCUS DE VIAS AÉREAS

A crescente disponibilidade de máquinas de ultrassom (US) nas salas de cirurgia, impulsionada principalmente pelos avanços na anestesia regional, criou um ambiente favorável para o uso da ultrassonografia na avaliação das vias aéreas.[32,33]

O POCUS vem demonstrando grande utilidade na avaliação das vias aéreas e do sistema pulmonar durante cirurgias de urgência e emergência, estabelecendo-se como uma ferramenta essencial para avaliação e manejo de complicações respiratórias e de vias aéreas no contexto perioperatório.[34]

Indicações do POCUS de vias aéreas

A ultrassonografia das vias aéreas superiores permite a identificação de estruturas importantes, como a traqueia, o esôfago, os anéis traqueais, a cartilagem cricoide, a membrana cricotireóidea (CTM), a cartilagem tireóidea, as pregas vocais, o osso hioide, a epiglote e a língua[35].

No período perioperatório, o POCUS das vias aéreas em situações de urgência e emergência tem se mostrado eficaz em algumas situações, como:

- Verificação da posição correta do tubo endotraqueal na traqueia.
- Auxílio em procedimentos de cricotireoidostomia emergencial.

Aquisição da imagem do POCUS de vias aéreas

A avaliação ultrassonográfica das vias aéreas em pediatria geralmente exige um transdutor linear de alta frequência, com alcance típico de 6 a 15 MHz. Esse transdutor oferece boa resolução, mas menor profundidade de penetração. Em pacientes pediátricos pequenos, pode ser necessário utilizar um transdutor linear menor, conhecido como *"hockey stick"* (Figura 7), devido ao espaço limitado para manobrar o transdutor linear convencional.[36]

O transdutor linear, com frequência de 6-15 MHz, é ideal para visualizar estruturas superficiais como a membrana cricotireóidea, as pregas vocais e a epiglote. Sua alta frequência proporciona melhor resolução para essas estruturas,

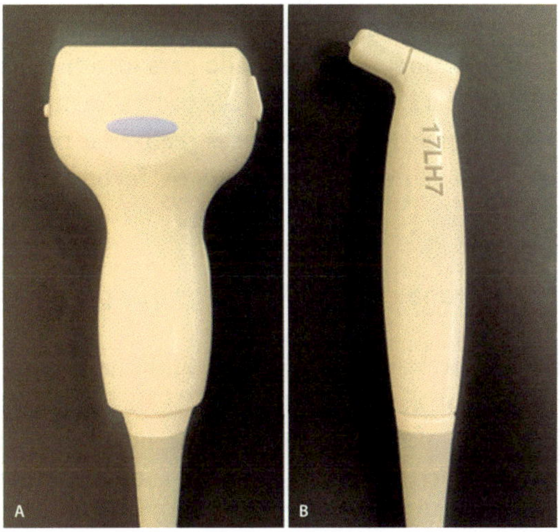

FIGURA 7 A: Transdutor linear de 38 mm. B: Transdutor linear tipo "*hockey stick*" de 25 mm; ambos os transdutores utilizam alta frequência e fornecem imagens de alta resolução para ultrassonografia das vias aéreas pediátricas.

mas apresenta limitações na avaliação de estruturas mais profundas, como a base da língua. Por outro lado, o transdutor linear menor, conhecido como "*hockey stick*", deve ser utilizado para estruturas ainda mais superficiais como avaliação em neonatos ou lactentes menores de 1 ano. O transdutor linear é particularmente indicado para medições como a distância hiomental (HMD), pois sua maior área de contato permite visualizar o hioide e o mento em uma única imagem, garantindo medições precisas.[37]

O posicionamento do transdutor pode variar entre os planos transversal, sagital e parassagital, dependendo do objetivo da avaliação. A exploração das vias aéreas superiores pode ser realizada nos eixos transversal e sagital, cobrindo desde a fossa supraesternal até o mento. Já o plano parassagital é especialmente útil em procedimentos que demandam a identificação exata da linha média, como a cricotireoidostomia. Para otimizar a obtenção de imagens, o paciente deve estar em decúbito dorsal, com o pescoço em posição neutra, elevada (em rampa) ou hiperestendida. A posição em rampa, associada à extensão da cabeça, aumenta a área disponível para a manipulação do transdutor, facilitando a aquisição das imagens. No entanto, em casos de desconforto respiratório, o paciente pode ser posicionado em decúbito semirreclinado ou sentado.[38]

Para melhorar a qualidade das imagens, é fundamental o uso generoso de gel ultrassonográfico, reduzindo a pressão do transdutor sobre o pescoço e prevenindo bolhas de ar que possam interferir na visualização das estruturas, especialmente nas áreas de protuberâncias como os anéis traqueais e a cartilagem tireóidea. O Doppler colorido também pode ser empregado para identificar vasos sanguíneos importantes, aumentando a segurança durante procedimentos próximos a essas estruturas. Além disso, manobras específicas realizadas pelo paciente podem auxiliar na identificação de detalhes anatômicos, favorecendo uma avaliação mais completa e precisa.

Localização da membrana cricotireóidea guiada por ultrassom

A taxa de sucesso de anestesiologistas em identificar na emergência a membrana cricotireóidea ainda é insatisfatoriamente baixa.[13] Um dos principais fatores para essa baixa eficácia é a dificuldade em identificar a membrana cricotireóidea por inspeção ou palpação externa.[39] Para melhorar o sucesso, recomenda-se identificar a membrana cricotireóidea antes da indução anestésica. Caso a inspeção ou palpação não seja eficaz, o uso do ultrassom (US) é altamente recomendado, pois aumenta significativamente a taxa de identificação correta da membrana.[40]

O US não apenas localiza a membrana cricotireóidea, mas também fornece informações sobre a espessura do tecido que precisa ser penetrado, aumentando as chances de sucesso. Estudos realizados com cadáveres humanos demonstraram a eficácia do US em melhorar a precisão na realização de cricotireoidostomia ou localização da traqueia para traqueostomias em crianças menores de 8 anos.

Técnicas de identificação da membrana cricotireóidea

Duas técnicas principais são descritas para localizar a membrana cricotireóidea: técnica longitudinal *"string of pearls"* (SOP) e técnica transversal TACA (*thyroid-airline-cricoid-airline*).

Técnica longitudinal "*string of pearls*" (SOP)

A SOP consiste em visualizar os anéis traqueais como uma "corda de pérolas", permitindo identificar claramente a membrana cricotireóidea. Essa técnica é amplamente documentada e mostrou-se superior à palpação, reduzindo erros de posicionamento do tubo durante cricotireoidostomias. Também pode ser usada para determinar o melhor espaço intertraqueal para a colocação de um tubo de traqueostomia.[41]

Passos da técnica longitudinal SOP:

1. Posicione o transdutor transversalmente logo acima da fossa supraesternal para visualizar a traqueia como uma estrutura escura em formato de "ferradura" com uma linha branca posterior.

2. Desloque o transdutor para a direita até que a borda direita fique alinhada ao meio da traqueia, fixando a imagem do anel traqueal na tela.
3. Rotacione o lado esquerdo do transdutor 90° para o plano sagital, criando uma varredura longitudinal da traqueia. Os anéis traqueais aparecerão como estruturas escuras semelhantes a "pérolas".
4. Mova o transdutor longitudinalmente em direção à cabeça até visualizar a cartilagem cricoide como uma "pérola" maior e mais alongada. Continue até localizar a borda inferior da cartilagem tireoide.
5. Marque o trajeto longitudinal da traqueia com uma caneta. Insira uma agulha como marcador entre o transdutor e a pele até visualizar sua sombra na imagem. Posicione a agulha no centro da membrana cricotireóidea.
6. Remova o transdutor e marque o local no plano transversal com uma caneta.

Técnica transversal TACA (*thyroid-airline-cricoid-airline*)

A TACA é útil para pacientes com pescoço curto ou deformidades que dificultam o posicionamento do transdutor em longitudinal. Essa técnica se baseia na identificação das cartilagens tireoide e cricoide e da membrana cricotireóidea entre elas.[42]

Passos da técnica transversal TACA:

1. Posicione o transdutor transversalmente no nível estimado da cartilagem tireoide e visualize-a como uma estrutura triangular hiperecogênica.
2. Desloque o transdutor em direção caudal até localizar a membrana cricotireóidea, identificada como uma linha branca hiperecogênica.
3. Continue o movimento até visualizar a cartilagem cricoide, que aparece como um "C" escuro com bordas brancas.
4. Retorne o transdutor ligeiramente em direção cranial até o centro da membrana cricotireóidea e marque o local nos planos transversal e sagital.

O uso combinado das duas técnicas pode alcançar uma taxa de sucesso de 100% na identificação da membrana cricotireóidea.

Localização do tubo endotraqueal guiado por ultrassom

O uso da ultrassonografia (US) para confirmar o posicionamento correto do tubo endotraqueal (ETT) tem se tornado cada vez mais popular como uma ferramenta complementar às práticas padrão, como a detecção de CO_2 ao final da expiração, a visualização do tubo passando pelas cordas vocais e a endoscopia dos anéis traqueais através do tubo.[43] Estudos prospectivos e revisões sistemáticas demonstram que o US é altamente eficaz na exclusão de intubações esofágicas, o que reforça sua utilidade clínica.

Uma metanálise conduzida por Chou et al. avaliou a precisão do US traqueal em excluir intubações esofágicas em cenários de emergência.[45] A análise incluiu 12 estudos realizados em pacientes adultos e modelos cadavéricos, demonstrando uma sensibilidade combinada de 93% (IC de 95%, 86-96%) e uma especificidade de 97% (IC de 95%, 95-98%). Outra metanálise, realizada por Das et al., incluiu 969 intubações em cenários de emergência e eletivos e mostrou que a sensibilidade e especificidade combinadas do US transtraqueal foram ambas de 98% (IC de 95%, 97-99%).[43] Em cenários de emergência, a sensibilidade foi de 98% (IC de 95%, 97-99%) e a especificidade de 94% (IC de 95%, 86-98%).

Várias técnicas de US são utilizadas para confirmar a intubação traqueal, incluindo a visualização dos movimentos diafragmáticos, o deslizamento pulmonar e a identificação direta do tubo na traqueia. Independentemente da técnica escolhida, o US permite confirmar o posicionamento correto do ETT na traqueia ao excluir indiretamente uma intubação esofágica.

A técnica mais amplamente descrita para exclusão da intubação esofágica recomenda o uso de um transdutor linear de alta frequência, ideal para a visualização de estruturas superficiais como os anéis traqueais. O transdutor é posicionado transversalmente acima da fossa supraesternal, aplicando-se pressão leve para evitar distorções anatômicas. Durante o exame, a traqueia aparece como uma estrutura em formato de "C", com cartilagem hipoecogênica, uma borda hiperecogênica (indicando a interface tecido-ar) e sombra acústica posterior[45]. O esôfago, por sua vez, geralmente está localizado lateralmente à traqueia, sendo visualizado como uma estrutura oval com uma parede hiperecogênica e um centro hipoecogênico (Figura 8).

Durante a passagem do ETT, o US pode ser utilizado em tempo real. Uma intubação esofágica é indicada pela presença de uma estrutura hiperecogênica adicional ao lado da traqueia, conhecida como "sinal do trato duplo". Contudo, há limitações. Se o esôfago estiver diretamente posterior à traqueia, a intubação esofágica pode não ser detectada em decorrência da sombra acústica gerada pela traqueia.

POCUS PULMONAR

No contexto pulmonar, o POCUS tem se mostrado superior à radiografia de tórax na identificação de pneumotórax, derrames pleurais e doenças intersticiais alveolares. Em crianças, além de ser uma técnica de baixo custo, portátil e sensível, a ultrassonografia tem a vantagem de ser livre de radiação ionizante, tornando a

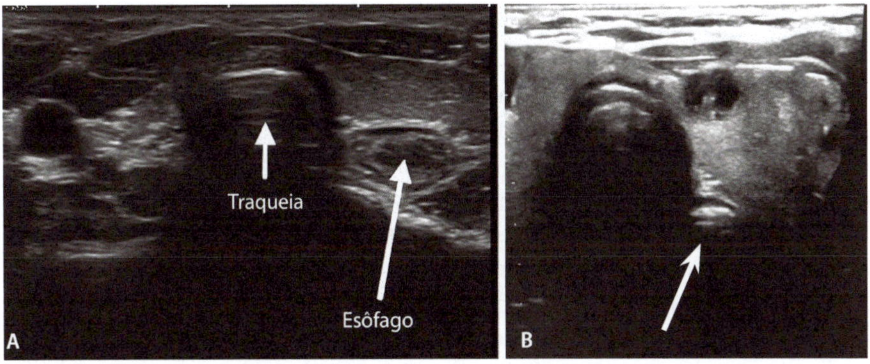

FIGURA 8 A: Imagem ultrassonográfica transversal mostrando a aparência normal da traqueia e do esôfago, que é geralmente uma estrutura pequena, redonda, posterior e colapsada. B: Intubação esofágica. Uma intubação esofágica é identificada como uma estrutura hiperecogênica adjacente com sombra acústica posterolateral à traqueia, consistente com a presença do tubo endotraqueal no esôfago.

ultrassonografia pulmonar particularmente atraente. É útil para diferenciar estados de hiper-reatividade pulmonar (como exacerbações de asma ou doença pulmonar obstrutiva crônica) ou de condições que afetam o parênquima pulmonar (como edema pulmonar, atelectasia e pneumonia).

Quando associado ao POCUS cardiovascular, também pode contribuir para a detecção de embolia pulmonar. Esses elementos foram integrados em protocolos validados, como o *bedside lung ultrasound in emergency* (BLUE)[46], que é amplamente utilizado.

No entanto, várias limitações como a falta de transdutores apropriados, treinamento insuficiente e experiência inadequada dos operadores têm restringido seu uso a centros especializados e de cuidados terciários.

Indicações do POCUS pulmonar

No ambiente perioperatório, algumas aplicações práticas desses protocolos incluem:[47,48]

- Intubação seletiva.
- Identificação de grande derrame pleural ou hemotórax.
- Detecção de pneumotórax intraoperatório.
- Diferenciação entre obstrução de vias aéreas ou edema intersticial pulmonar.
- Diagnóstico de consolidações pulmonares (pneumonia ou contusão pulmonar).

Aquisição da imagem do POCUS pulmonar

Em neonatos e lactentes, utiliza-se preferencialmente um transdutor linear de pequeno porte *"hockey stick"* ou, na ausência deste, um transdutor linear de alta frequência (10 MHz ou mais). Com o aumento da idade, e consequentemente do tamanho da cavidade torácica, a visualização dos campos pulmonares mais profundos torna-se desafiadora, sendo recomendados transdutores convexos ou microconvexos (5 MHz). O exame é realizado nas posições supina e lateral investigando-se áreas correspondentes de cada hemitórax, que é dividido em segmentos anterior superior, anterior inferior, lateral e posterior pelas linhas paraesternal, axilar anterior e axilar posterior (Figura 9).[49]

É importante avaliar os pulmões de forma sistemática por meio das principais janelas acústicas, seguindo uma orientação craniocaudal ou vice-versa. Em crianças gravemente doentes, limitadas à posição supina, apenas os segmentos pulmonares anterior e lateral podem ser avaliados. Em crianças estáveis, pode-se realizar a avaliação posterior em posição lateral ou prona.[50]

O transdutor deve ser posicionado em diferentes direções, principalmente transversalmente (nos espaços intercostais) e longitudinalmente (verticalmente às costelas), inclinando-o para evitar as costelas, permitindo a análise de até 70% do parênquima pulmonar.

Entre os aspectos técnicos mais importantes, o foco deve estar ajustado no nível da linha pleural, e o ganho deve ser reduzido para melhorar o contraste e a visualização de artefatos hiperecogênicos (linhas A e B) ou ser ajustado como nos

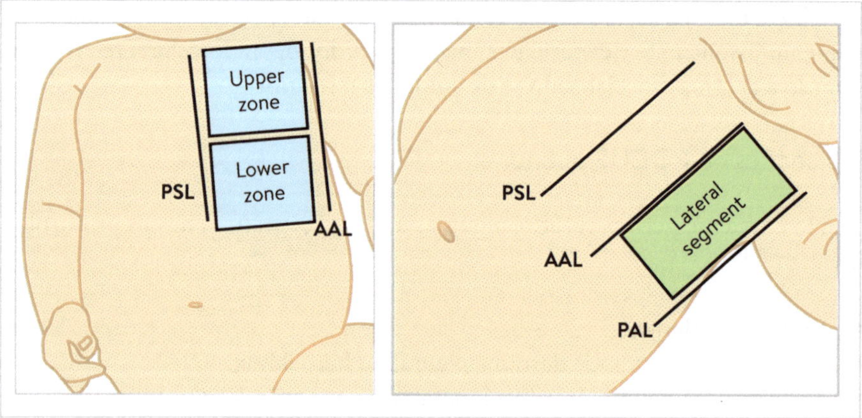

FIGURA 9 Técnica de varredura na ultrassonografia pulmonar. O pulmão é dividido em segmentos anterior, lateral e posterior por três linhas: a linha paraesternal (PSL), a linha axilar anterior (AAL) e a linha axilar posterior (PAL).

órgãos parenquimatosos em casos de pneumonia. Normalmente, o modo B 2D é utilizado para gerar imagens compostas por ecos de diferentes brilhos. Testes adicionais, como o Doppler colorido, podem fornecer informações sobre o fluxo vascular, enquanto o modo M (modulação de movimento) avalia movimentos diafragmáticos e pleurais.[51]

Nos tecidos humanos, a alta reflexão observada na presença de gás ou osso impede a visualização de estruturas mais profundas (hiperecogênicas). Na interface tórax-pulmão, 99% das ondas de energia são refletidas em pulmões saudáveis, permitindo a visualização da linha pleural. Cinco achados básicos devem ser reconhecidos:

- Deslizamento pulmonar (*lung sliding*): movimento de vai e vem da linha pleural visceral contra a parede torácica durante a respiração. No modo M, aparece como o "sinal de praia" (*seashore sign*) (Figura 10B).
- Linhas A: linhas horizontais hiperecogênicas paralelas à linha pleural. Linhas A com deslizamento pulmonar formam o padrão pulmonar normal (Figura 10A).
- Linhas B: linhas hiperecogênicas perpendiculares à pleura que se movem com o deslizamento pulmonar. Presentes e normais nas primeiras 48 horas após o nascimento, representam acúmulo de líquido intersticial ou, raramente, cicatrização (Figura 11).
- Consolidação: densidade pulmonar semelhante a tecido sólido, conhecida como "hepatização". Podem ser evidentes "broncogramas aéreos" hiperecogênicos dentro do pulmão consolidado (Figura 11).

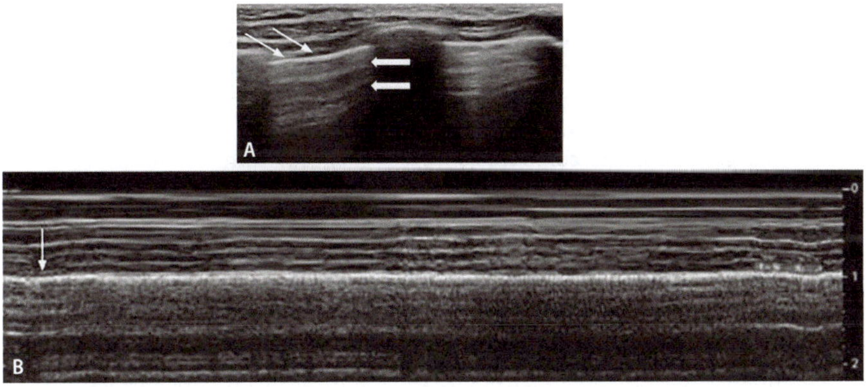

FIGURA 10 Linha pleural normal e deslizamento pulmonar. A: Imagem longitudinal de ultrassonografia mostra a linha pleural como uma interface regular, fina e ecogênica (setas finas) que se move para a frente e para trás com a respiração. B: No modo M, a ecogenicidade granular do pulmão (seta) próxima à pleura é representada pelo "sinal de praia". Em contraste, a parede torácica estática produz as "ondas".

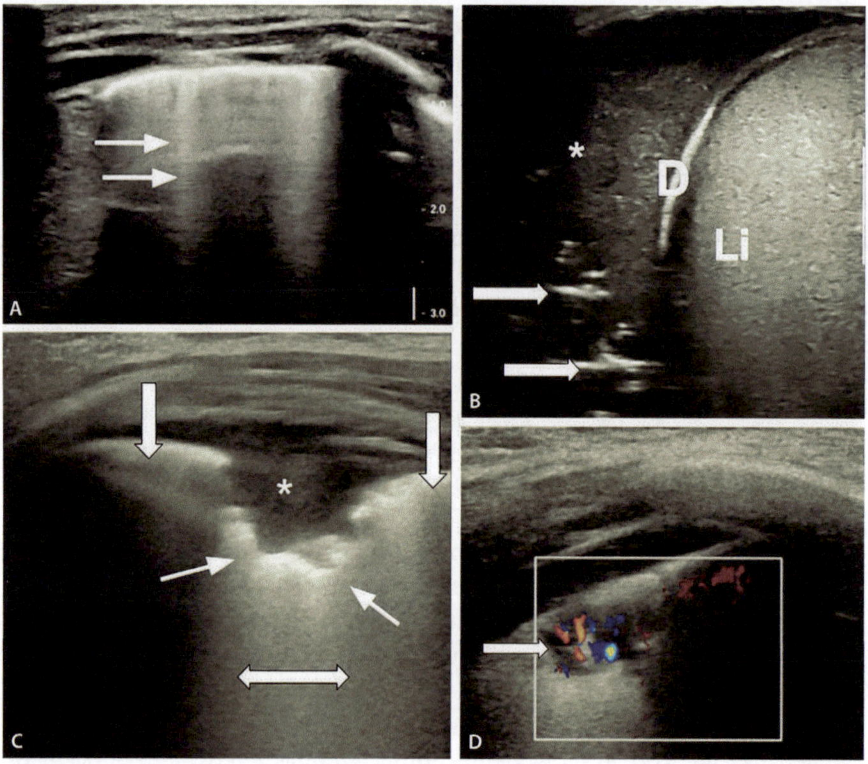

FIGURA 11 Linhas B e consolidação. A: Imagem de ultrassonografia do pulmão superior anterior mostra linhas B normais (setas). Essas são artefatos em forma de cauda de cometa que se originam na superfície pleural e são orientados perpendicularmente a ela. B: Imagem longitudinal de ultrassonografia do pulmão inferior posterior revela uma área de consolidação, caracterizada por ecogenicidade pulmonar que se assemelha a tecido sólido (*), também conhecida como "hepatização do pulmão". C: Imagem de ultrassonografia mostra uma pequena consolidação subpleural (*). D: Avaliação com Doppler colorido no plano axial utilizando abordagem intercostal. A imagem mostra uma consolidação periférica com vascularização ramificada normal (seta).

- Derrame pleural: separação das linhas pleural visceral e parietal por fluido anecoico, conhecido como "sinal do quadrado" (*quad sign*) em locais dependentes. No modo M, o "sinal do seio" (*sinusoid sign*) é formado pelo movimento periódico da pleura visceral em direção à pleura parietal a cada ciclo respiratório.
- Ponto pulmonar (*lung point*): sinal identificado no modo B, associado a pneumotórax. É o ponto em que o deslizamento pulmonar normal desaparece por causa da presença de ar na cavidade pleural. Não há deslizamento pulmonar

nem linhas B, indicando separação entre a pleura visceral e a parietal, podendo ser estudado no modo M (Figura 12).[52]

Existe uma nomenclatura prática para descrever perfis ultrassonográficos pulmonares, evitando descrições repetitivas e utilizando combinações de sinais com especificidade ≥ 90%[46]. Os perfis são definidos da seguinte forma (Figura 13):

- Perfil A: presença predominante de linhas A bilaterais anteriores associadas ao deslizamento pulmonar, podendo incluir linhas B focais.
- Perfil A': igual ao perfil A, mas com deslizamento pulmonar abolido e sem ponto pulmonar.

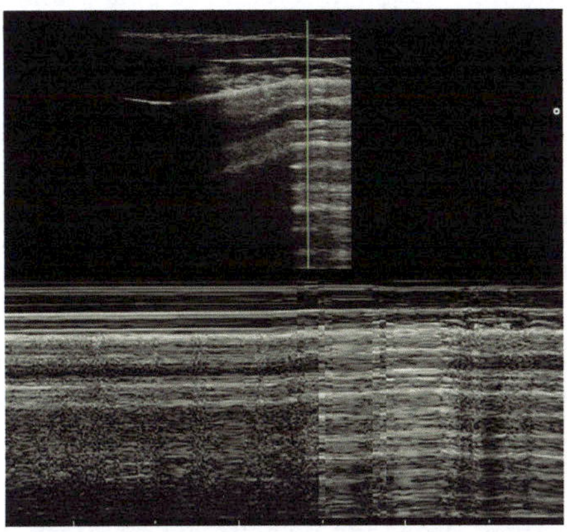

FIGURA 12 O exame ultrassonográfico pulmonar com pneumotórax mostra o sinal de código de barras identificado no modo M. O mesmo exame evidencia o sinal do ponto pulmonar identificado no modo B. Este sinal representa o ponto onde o deslizamento pulmonar normal desaparece por causa da presença de ar na cavidade pleural.

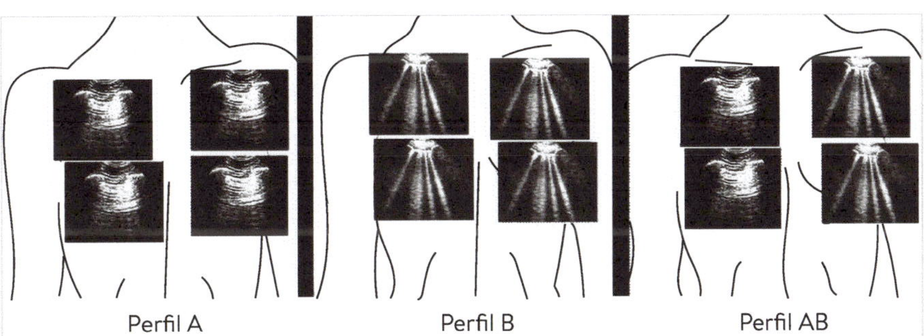

FIGURA 13 Perfis ultrassonográficos pulmonares.

- Perfil B: presença predominante de linhas B bilaterais anteriores associadas ao deslizamento pulmonar, podendo incluir linhas A focais.
- Perfil B': igual ao perfil B, mas com deslizamento pulmonar abolido.
- Perfil A/B: presença predominante de linhas B anteriores em um lado e linhas A predominantes no outro lado.
- Perfil C: presença de consolidações alveolares anteriores.
- Perfil PLAPS: refere-se a consolidações posteriores e/ou derrames pleurais.

O perfil normal é caracterizado pelo perfil A sem sinais de PLAPS, independentemente da presença de linhas A ou B posteriores.

O protocolo *Bedside Lung Ultrasound in Emergency* (BLUE) é uma abordagem prática e eficiente para a avaliação da insuficiência respiratória aguda utilizando ultrassonografia pulmonar. O algoritmo começa pela avaliação do deslizamento pulmonar anterior. A presença de deslizamento descarta o diagnóstico de pneumotórax. Em seguida, procura-se a presença de linhas B anteriores. A predominância dessas linhas (perfil B) sugere edema pulmonar. Por outro lado, a presença dos perfis B', A/B ou C é indicativa de pneumonia.

Se o perfil A for identificado, deve-se investigar a presença de trombose venosa profunda. Caso a trombose seja confirmada, considera-se o diagnóstico de embolia pulmonar. Se não houver sinais de trombose, a próxima etapa é buscar sinais de PLAPS (consolidações posteriores e/ou derrame pleural). A presença de PLAPS associada ao perfil A sugere pneumonia, enquanto sua ausência, caracterizando o perfil normal, sugere doença pulmonar obstrutiva crônica (DPOC) ou asma.

Esse algoritmo, baseado exclusivamente na ultrassonografia, demonstrou, em análises retrospectivas, uma taxa de acurácia de 90,5%. Sua implementação na prática clínica de forma sistemática pode levar a resultados ainda melhores. O protocolo BLUE (Figura 14) foca diretamente nos achados pulmonares como a abordagem inicial para avaliar a insuficiência respiratória aguda, enquanto a ecocardiografia, embora forneça informações importantes, é considerada complementar, pois seus achados são indiretos. A ultrassonografia pulmonar, por sua vez, fornece uma abordagem direta para investigar as causas da falência respiratória.[46]

POCUS FAST

O trauma é uma das principais causas de morbidade e mortalidade em crianças de todas as idades, representando mais de 140.000 casos atendidos anualmente nos hospitais dos Estados Unidos. Lesões acidentais lideram como a principal causa de morte infantil, gerando um impacto econômico e de saúde pública significativo. O diagnóstico rápido e preciso de lesões intra-abdominais em crianças é um desafio, agravado pela dificuldade de comunicação dos pacientes. Apesar de

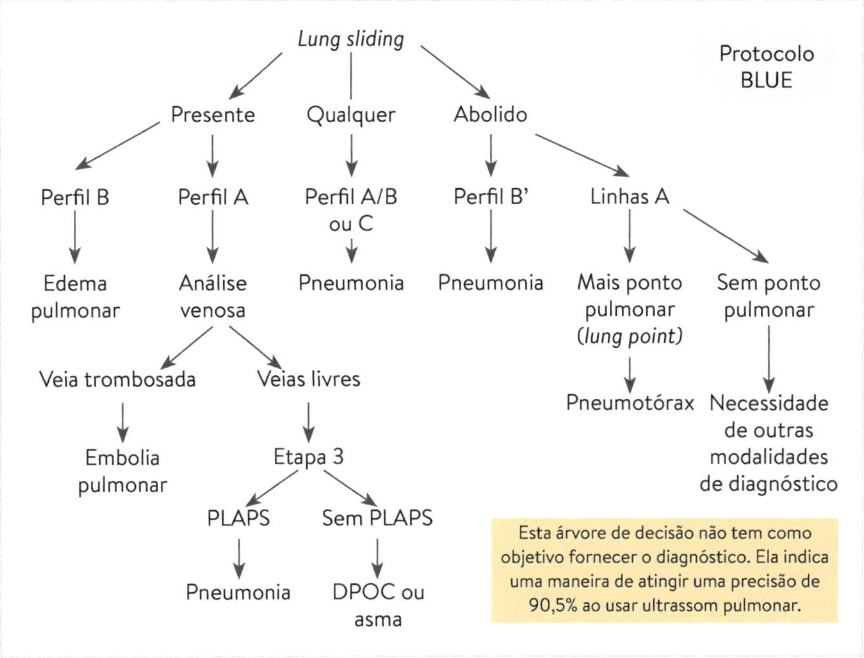

FIGURA 14 Protocolo de decisão utilizando ultrassonografia pulmonar para orientar o diagnóstico de dispneia grave.

BLUE: *bedside lung ultrasound in emergency*; DPOC: doença pulmonar obstrutiva crônica.

a tomografia computadorizada (TC) ser o padrão de referência atual para diagnóstico de lesões intra-abdominais em traumas abdominais contusos pediátricos, seu uso está associado a riscos relacionados à exposição à radiação. Por outro lado, o *Focused Assessment with Sonography for Trauma* (FAST) apresenta vantagens importantes, como não invasividade, ausência de radiação e possibilidade de avaliações repetidas, tornando-se uma alternativa potencialmente atraente.[53]

O papel do FAST é ainda mais relevante em regiões de conflitos armados, em que traumas penetrantes são mais comuns em decorrência de explosões e outros mecanismos específicos. Nesses contextos, frequentemente em países de baixa renda com acesso limitado à TC, a ultrassonografia é a principal ferramenta de imagem disponível. No entanto, a maioria dos estudos sobre FAST em pediatria concentra-se em traumas contusos, com pouca investigação sobre seu uso em traumas penetrantes, comuns em regiões de conflitos.[54]

O FAST e o E-FAST (*Extended Focused Assessment with Sonography for Trauma*) são protocolos de ultrassonografia utilizados no atendimento de pacientes vítimas de trauma. Ambos têm como objetivo identificar rapidamente condições potencialmente fatais, como hemorragias internas, mas diferem em sua abrangência e áreas avaliadas (Figura 15).[55]

FAST: avaliação focada com ultrassonografia para trauma

Objetivo

Detectar a presença de líquido livre intraperitoneal, pericárdico ou pleural que possa indicar hemorragia ou tamponamento cardíaco.

Áreas avaliadas

- Quadrante superior direito (QSD): espaço hepatorrenal (bolsa de Morrison).
- Quadrante superior esquerdo (QSE): espaço esplenorrenal.
- Suprapúbica: espaço retovesical em homens ou vesicouterino nas mulheres.
- Janela subxifoide: para avaliar líquido pericárdico e sinais de tamponamento.

Indicação

É indicado para pacientes hemodinamicamente instáveis ou com suspeita de lesões internas após trauma abdominal ou torácico.

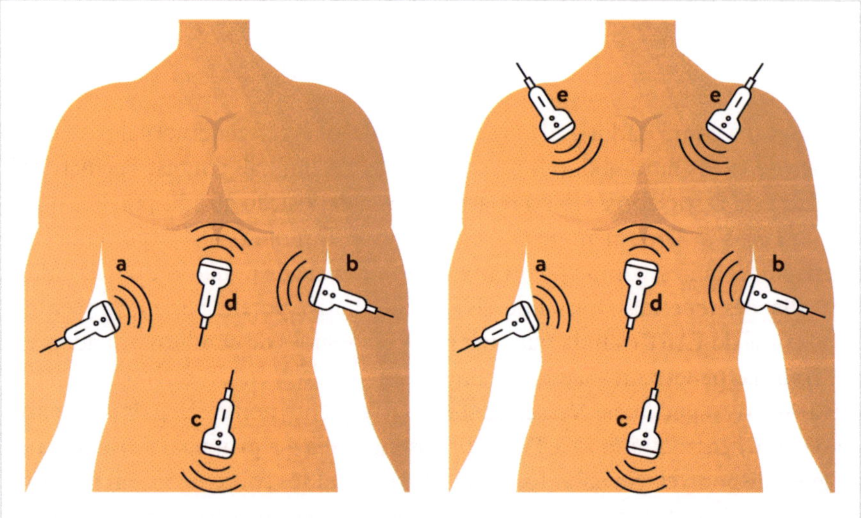

FIGURA 15 A: As vistas para o protocolo FAST (*Focused Abdominal Sonography for Trauma*) incluem: quadrante superior direito abdominal (a); quadrante superior esquerdo abdominal (b); suprapúbica, tanto transversal quanto sagital (c); e subxifoide cardíaca (d). B: As vistas para o E-FAST incluem as vistas do FAST mais a pulmonar ou pneumotórax (e).

Limitações

Não avalia pneumotórax ou hemotórax diretamente, e sua sensibilidade pode ser menor para pequenos volumes de líquido ou lesões retroperitoneais.

E-FAST: avaliação focada estendida com ultrassonografia para trauma

Objetivo

Além de todas as avaliações do FAST, o E-FAST também busca identificar pneumotórax e hemotórax, ampliando sua utilidade em traumas torácicos. As janelas pulmonares já foram demonstradas na avaliação do POCUS torácico. Áreas adicionais avaliadas:

- Pulmões: para detectar pneumotórax ou hemotórax.
- Pleuras: avaliação para líquido livre ou ar.

Vantagens

- Permite uma avaliação abrangente tanto do abdômen quanto do tórax.
- Detecta pneumotórax, uma complicação frequente em traumas torácicos.
- Pode ser usado como ferramenta de triagem para decidir intervenções como toracocentese ou drenagem de tórax.

Indicações do FAST

O FAST é amplamente utilizado em cenários de emergência para avaliação rápida de pacientes com trauma.[55,56] Em crianças, suas indicações específicas incluem:

- Triagem rápida de hemorragia interna em trauma contuso.
- Auxílio na decisão de intervenção cirúrgica.
- Redução de exames de imagem mais invasivos.
- Trauma penetrante em áreas específicas.
- Monitoramento em observação prolongada.

Embora útil, o FAST em crianças apresenta limitações, como sensibilidade reduzida em comparação aos adultos, especialmente para lesões sem hemorragia significativa. Assim, deve ser integrado a outras ferramentas diagnósticas e ao julgamento clínico. Uma limitação do protocolo FAST é a dificuldade em visualizar pequenos volumes de líquido livre, especialmente em crianças pequenas ou em pacientes com maior índice de massa corporal.[55]

Falsos-negativos podem ocorrer se o exame for realizado muito precocemente no curso clínico, antes de haver líquido livre suficiente para ser detectado. Além disso, a falta de ajuste adequado do ganho para aprimoramento acústico posterior pode resultar em falsos-negativos na avaliação da janela suprapúbica. Em casos de suspeita de hemorragia ativa, exames seriados podem aumentar a sensibilidade diagnóstica.

Falsos-positivos na janela suprapúbica podem ser causados pela presença de traços de líquido livre fisiológico, líquido intraluminal (dentro do intestino), vesículas seminais, vasos ilíacos, músculo psoas ou artefatos de sombra, sendo necessário interpretar cuidadosamente os achados para evitar erros diagnósticos.

Aquisição da imagem do FAST

O protocolo FAST é realizado principalmente com imagens em modo B, utilizando um transdutor convexo de baixa frequência (3,5-5 MHz ou 1-5 MHz). Tradicionalmente, são avaliadas quatro regiões na seguinte ordem: (1) pericárdio; (2) quadrante abdominal superior direito; (3) quadrante abdominal superior esquerdo; e (4) suprapúbica/pelve. No protocolo e-FAST, uma quinta região é incluída: os espaços pleurais. Geralmente, o paciente permanece em posição supina. Quando possível, elevar ou afastar os braços do paciente pode facilitar a avaliação dos quadrantes abdominais superiores. É essencial que o operador e o equipamento de ultrassom sigam precauções de contato com fluidos, pois o contato com sangue é frequente em situações de trauma de alta energia. O exame deve ser concluído em menos de 5 minutos, sendo possível realizá-lo em menos de 2 minutos em mãos experientes.[56]

Janela subxifóidea: pericárdio

A avaliação do pericárdio deve ser realizada primeiro, pois o hemopericárdio representa um risco à vida maior do que o hemoperitônio ou o hemotórax. O tamponamento cardíaco é uma causa comum de parada cardíaca em assistolia ou atividade elétrica sem pulso. As principais abordagens para acessar o espaço pericárdico são as vistas subxifóidea e intercostal anterior esquerda (Figura 16). Um exame FAST negativo é caracterizado pela ausência de fluido pericárdico ou pela presença de uma pequena quantidade fisiológica, com espessura de até 5 mm. Um exame FAST positivo revela uma quantidade significativa de fluido pericárdico. Em casos positivos, o hemopericárdio deve ser tratado imediatamente antes de prosseguir para as outras regiões do protocolo.[55,56]

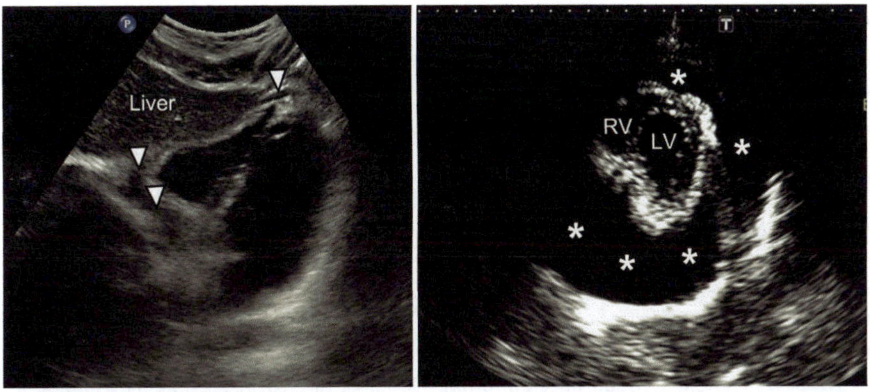

FIGURA 16 A: Janela subxifóidea do pericárdio mostrando fluido pericárdico fisiológico (setas brancas) – FAST (*Focused Abdominal Sonography for Trauma*) negativo. B: Janela intercostal anterior do pericárdio mostrando grande derrame pericárdico (asteriscos brancos), presumido como hemopericárdio no contexto de trauma significativo – FAST positivo.

RV: Ventrículo direito; LV: Ventrículo esquerdo;

Quadrante abdominal superior direito: espaço hepatorrenal

O quadrante abdominal superior direito é a segunda região a ser avaliada no protocolo FAST, desde que não haja hemopericárdio confirmado. Essa é a primeira região do abdômen a ser examinada, pois pequenas quantidades de hemoperitônio tendem a se acumular nessa área. A avaliação inclui a varredura do espaço hepatorrenal, conhecido como bolsa de Morrison, e a busca por líquido na região peri-hepática. Um FAST negativo indica a ausência completa de líquido, enquanto um FAST positivo é identificado pela presença de líquido, seja em pequenas ou grandes quantidades (Figura 17).[55,56]

Quadrante abdominal superior esquerdo: espaço esplenorrenal

Se o quadrante abdominal superior direito estiver inacessível por causa de lesões traumáticas, enfisema subcutâneo, posição do braço ou ausência de líquido, o exame deve prosseguir para o quadrante abdominal superior esquerdo. Nessa região, procura-se líquido nos espaços esplenorrenal e periesplênico. Assim como no quadrante direito, um FAST negativo é caracterizado pela ausência completa de líquido, enquanto um FAST positivo se refere à presença de líquido em qualquer quantidade, seja pequena ou grande (Figura 18).[56]

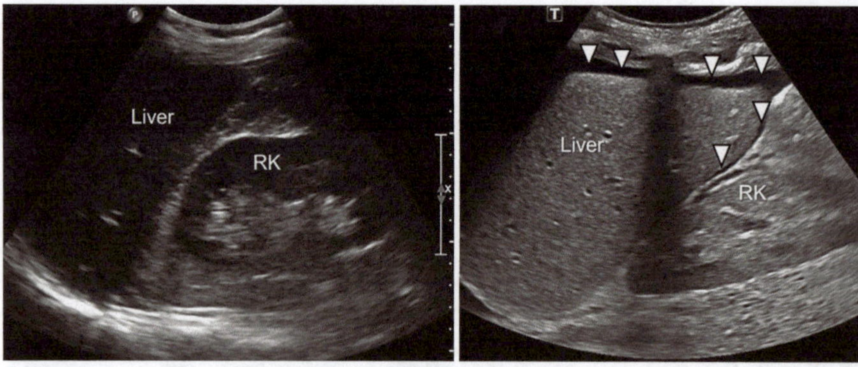

FIGURA 17 Janela do quadrante abdominal superior direito. A: Ausência de líquido livre - FAST (*Focused Abdominal Sonography for Trauma*) negativo. B: Presença de líquido livre peri-hepático e hepatorrenal (cabeças de seta brancas), presumido como sangue no contexto de trauma - FAST positivo.

RK: Rim direito.

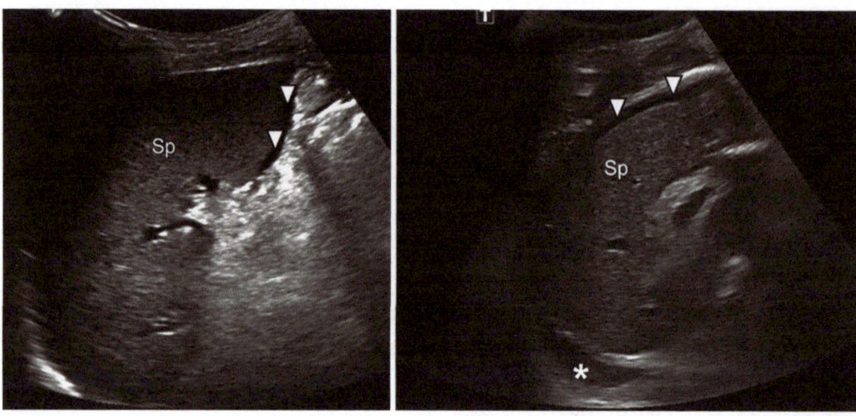

FIGURA 18 A e B: Janelas do quadrante abdominal superior esquerdo mostrando pequena quantidade de líquido periesplênico (cabeças de seta brancas), presumido como sangue no contexto de trauma. Em B, também é possível identificar uma pequena quantidade de derrame pleural esquerdo (asterisco branco), presumido como hemotórax.

Sp: baço.

Pelve/suprapúbica: perivesical

Caso as regiões anteriores apresentem resultados negativos no FAST ou estejam inacessíveis, o exame deve avançar para a pelve. Uma recomendação prática é realizar o protocolo FAST antes da cateterização vesical. Realizar o FAST com a bexiga cheia pode fornecer uma janela acústica mais favorável para a avaliação da pelve. Um FAST negativo é definido pela ausência de líquido. O FAST só é considerado positivo quando há uma quantidade significativa de líquido (Figura 19).[56]

POCUS CARDÍACO

O exame de ultrassom *point-of-care* cardíaco é de especial interesse na pediatria em decorrência das peculiaridades do sistema cardiovascular nesta faixa etária. Uma diferença essencial é o fato de que as disfunções cardiovasculares na infância são usualmente secundárias a doenças respiratórias, infecciosas, distúrbios metabólicos ou malformações congênitas enquanto em adultos a principal causa é a doença aterosclerótica.[57] Assim, o POCUS cardíaco na pediatria tem a função de auxiliar o diagnóstico de alterações funcionais e avaliar a evolução das medidas implementadas.[58,59]

Uma das principais limitações do POCUS cardíaco na pediatria é a avaliação anatômica do sistema cardiovascular, em especial das malformações congênitas. Apesar da relevante prevalência, estimada em aproximadamente 1% dos nascidos vivos, a avaliação das malformações congênitas cardíacas está além do escopo do POCUS em decorrência de sua complexidade de diagnóstico e interpretação.[58-60] Neste capítulo são revisadas as indicações, a técnica de aquisição, o treinamento e a avaliação de competências no contexto do POCUS.

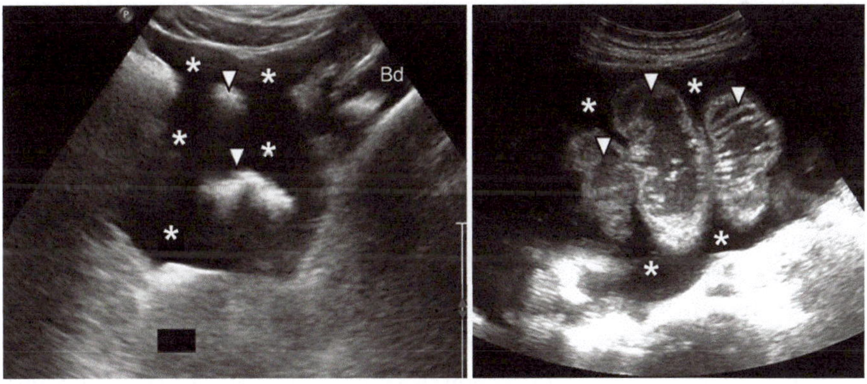

FIGURA 19 Janelas pélvicas positivas do FAST (*Focused Abdominal Sonography for Trauma*) em diferentes pacientes. A: Plano sagital. B: Plano axial. É possível observar grandes quantidades de líquido peritoneal (asteriscos brancos), presumido como sangue no contexto de trauma, ao redor das alças intestinais (cabeças de seta brancas). Em A, a bexiga está parcialmente cheia (Bd).

Bd: bexiga.

Indicações do POCUS cardíaco

O POCUS cardíaco em pediatria é indicado para avaliar as causas e os efeitos da hipotensão, do choque e da parada cardiocirculatória por meio da análise de pré-carga e responsividade a volume, presença de derrame pericárdico, avaliação qualitativa da função sistólica do ventrículo esquerdo e avaliação qualitativa do tamanho e da pressão do ventrículo direito.[58,60]

A avaliação da pré-carga pode ser feita de forma qualitativa por meio da análise da janela apical ou semiquantitativa por meio da análise das dimensões da veia cava inferior durante o ciclo cardiorrespiratório. Pacientes em ventilação espontânea com pressão de átrio direito normal apresentam colapso da veia cava inferior maior que 50% durante a inspiração. Colapso persistente da veia cava inferior sugere hipovolemia, enquanto dilatação da veia cava inferior associada à redução da colapsabilidade sugere aumento na pressão de átrio direito.[10,60]

Responsividade a volume pode ser avaliado por meio da variação da integral velocidade-tempo (VTI) calculada na via de saída do ventrículo esquerdo na janela apical 5 câmaras. Variação da VTI acima de 15% durante inspiração e expiração apresentam alto valor preditivo de responsividade a volume com estudos validando esta relação mesmo em crianças sob ventilação mecânica. Porém, como esta análise depende de treinamento em Doppler pulsado seu uso se torna limitado.[60,61]

Derrame pericárdico pode ser detectado como uma faixa anecoica entre duas camadas do pericárdio. Em um paciente em decúbito dorsal o derrame pericárdico será mais evidente na região posterior do coração, ao longo do ventrículo esquerdo. As melhores janelas ecocardiográficas para sua detecção são a paraesternal eixo longo e subcostal quatro câmaras.[57]

A avaliação qualitativa da função sistólica do ventrículo esquerdo é realizada por meio da análise da contratilidade das paredes do ventrículo esquerdo e do movimento do folheto anterior da valva mitral, sendo as janelas paraesternal eixo longo e eixo curto as mais relevantes nesta análise. Função sistólica normal do ventrículo esquerdo na janela paraesternal eixo longo se caracteriza por contração uniforme do ventrículo esquerdo e folheto anterior da valva mitral, chegando próximo ao septo interventricular durante a diástole. Já na janela paraesternal eixo curto as paredes do ventrículo esquerdo se contraem de forma concêntrica e uniforme durante a sístole na altura dos músculos papilares. Este tipo de avaliação apresenta curva de aprendizado favorável, além de boa correlação com métodos quantitativos como separação septal do ponto E (EPSS), fração de encurtamento (FS) e método de Simpson.[60,62]

A avaliação qualitativa do tamanho e da pressão do ventrículo direito se dá por meio da análise da dimensão, da posição e do movimento do septo interventricular no final da sístole. Na janela apical de quatro câmaras é considerado normal o ventrículo direito com dimensões de até dois terços do ventrículo esquerdo. Na janela paraesternal eixo curto a visualização de achatamento do septo interventricular (sinal do "D") indica sobrecarga do ventrículo direito e seu agravamento pode causar deslocamento do septo interventricular para dentro do ventrículo esquerdo. A análise da função sistólica e diastólica do ventrículo direito são mais complexas por causa de seu formato e a disposição das fibras musculares.[60,63]

Técnica de aquisição do POCUS cardíaco

Para a realização do POCUS cardíaco é essencial a disponibilidade de equipamento adequado, principalmente o transdutor setorial pediátrico de tamanho proporcional ao paciente. A aquisição de imagens na faixa etária pediátrica é usualmente mais fácil por causa da menor profundidade do coração em relação ao tórax, levando a menor atenuação do ultrassom e melhor qualidade de imagem.[58] Como o POCUS cardíaco é um exame conciso e dirigido o profissional que o executa deve ativamente procurar a alteração compatível com seu questionamento inicial, visto que um exame sem achados não consegue descartar a presença de alterações cardiovasculares.[59]

No POCUS cardíaco recomenda-se a mesma técnica da ecocardiografia convencional para visualização das estruturas cardiovasculares para fins de padronização e comparação de imagens. Dessa forma, o aparelho de ultrassom deve ser configurado com o indicador de orientação do lado direito do monitor, resultando numa imagem invertida (o lado esquerdo do paciente aparecerá no lado direito da imagem). A profundidade e a frequência devem ser ajustadas para a faixa etária (sugestões na Tabela 1). As cinco posições, também denominadas janelas recomendadas, são: paraesternal eixo longo, paraesternal eixo curto, apical de quatro câmaras, subcostal de quatro câmaras e subcostal da veia cava inferior.[64,65] A posição, a orientação do transdutor e os padrões de imagem a serem obtidos em cada janela são demonstrados nas Figuras 20 e 21.

TABELA 1 Recomendações de programação e transdutor para POCUS cardíaco pediátrico

Faixa etária	Peso (kg)	Profundidade (cm)	Frequência (mHz)
Lactante (< 1 ano)	Até 10 kg	7 a 10	4,5 a 5
Pré-escolar (2 a 3 anos)	10 a 20 kg	10 a 12	4,5 a 5
Escolar (4 a 12 anos)	20 a 40 kg	15 a 20	4,5 a 5
Adolescente (Acima de 12 anos)	Acima de 40 kg	20 a 25	3 a 4

Janela POCUS	Local	Indicador	Diagrama
Paraesternal eixo longo	Borda lateral esquerda do esterno entre 3° e 4° espaço intercostal	Direção ao ombro direito (posição 11:00)	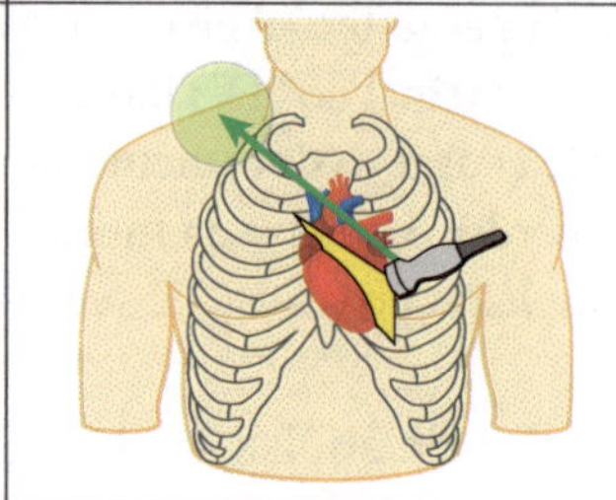
Paraesternal eixo curto	Borda lateral esquerda do esterno entre 3° e 4° espaço intercostal	Direção ao ombro esquerdo (posição 01:00)	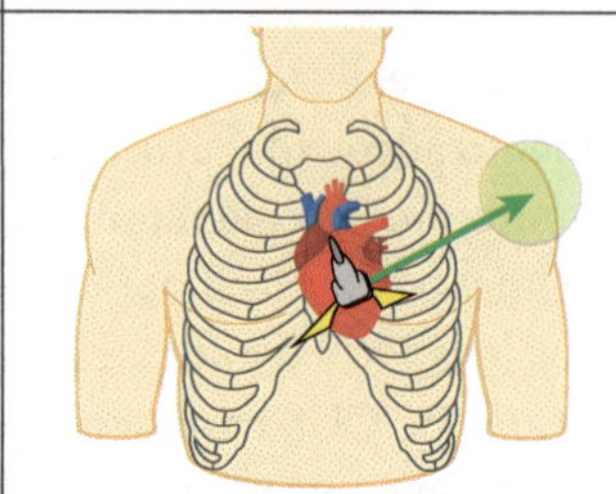
Apical de 4 câmaras	Linha clavicular média entre 4° e 5° espaço intercostal (*ictus cordis*)	Direção à esquerda (posição 03:00)	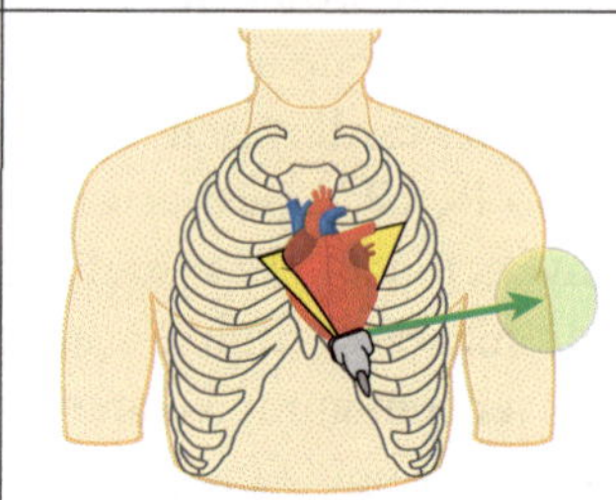
Subcostal de 4 câmaras	Abaixo do processo xifoide	Direção à esquerda (posição 03:00)	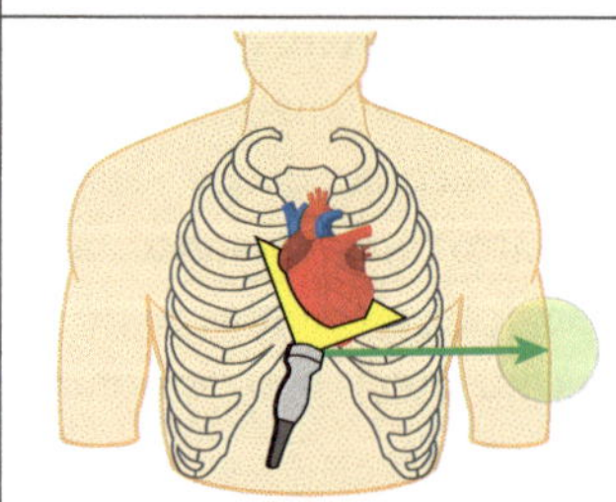
Subcostal veia cava inferior	Abaixo do processo xifoide	Direção cranial (posição 12:00)	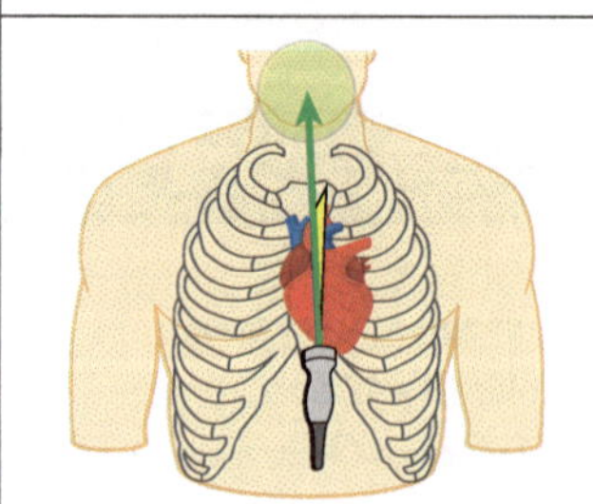

FIGURA 20 Posicionamento e orientação do transdutor para ultrassom *point-of-care* (POCUS) cardíaco.

Janela POCUS	Anatomia	Imagem	Objetivos
Paraesternal eixo longo	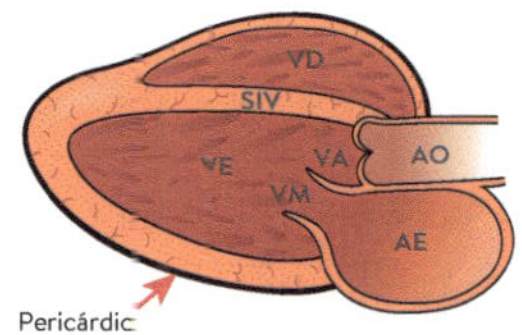	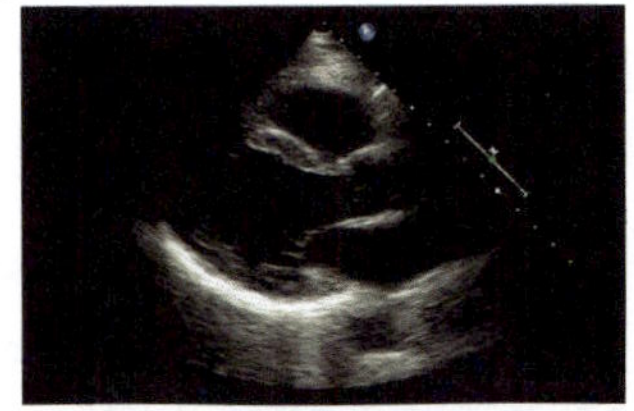	Avaliação do tamanho do ventrículo esquerdo e função sistólica Avaliação de derrame pericárdico Avaliação de regurgitação da valva mitral ou aórtica
	Centralizar na valva mitral com o ápex do ventrículo esquerdo no lado esquerdo da imagem		
Paraesternal eixo curto	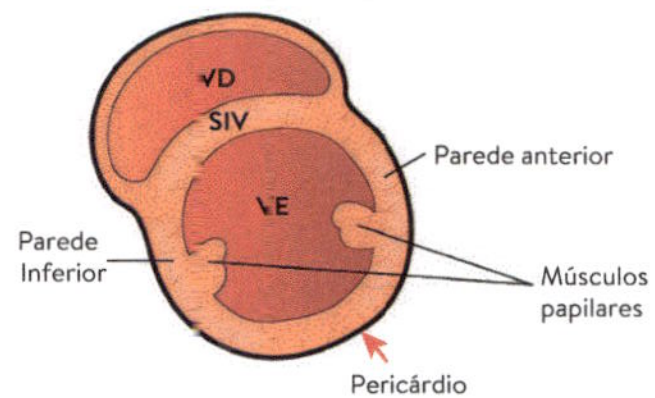	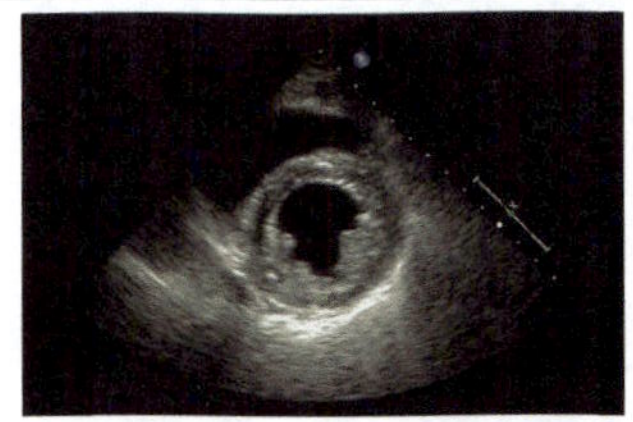	Avaliação do tamanho do ventrículo esquerdo e função sistólica Avaliação do tamanho do ventrículo direito e função sistólica Avaliação do septo interventricular
	Centralizar na altura dos músculos papilares com o ventrículo direito na região anterior da imagem		
Apical de 4 câmaras	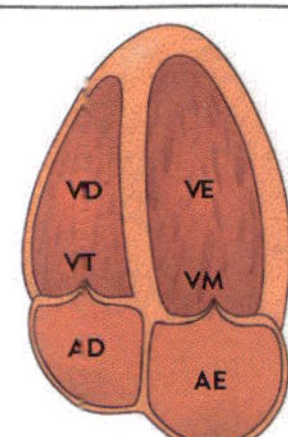	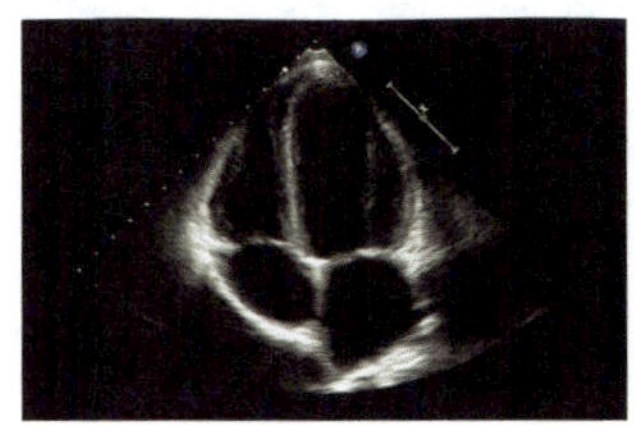	Avaliação do tamanho e função sistólica do ventrículo direito e esquerdo Avaliação de regurgitação da valva tricúspide
	Ápex cardíaco na linha média com as câmaras esquerdas do lado direito da imagem		

(continua)

<table>
<tr><th>Janela POCUS</th><th>Anatomia</th><th>Imagem</th><th>Objetivos</th></tr>
<tr><td rowspan="2">Subcostal de 4 câmaras</td><td>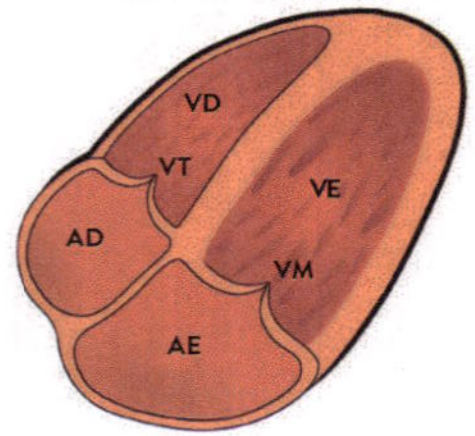
</td><td>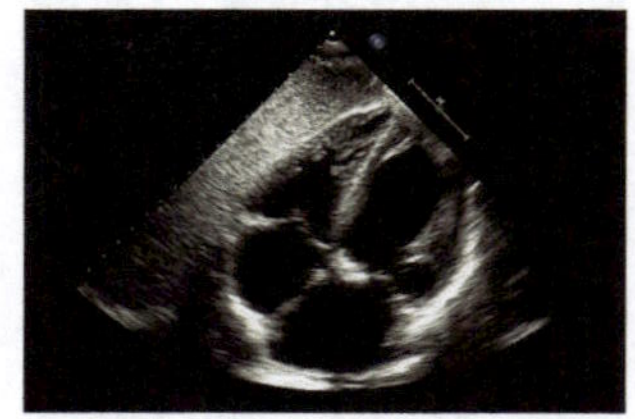</td><td rowspan="2">Avaliação de derrame pericárdico
Avaliação da função sistólica biventricular</td></tr>
<tr><td colspan="2">Apex cardíaco para o lado direito da imagem</td></tr>
<tr><td rowspan="2">Subcostal veia cava inferior</td><td>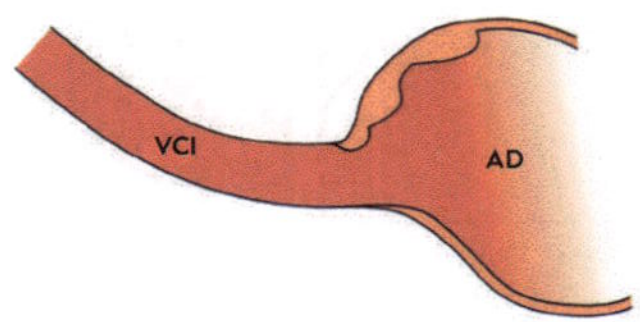
</td><td>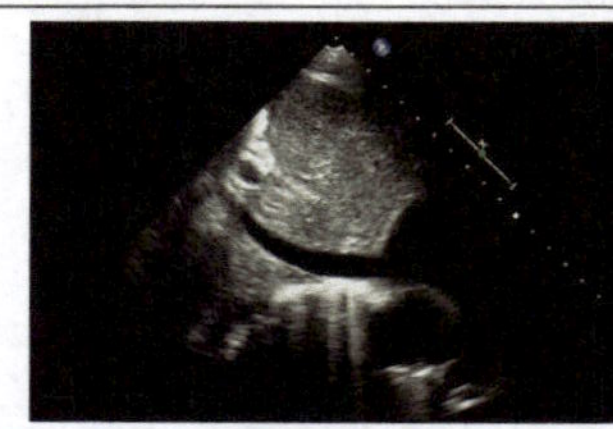</td><td rowspan="2">Avaliação qualitativa da veia cava inferior
Avaliação da pré-carga</td></tr>
<tr><td colspan="2">Centralizado na veia cava inferior intra-hepática entrando no átrio direito</td></tr>
</table>

FIGURA 21 Critérios, anatomia e objetivos para cada janela do ultrassom *point-of-care* (POCUS) cardíaco.

Uso clínico do POCUS cardíaco

A análise qualitativa das dimensões dos ventrículos e de sua contratilidade pode ajudar no diagnóstico diferencial de choque e hipotensão grave cuja causa pode não ser clara, especialmente na faixa etária pediátrica. Como exemplo temos a hipovolemia, na qual a hipotensão só ocorre após perda de 30 a 40% do volume intravascular, que pode ser detectada por meio da avaliação da veia cava inferior na janela subcostal ou pela avaliação da função sistólica na janela paraesternal eixo longo ou apical de quatro câmaras. Outra vantagem é avaliar a resposta ao tratamento implementado, permitindo ajustes e até mudança da conduta clínica.[58,59]

Outra área de interesse crescente é o uso POCUS cardíaco durante reanimação cardiorrespiratória. O objetivo do exame é determinar as causas reversíveis de parada cardiorrespiratória como tamponamento cardíaco, a qualidade das manobras de reanimação e a presença de atividade cardíaca para diferenciar entre atividade elétrica sem pulso (AESP) e fibrilação ventricular fina. Apesar de ser uma tecnologia promissora não há recomendação formal para seu emprego durante reanimação cardiopulmonar até o momento.[66,67]

Em decorrência da natureza limitada da avaliação do POCUS é importante considerar que a ausência de achados não exclui a presença de alterações. Da mesma forma, quando há algum achado incidental é necessária a reavaliação por especialista, principalmente quando não há correlação clínica ou sintomas clínicos[60,69,70]. Os consensos atuais não recomendam o uso do POCUS cardíaco para triagem de cardiopatias congênitas por causa da complexidade na interpretação do exame.[59,60]

Existem diversos cursos para treinamento de POCUS cardíaco com a maior parte combinando treinamento teórico (fundamentos, banco de imagens e interpretação dos achados) com treinamento prático (habilidades, *workshops* e prática supervisionada). Apesar de diversas publicações demonstrarem a viabilidade do treinamento do POCUS cardíaco não há consenso sobre um currículo mínimo para execução e interpretação do exame. Até o momento há poucas entidades que oferecem cursos de certificação em POCUS e todos foram desenvolvidos para população adulta. Assim, o próximo passo será o desenvolvimento de currículo e competências específicas para o POCUS na pediatria.[70,71]

REFERÊNCIAS BIBLIOGRÁFICAS

1. Rajamani A, Arun Bharadwaj P, Hariharan S, et al. A historical timeline of the development and evolution of medical diagnostic ultrasonography. J Clin Ultrasound. 2024;52(9):1419-37.
2. Miller DL, Smith NB, Bailey MR, et al. Overview of therapeutic ultrasound applications and safety considerations. J Ultrasound Med. 2012;31(4):623-34.

3. Radiopaedia. Thermal index. Radiology Reference Article. Radiopaedia.org. Accessed December 16, 2024. https://radiopaedia.org/articles/thermal-index
4. Fiallos MR, Hanhan UA, Orlowski JP. Point-of-care testing. Ped Clin North Am. 2001;48(3):589-600.
5. Liu X, Zhu X, Kost GJ, Liu J, Huang J, Liu X. The creation of point-of-careology. Point of Care. 2019;18(3):77.
6. Kost GJ, Jammal MA, Ward RE, Safwat AM. Monitoring of ionized calcium during human hepatic transplantation. Critical values and their relevance to cardiac and hemodynamic management. Am J Clin Pathol. 1986;86(1):61-70.
7. Richards JR, McGahan JP. Focused Assessment with Sonography in Trauma (FAST) in 2017: what radiologists can learn. Radiology. 2017 Apr;283(1):30-48.
8. American College of Emergency Physicians. American College of Emergency Physicians. ACEP emergency ultrasound guidelines-2001. Ann Emerg Med. 2001;38(4):470-81.
9. Díaz-Gómez JL, Mayo PH, Koenig SJ. Point-of-care ultrasonography. N Engl J Med. 2021;385(17):1593-602.
10. Adler AC, Matisoff AJ, DiNardo JA, Miller-Hance WC. Point-of-care ultrasound in pediatric anesthesia: perioperative considerations. Curr Opin Anaesthesiol. 2020;33(3):343-53.
11. Mendelson CL. The aspiration of stomach contents into the lungs during obstetric anesthesia. Am J Obstet Gynecol. 1946;52:191-205.
12. Bartlett JG, Gorbach SL. The triple threat of aspiration pneumonia. Chest. 1975;68(4):560-66.
13. Cook TM, Oglesby F, Kane AD, Armstrong RA, Kursumovic E, Soar J. Airway and respiratory complications during anaesthesia and associated with peri-operative cardiac arrest as reported to the 7th National Audit Project of the Royal College of Anaesthetists. Anaesthesia. 2024;79(4):368-79.
14. Kluger MT, Short TG. Aspiration during anaesthesia: a review of 133 cases from the Australian Anaesthetic Incident Monitoring Study (AIMS). Anaesthesia. 1999;54(1):19-26.
15. Warner MA, Meyerhoff KL, Warner ME, Posner KL, Stephens L, Domino KB. Pulmonary aspiration of gastric contents: a closed claims analysis. Anesthesiol. 2021;135(2):284-91.
16. Maltby JR. Fasting from midnight: the history behind the dogma. Best Practice Res Clin Anaesthesiol. 2006;20(3):363-78.
17. Flick RP, Schears GJ, Warner MA. Aspiration in pediatric anesthesia: is there a higher incidence compared with adults? Curr Opin Anaesthesiol. 2002;15(3):323-7.
18. Frykholm P, Disma N, Andersson H, et al. Pre-operative fasting in children: a guideline from the European Society of Anaesthesiology and Intensive Care. Eur J Anaesthesiol. 2022;39(1):4-25.
19. Lerman J. New ESAIC fasting guidelines for clear fluids in children: much ado about nothing or is it? Eur J Anaesthesiol. 2022;39(8):639-41.
20. Joshi GP, Abdelmalak BB, Weigel WA, et al. 2023 American Society of Anesthesiologists practice guidelines for preoperative fasting: carbohydrate-containing clear liquids with or without protein, chewing gum, and pediatric fasting duration: a modular update of the 2017 American Society of Anesthesiologists Practice Guidelines for Preoperative Fasting. Anesthesiology. 2023;138(2):132-51.
21. Kruisselbrink R, Gharapetian A, Chaparro LE, et al. Diagnostic accuracy of point-of-care gastric ultrasound. Anesth Analg. 2019;128(1):89-95.
22. Nomogram for Bayes's Theorem. N Engl J Med. 1975;293(5).

23. Perlas A, Van De Putte P, Van Houwe P, Chan VWS. I-AIM framework for point-of-care gastric ultrasound. Br J Anaesthesia. 2016;116(1):7-11.
24. Perlas A, Chan VWS, Lupu CM, Mitsakakis N, Hanbidge A. Ultrasound assessment of gastric content and volume. Anesthesiology. 2009;111(1):82-9.
25. Cubillos J, Tse C, Chan VWS, Perlas A. Bedside ultrasound assessment of gastric content: an observational study. Can J Anaesth. 2012;59(4):416-23.
26. Spencer AO, Walker AM, Yeung AK, et al. Ultrasound assessment of gastric volume in the fasted pediatric patient undergoing upper gastrointestinal endoscopy: development of a predictive model using endoscopically suctioned volumes. Paediatr Anaesth. 2015;25(3):301-8.
27. Kim EH, Yoon HC, Lee JH, et al. Prediction of gastric fluid volume by ultrasonography in infants undergoing general anaesthesia. Br J Anaesth. 2021;127(2):275-80.
28. Bouvet L, Bellier N, Gagey-Riegel AC, Desgranges FP, Chassard D, De Queiroz Siqueira M. Ultrasound assessment of the prevalence of increased gastric contents and volume in elective pediatric patients: a prospective cohort study. Paediatr Anaesth. 2018;28(10):906-13.
29. Evain JN, Allain T, Dilworth K, et al. Ultrasound assessment of gastric contents in children before general anaesthesia for acute appendicitis. Anaesthesia. 2022;77(6):668-73.
30. Beck CE, Chandrakumar T, Sümpelmann R, et al. Ultrasound assessment of gastric emptying time after intake of clear fluids in children scheduled for general anesthesia: a prospective observational study. Paediatr Anaesth. 2020;30(12):1384-9.
31. Filipovic MG, Baettig SJ, Hebeisen M, Meierhans R, Ganter MT. Gastric ultrasound performance time and difficulty: a prospective observational study. Anaesthesia. 2025;80(2):161-9.
32. Ulmer F, Lennertz J, Greif R, Bütikofer L, Theiler L, Riva T. Emergency front of neck access in children: a new learning approach in a rabbit model. Br J Anaesth. 2020;125(1):e61-e68.
33. Ahn JH, Kwon E, Lee SY, Hahm TS, Jeong JS. Ultrasound-guided lung sliding sign to confirm optimal depth of tracheal tube insertion in young children. Br J Anaesth. 2019;123(3):309-15.
34. Ramsingh D, Bronshteyn YS, Haskins S, Zimmerman J. Perioperative point-of-care ultrasound: from concept to application. Anesthesiology. 2020;132(4):908-16.
35. Jain K, Yadav M, Gupta N, Thulkar S, Bhatnagar S. Ultrasonographic assessment of airway. J Anaesthesiol Clin Pharmacol. 2020;36(1):5-12.
36. Guimarães Ferreira Fonseca L, Bertolizio G, Engelhardt T, Karlsson J. Pediatric point of care airway ultrasound (POCUS) : current evidence and future practice. Anaesthesiologie. 2024.
37. Beale T, Twigg VM, Horta M, Morley S. High-resolution laryngeal us: imaging technique, normal anatomy, and spectrum of disease. Radiographics. 2020;40(3):775-90.
38. Lin J, Bellinger R, Shedd A, et al. Point-of-care ultrasound in airway evaluation and management: a comprehensive review. Diagnostics (Basel). 2023;13(9):1541.
39. Teoh WH, Kristensen MS. Prediction in airway management: what is worthwhile, what is a waste of time and what about the future? Br J Anaesth. 2016;117(1):1-3.
40. Kristensen MS, Teoh WHL, Baker PA. Percutaneous emergency airway access; prevention, preparation, technique and training. Br J Anaesth. 2015;114(3):357-61.
41. Kristensen MS, Teoh WH, Rudolph SS, et al. Structured approach to ultrasound-guided identification of the cricothyroid membrane: a randomized comparison with the palpation method in the morbidly obese. Br J Anaesth. 2015;114(6):1003-4.

42. Kristensen MS, Teoh WH, Rudolph SS, Hesselfeldt R, Børglum J, Tvede MF. A randomised cross-over comparison of the transverse and longitudinal techniques for ultrasound-guided identification of the cricothyroid membrane in morbidly obese subjects. Anaesthesia. 2016;71(6):675-83.
43. Das SK, Choupoo NS, Haldar R, Lahkar A. Transtracheal ultrasound for verification of endotracheal tube placement: a systematic review and meta-analysis. Can J Anaesth. 2015;62(4):413-23.
44. Gottlieb M, Holladay D, Peksa GD. Ultrasonography for the confirmation of endotracheal tube intubation: a systematic review and meta-analysis. Ann Emerg Med. 2018;72(6):627-36.
45. Gottlieb M, Bailitz JM, Christian E, et al. Accuracy of a novel ultrasound technique for confirmation of endotracheal intubation by expert and novice emergency physicians. West J Emerg Med. 2014;15(7):834-39.
46. Lichtenstein DA, Mezière GA. Relevance of lung ultrasound in the diagnosis of acute respiratory failure: the BLUE protocol. Chest. 2008;134(1):117-25.
47. Musolino AM, Tomà P, De Rose C, et al. Ten years of pediatric lung ultrasound: a narrative review. Front Physiol. 2021;12:721951.
48. Miller LE, Stoller JZ, Fraga MV. Point-of-care ultrasound in the neonatal ICU. Curr Opin Pediatr. 2020;32(2):216-27.
49. Bhalla D, Naranje P, Jana M, Bhalla AS. Pediatric lung ultrasonography: current perspectives. Pediatr Radiol. 2022;52(10):2038-50.
50. Ammirabile A, Buonsenso D, Di Mauro A. Lung ultrasound in pediatrics and neonatology: an update. Healthcare (Basel). 2021;9(8):1015.
51. Liang HY, Liang XW, Chen ZY, et al. Ultrasound in neonatal lung disease. Quant Imaging Med Surg. 2018;8(5):535-46.
52. Rizvi MB, Rabiner JE. Pediatric point-of-care lung ultrasonography: a narrative review. West J Emerg Med. 2022;23(4):497-504.
53. Liang T, Roseman E, Gao M, Sinert R. The utility of the focused assessment with sonography in trauma examination in pediatric blunt abdominal trauma: a systematic review and meta-analysis. Pediatr Emerg Care. 2021;37(2):108-18.
54. Sahu AK, E R S, Aggarwal P, et al. Does FAST Score reduce the need for CT scan in pediatric blunt abdominal trauma? Indian J Pediatr. 2021;88(10):1047.
55. Kornblith AE, Addo N, Plasencia M, et al. Development of a consensus-based definition of focused assessment with sonography for trauma in children. JAMA Netw Open. 2022;5(3):e222922.
56. Savoia P, Jayanthi SK, Chammas MC. Focused Assessment with Sonography for Trauma (FAST). J Med Ultrasound. 2023;31(2):101-106.
57. Scheier E. Cardiac POCUS in pediatric emergency medicine: a narrative review. J Clin Med. 2023;12(17):5666.
58. Boretsky KR, Kantor DB, DiNardo JA, Oren-Grinberg A. Focused cardiac ultrasound in the pediatric perioperative setting. Anesthesia & Analgesia. 2019;129(4):925.
59. Lu JC, Riley A, Conlon T, et al. Recommendations for cardiac point-of-care ultrasound in children: a report from the American Society of Echocardiography. J Am Soc Echocardiogr. 2023;36(3):265-277.
60. Singh Y, Tissot C, Fraga MV, et al. International evidence-based guidelines on point of care ultrasound (POCUS) for critically ill neonates and children issued by the POCUS Wor-

king Group of the European Society of Paediatric and Neonatal Intensive Care (ESPNIC). Crit Care. 2020;24(1):65.

61. Blanco P. Rationale for using the velocity-time integral and the minute distance for assessing the stroke volume and cardiac output in point-of-care settings. Ultrasound J. 2020;12(1):21.
62. Chico S, Connolly S, Hossain J, Levenbrown Y. Accuracy of point-of-care cardiac ultrasound performed on patients admitted to a pediatric intensive care unit in shock. J Clin Ultrasound. 2024.
63. Kamra K, Punn R. Role of echocardiography in the assessment of right ventricular function in the pediatric population. Pediatric Anesthesia. 2019;29(5):530-8.
64. Conlon TW, Baker D, Bhombal S. Cardiac point-of-care ultrasound: Practical integration in the pediatric and neonatal intensive care settings. Eur J Pediatr. 2024;183(4):1525-41.
65. Yamada H, Ohara T, Abe Y, et al. Guidance for performance, utilization, and education of cardiac and lung point-of-care ultrasonography from the Japanese Society of Echocardiography. J Echocardiogr. 2024;22(3):113-51.
66. Leviter JI, Feick M, Riera A, White LJ. A protocol for using point-of-care ultrasound as an adjunct in pediatric cardiac arrest: pediatric ultrasound for life-supporting efforts. Pediatr Emerg Care. 2024;40(11):835-38.
67. Wyckoff MH, Greif R, Morley PT, et al. 2022 International Consensus on Cardiopulmonary Resuscitation and Emergency Cardiovascular Care Science with Treatment Recommendations: Summary from the Basic Life Support; Advanced Life Support; Pediatric Life Support; Neonatal Life Support; Education, Implementation, and Teams; and First Aid Task Forces. Circulation. 2022;146(25):e483-e557.
68. Spampinato MD, Luppi F, Cristofaro E, et al. Diagnostic accuracy of point of care ultrasound (POCUS) in clinical practice: a retrospective, emergency department based study. J Clin Ultrasound. 2024;52(3):255-64.
69. Lee MS, Sweetnam-Holmes D, Soffer GP, Harel-Sterling M. Updates on the clinical integration of point-of-care ultrasound in pediatric emergency medicine. Curr Opin Pediatr. 2024;36(3):256-65.
70. Lockhart TJ, Lin EE, Adler AC. Point-of-care ultrasound in pediatric anesthesiology: considerations for training and credentialing. Curr Opin Anaesthesiol. 2024;37(3):259-65.
71. O'Brien EM, Guris RD, Quarshie W, Lin EE. The state of point-of-care ultrasound training in pediatric anesthesia fellowship programs in the United States: a survey assessment. Pediatric Anesthesia. 2024;34(6):544-50.

18

Trauma em anestesia pediátrica

Roberta Figueiredo Vieira
Paula Eduarda Miranda Carneiro de Albuquerque

DESTAQUE DO TEMA

1. O trauma é frequente na população pediátrica e está associado a elevada mortalidade.
2. O acometimento de múltiplos órgãos é frequente no trauma pediátrico.
3. O manejo do trauma pediátrico se baseia no ABCDE, assim como nos adultos, mas há particularidades fisiológicas e anatômicas que devem ser consideradas.
4. Evitar a hipoxemia é vital, pois essa é a principal causa de parada cardiorrespiratória em crianças.
5. A taquicardia pode ser o único sinal de choque nas crianças, e a presença de hipotensão pode significar perda da volemia > 45%.
6. Os anestesiologistas estão amplamente envolvidos no cuidado de crianças vítimas de trauma desde a sala de emergência até os cuidados com analgesia pós-operatória.

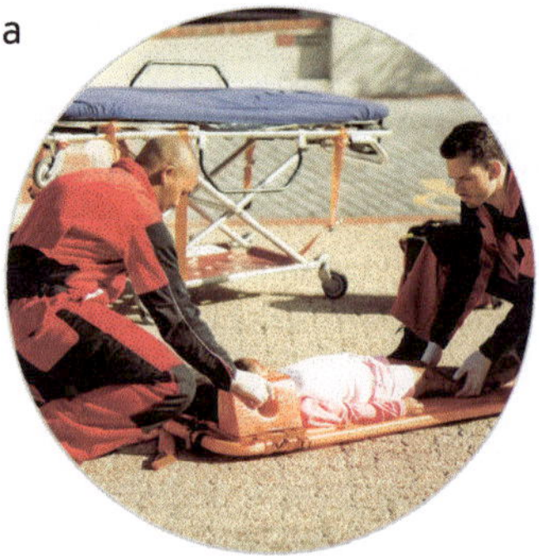

INTRODUÇÃO

A anestesiologia é uma especialidade médica que abrange diversas áreas cirúrgicas e lida com uma grande variedade de pacientes, cada qual com suas particularidades. No Brasil, é comum que o anestesiologista atenda pacientes pediátricos, em especial em situações de urgência e emergência, comumente nos centros cirúrgicos. Entretanto, os anestesiologistas podem cuidar de pacientes pediátricos em diferentes situações:

- Estabilização inicial do paciente no departamento de emergência.
- Sedação e assistência clínica para exame de imagem.
- Procedimentos cirúrgicos emergenciais, como laparotomia ou craniotomia.
- Cirurgias após a estabilização inicial, como fixação de fraturas de ossos longos.
- Cuidado intensivo dos pacientes pediátricos na unidade de terapia intensiva (UTI).
- Controle da dor durante a hospitalização, especialmente utilizando analgesia regional.

As particularidades dos pacientes pediátricos podem dificultar o manejo adequado desses pacientes. A lesão de múltiplos órgãos é frequente, e a deterioração hemodinâmica costuma ser rápida, com potencial para complicações graves. A incapacidade em garantir a via aérea pérvia, manter a ventilação efetiva e tratar prontamente a hemorragia pode influenciar negativamente o prognóstico dessas crianças. Dessa forma, ao compreender as particularidades do paciente pediátrico, o anestesiologista contribui para a melhorar a sobrevida e os desfechos em longo prazo.

Nesse contexto, o anestesiologista desempenha um papel fundamental. Para garantir um cuidado adequado, deve-se compreender a fisiopatologia das lesões e as especificidades anatômicas e fisiológicas de cada faixa etária. É igualmente importante assegurar que o atendimento médico seja contínuo e integrado, desde a fase pré-hospitalar até o pós-operatório. Dessa forma, o anestesiologista deve dominar não só os cuidados perioperatórios e intraoperatórios, mas também o acompanhamento nas UTI, onde o monitoramento pós-cirúrgico é crucial para a recuperação plena do paciente pediátrico. O cuidado não pode ser fragmentado ou descontinuado; é responsabilidade do anestesiologista garantir que todas as fases do tratamento, do início ao fim, sejam realizadas de maneira coordenada e eficaz.

EPIDEMIOLOGIA

O trauma é a principal causa de morte e incapacidade na infância. As lesões traumáticas superam todas as principais doenças nas crianças e nos adolescentes, o que torna o trauma um problema de saúde pública grave nessa população. Nos Estados Unidos, o trauma é uma das principais causas de morte em crianças entre 1 e 14 anos, e os acidentes de trânsito correspondem a 59% das mortes traumáticas entre 5 e 14 anos.

Para compreender a relevância da assistência médica no trauma pediátrico, é essencial conhecer a epidemiologia desse cenário no país. Segundo dados do Ministério da Saúde, em 2022, as mortes por causas externas – como acidentes, homicídios e suicídios – corresponderam a cerca de 50% do total de óbitos entre crianças de 1 a 14 anos. Esse dado reflete a magnitude do problema e sublinha a necessidade de um atendimento médico especializado e contínuo.

APRESENTAÇÃO CLÍNICA E PARTICULARIDADES DO TRAUMA PEDIÁTRICO

O anestesiologista deve estar familiarizado com a apresentação clínica dos mecanismos de trauma mais comuns na população pediátrica. Por exemplo, as crianças vítimas de atropelamento em baixa velocidade podem apresentar apenas fraturas dos membros inferiores, enquanto nos impactos em alta velocidade podemos observar politraumatismo e trauma cranioencefálico.

Nos acidentes de trânsito, em que a criança é ocupante do veículo acidentado, precisamos avaliar se ela estava adequadamente contida com cinto e cadeira de segurança. As crianças contidas nesses dispositivos podem apresentar lesão torácica e abdominal, enquanto as não contidas podem apresentar politraumatismo, incluindo o trauma craniano. Nas quedas de bicicleta pode haver lesão neurológica, fraturas e trauma abdominal pelo guidão.

No contexto social do nosso país, também é fundamental a avaliação do mecanismo de trauma com relação a maus-tratos. Por exemplo, a hemorragia retiniana em lactentes – a síndrome do bebê sacudido, ou *shaking baby syndrome* – é uma forma grave de abuso infantil que ocorre quando uma criança pequena é sacudida, em geral por um adulto. Esse movimento pode cursar com lesões cerebrais, as quais podem evoluir com convulsões, vômitos, alterações do nível de consciência e lesões irreversíveis, como comprometimentos cognitivo, comportamental e visual.

A avaliação clínica do trauma pediátrico segue as diretrizes do paciente adulto preconizadas pelo Suporte Avançado de Vida no Trauma (ATLS), porém as características anatômicas e fisiológicas dessa população determinam particularidades tanto na apresentação como no manejo clínico, descritas a seguir:

- A menor massa corporal determina um maior impacto por unidade de área corporal, que, associado a menor quantidade de tecido adiposo e conjuntivo, contribui para a presença de lesões em múltiplos órgãos. O diagnóstico precoce do acometimento multissistêmico é avaliado pelo Escore de Trauma Pediátrico, descrito na Tabela 1. As pontuações totais variam de 6 a 12 pontos e quanto maior o escore, menor a mortalidade.
- A criança apresenta um consumo de oxigênio elevado e capacidade residual funcional diminuída, o que reduz sua tolerância à apneia. A hipoxemia resultante costuma cursar com bradicardia, que pode evoluir com parada cardiorrespiratória.
- O esqueleto das crianças é mais flexível devido à calcificação incompleta, por isso pode ocorrer lesão de órgãos intracavitários sem fraturas associadas, diferentemente do observado em adultos. Por exemplo, a contusão pulmonar é mais frequente que a fratura das costelas. Dessa forma, a presença de fraturas sugere um trauma com elevada energia cinética e potencial para lesão de múltiplos órgãos. O anestesiologista sempre deve suspeitar de trauma de múltiplos órgãos na população pediátrica.
- O volume sanguíneo pediátrico varia conforme a idade, e poucos mililitros de sangue perdidos podem levar ao choque hipovolêmico. Portanto, é imprescindível o controle dos sinais vitais, com o conhecimento dos parâmetros hemodinâmicos normais para cada faixa etária, assim como a obtenção de acessos para a infusão de cristaloides e hemocomponentes, devendo o acesso intraósseo sempre ser lembrado, já que a punção venosa é difícil nesse perfil de paciente. Assim, o volume sanguíneo de uma criança deve ser estimado antes da indução anestésica, conforme demonstrado na Tabela 2.
- O trauma cranioencefálico é prevalente nessa população devido à maior proporção do crânio em relação ao corpo, e a apresentação clínica é diferente na população pediátrica. A presença de apneia, hipoxemia e hipoventilação é mais comum que a hipovolemia e a hipotensão.
- O trauma pode impactar o crescimento e desenvolvimento da criança. Por exemplo, a lesão da placa de crescimento pode interferir no crescimento normal dos ossos longos, provocando dificuldade na marcha. A esplenectomia traumática pode aumentar o risco de sepse, e a exposição repetida à radiação ionizante pode aumentar o risco de desenvolvimento de neoplasias.
- O trauma pode desencadear um comportamento psicológico regressivo, com mudanças na personalidade da criança e até alteração cognitiva. A equipe anestésica deve estar ciente desse processo psicológico e sempre tentar acolher a família – por exemplo, permitindo a presença dos responsáveis durante a avaliação e manejo do caso, o que minimiza o medo e ansiedade natural da criança.

TABELA 1 Escore de Trauma Pediátrico

	Pontuação		
Avaliação	+2	+1	-1
Peso corporal (kg)	> 20	10 a 20	< 10
Via aérea	Normal	Cânula naso/orofaríngea Oxigênio	Intubado Via aérea cirúrgica
Pressão arterial sistólica (mmHg)	> 90 mmHg Boa perfusão	50 a 90 mmHg Pulsos centrais palpáveis	< 50 mmHg Pulso fraco ou ausente
Nível de consciência	Acordado	Confuso Redução do nível de consciência	Coma Não responsivo
Fratura	Nenhuma	Única Fechada	Aberta Múltiplas
Cutânea	Nada visível	Contusão Abrasão Laceração < 7 cm Não atinge a fáscia	Perda tecidual Lesão por arma de fogo Lesão penetrante através da fáscia

Fonte: adaptada do ATLS, 10ª edição.

TABELA 2 Estimativa da volemia do paciente pediátrico

Idade em anos	Volemia
Recém-nascido	80-90 mL/kg
Lactentes	70-80 mL/kg
3 a 12 meses	70 mL/kg

ORGANIZAÇÃO DA SALA DE EMERGÊNCIA E SALA CIRÚRGICA

É importante que a sala de trauma esteja equipada e organizada com os materiais e medicações necessários ao atendimento das crianças de diferentes idades, assegurando mais de um tamanho de cada material, como máscaras faciais, lâminas de laringoscópio, tubos orotraqueais, máscaras laríngeas, fio-guia e dispositivos para manejo da via aérea difícil. O videolaringoscópio talvez não seja a melhor opção para casos de sangue na cavidade oral, mas pode ser bastante útil em pacientes com possível lesão de coluna cervical. As fitas de ressuscitação baseadas na altura da criança devem estar disponíveis, como a Fita de Emergência Pediátrica de Broselow®, demonstrada na Figura 1, que otimiza o manejo do trauma pediátrico evitando erros de dosagens de medicações. A checagem do aparelho de anestesia, assim como a presença de uma fonte alternativa de oxigênio e de um aspirador funcionante, é imprescindível.

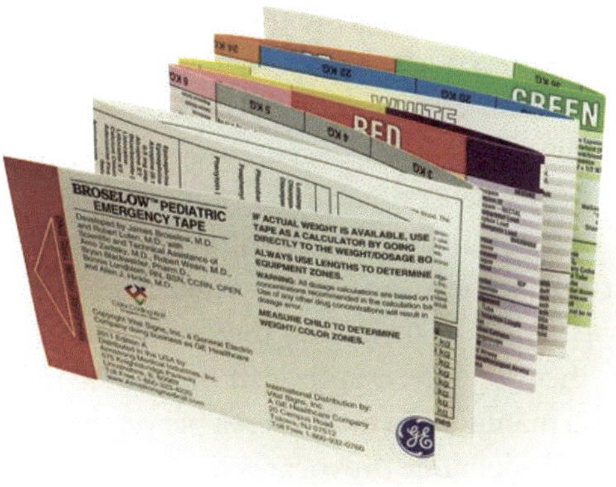

FIGURA 1 Fita de Emergência Pediátrica de Broselow®, que determina a dose das medicações e o tamanho dos dispositivos para cada idade.

A preparação da sala de cirurgia deve incluir a presença de equipamentos de intubação e monitorização apropriados para a idade da criança, capnógrafo, manta aquecida, aquecedores de fluidos e bombas de infusão contínua. Os fármacos devem ser diluídos nas doses apropriadas para a idade, e as seringas, rotuladas para evitar erros de dosagem. A temperatura da sala cirúrgica deve ser mantida a 26°C, para reduzir o risco de hipotermia nas crianças pequenas e, consequentemente, eventos cardíacos adversos, como bradicardia e parada cardiorrespiratória.

MANEJO DO TRAUMA PEDIÁTRICO

O manejo do trauma pediátrico segue o sistema de avaliação e tratamento simultâneos (ABCDE) do ATLS empregado nos adultos. O anestesiologista, ao avaliar a criança, na sala de trauma ou no centro cirúrgico, deve considerar a conduta sistematizada do ABCDE, continuando a cadeia de cuidados já estabelecidos, com avaliação primária e secundária, posteriormente revendo cada etapa do ABCDE, para corrigir possíveis falhas e complicações.

A (*Airway*) – via aérea e estabilização da coluna cervical

O objetivo primordial do tratamento do trauma é garantir a oxigenação tecidual, através da manutenção da via aérea pérvia, o "A" do ABCDE. Para esse objetivo, o anestesiologista deve conhecer as particularidades relacionadas às diferenças anatômicas e fisiológicas da criança, como listado a seguir:

- A região occipital mais proeminente provoca uma flexão passiva da coluna cervical, o que favorece a obstrução da faringe posterior. O uso de coxim sob o tórax do lactente, com espessura de dois dedos, permite o alinhamento da coluna vertebral, liberando a obstrução. Esse coxim deve ser preferido à posição olfativa, pois auxilia a proteção da coluna cervical.
- Quando a criança apresenta ventilação espontânea, mas a via aérea está parcialmente obstruída, pode-se aplicar a manobra de tração anterior da mandíbula (*jaw thrust*), com restrição do movimento da coluna cervical. Se o paciente estiver inconsciente, a utilização de cânula orofaríngea (cânula de Guedel) auxilia na manutenção da via aérea pérvia. Entretanto, a administração da cânula de Guedel pode provocar reflexo de vômito se os reflexos estiverem preservados.
- A intubação em sequência rápida (ISR) deve ser empregada para reduzir o risco de aspiração do conteúdo gástrico. As crianças vítimas de trauma devem ser tratadas como estômago cheio pela presença de paresia gástrica traumática e aerofagia, independentemente do tempo de jejum. As etapas da ISR incluem a preparação do paciente e dos familiares, sempre que possível, a pré-oxigenação do paciente, a seleção dos fármacos nas doses adequadas considerando a hemodinâmica da criança (Tabela 3) e a checagem dos equipamentos (disponibilidade de diferentes tamanhos de tubo orotraqueal conforme a Fita de Emergência Pediátrica de Broselow®, presença de dispositivos de resgate caso a intubação seja difícil, laringoscópio e aspirador funcionantes).
- A laringoscopia na posição supina pode ser difícil por dois motivos: a língua e as amígdalas são proporcionalmente maiores, e a laringe e as cordas vocais têm posição mais cefálica e anterior, quando em comparação ao adulto. O formato de funil da laringe favorece o acúmulo de secreções no espaço retrofaríngeo.
- O ideal é que a laringoscopia transcorra sem movimento da coluna cervical. Vale lembrar que a laringoscopia pode cursar com bradicardia intensa, sobretudo em lactentes. A atropina pode ser usada de forma profilática, para manter a frequência cardíaca e reduzir as secreções, facilitando a intubação.
- A intubação orotraqueal permite a proteção da via aérea contra a aspiração do conteúdo gástrico. A intubação nasotraqueal não deve ser tentada em crianças, pela sua maior dificuldade nessa população e maior risco de complicações como lesão do sistema nervoso central e hemorragia. A escolha do tubo endotraqueal deve considerar o menor diâmetro da via aérea, que nas crianças é no anel cricoide, abaixo das cordas vocais. O tubo endotraqueal com balonete é preferido, e a sua pressão deve ser medida e mantida abaixo de 30 mmHg.

- A intubação orotraqueal está indicada nas crianças com trauma cranioencefálico grave, insuficiência respiratória, redução do nível de consciência e casos com significativa instabilidade hemodinâmica. Lembrar que a prioridade é sempre oxigenar, e não apenas intubar.
- A traqueia é mais curta, o que favorece a entubação acidental do brônquio-fonte direito. A profundidade desejada do tubo orotraqueal pode ser calculada como três vezes o tamanho do tubo, mas sempre se deve checar a presença de ventilação bilateral pela ausculta pulmonar. Por exemplo, um tubo endotraqueal número 5,0 deve estar posicionado a 15 cm nos lábios.
- Após a intubação endotraqueal, o posicionamento adequado do tubo orotraqueal deve ser verificado através da confirmação primária (ausculta em ambos os hemitórax) e secundária (capnografia). O anestesiologista deve estar atento à presença de intubação endobrônquica e extubação acidental, permitindo o pronto diagnóstico e manejo dessas condições, antes da hipoxemia e deterioração clínica.
- Nos casos de dificuldade para ventilar ou entubar, a máscara laríngea (ML) é um dispositivo de resgate, que garante a oxigenação e a ventilação do paciente. A colocação da máscara exige experiência e pode cursar com distensão gástrica.
- A traqueostomia de emergência não é frequentemente realizada em crianças, e a cricotireoidotomia é uma opção quando há dificuldade de ventilação com a ML. A ventilação pela membrana cricotireoidiana permite a oxigenação, mas há retenção progressiva de CO_2. Esse acesso é raramente utilizado em lactentes e crianças menores pela sua dificuldade anatômica, mas pode ser feito com segurança em crianças maiores de 12 anos.

A via aérea pediátrica tem suas particularidades, especialmente em lactentes e neonatos, como mostrado na Figura 2. Com isso, é importante não só compreender essas diferenças anatômicas e fisiológicas, mas também entender como a indução anestésica pode interferir negativamente no funcionamento do aparelho respiratório. Por exemplo, as vias aéreas superiores são compostas por uma parte colapsável (nasofaringe, orofaringe e as regiões glótica e supraglótica da laringe), que fica entre duas partes rígidas – a cavidade nasal e a região abaixo da laringe, chamada subglote, que leva à traqueia. Durante a anestesia, em especial na fase 2 (fase de excitação), o tônus muscular da faringe e da laringe fica diminuído e descoordenado. Isso leva os músculos que mantêm as vias aéreas abertas a relaxarem mais do que o normal, o que pode fazer que os tecidos moles da nasofaringe e orofaringe colapsem. Esse colapso reduz a abertura da faringe, dificultando a passagem do fluxo de ar e aumentando a turbulência dele nas vias aéreas, levando à obstrução das vias superiores e dificultando ainda mais a respiração, podendo provocar estridor ou laringoespasmo.

Os fatores anatômicos das vias aéreas pediátricas que contribuem para a obstrução das vias aéreas superiores incluem cabeça grande (a cabeça grande em relação ao tronco faz que o pescoço seja flexionado, comprimindo os tecidos moles das vias aéreas superiores); língua grande (a língua grande de um bebê, em relação à sua boca pequena, tende a cair para trás na faringe posterior quando o tônus das vias aéreas está relaxado, podendo bloquear parcialmente a passagem do ar); epiglote grande e flácida (a epiglote, estrutura de cartilagem que cobre a traqueia durante a deglutição, é maior e mais flácida nas crianças, o que pode dificultar a passagem do ar para a traqueia); excesso de tecido mole naso-orofaríngeo (bebês e crianças têm maior quantidade de tecido mole na garganta, o que pode contribuir para o colapso das vias aéreas e aumentar o risco de obstrução) e maior incidência de hipertrofia adenoidal e amigdaliana (as adenoides e as amígdalas das crianças podem ser maiores e mais volumosas, o que também pode obstruir as vias aéreas superiores).

TABELA 3 Características dos fármacos utilizados na indução em sequência rápida

Fármacos	Dose (mg/kg)	Efeito colateral	Contraindicação
Etomidato	0,2 a 0,3	Supressão adrenal Mioclonia Vômito	Transtorno focal de convulsões Insuficiência adrenal
Propofol	Criança: 2,5 a 3,5	Hipotensão arterial Dor à injeção	Instabilidade hemodinâmica
Cetamina	1 a 3	*Delirium* de emergência Taquicardia Hipertensão Hipersalivação Nistagmo Laringoespasmo Aumento da PIC	Trauma craniano Hipertensão Trauma ocular penetrante

Fonte: adaptada de Ivashkov e Bhananker, 2012.

B (*Breathing*) – ventilação

O anestesiologista deve instituir uma ventilação adequada, garantindo a oxigenação e a eliminação do dióxido de carbono, para evitar o agravamento da acidose respiratória, que é o distúrbio ácido-básico mais frequente nas crianças vítimas de trauma. Ademais, a hipoxemia deve ser combatida, pois é a principal causa de parada cardíaca nessa população.

Para avaliar a ventilação, é essencial observar uma série de sinais clínicos, como frequência e padrão respiratório, a presença de estridor, dilatação das na-

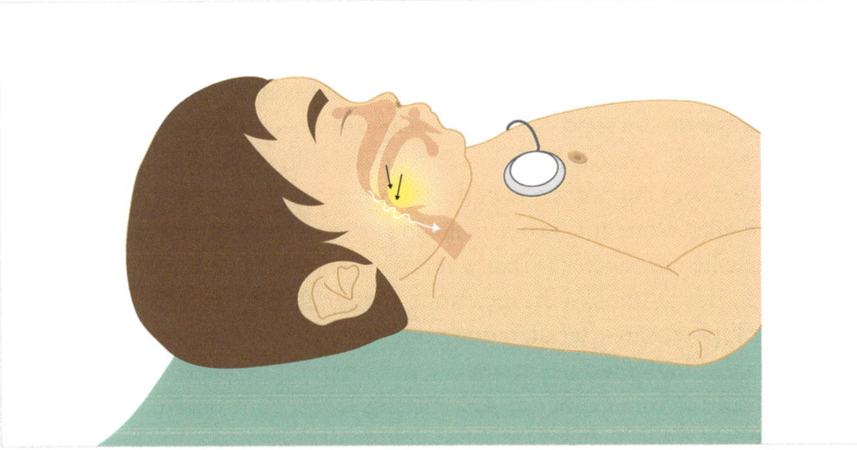

FIGURA 2 Particularidades da via aérea do lactente. Na posição supina, o tamanho relativamente grande da cabeça de uma criança resulta em flexão natural do pescoço, comprimindo os tecidos moles da via aérea superior. Em condições de baixo tônus das vias aéreas, como durante a anestesia geral, a língua relativamente grande cai para trás contra a parede posterior da faringe e contribui para a turbulência das vias aéreas e obstrução das vias aéreas superiores

Fonte: Department of Anesthesiology, Division of Pediatric Anesthesia, Tufts Medical Center.

rinas e retrações esternal, intercostal ou subcostal. O exame do tórax deve incluir a inspeção da simetria na expansão e a identificação de um padrão respiratório paradoxal ou "de barco balançando", que sugere obstrução das vias aéreas. As crianças menores de 30 kg devem ser ventiladas com dispositivo balão-máscara pediátrico para limitar a pressão exercida na via aérea, evitando a ocorrência de barotrauma e distensão gástrica.

As complicações ventilatórias, como o pneumotórax, hemotórax, contusão pulmonar e aspiração do conteúdo gástrico, devem ser detectadas e tratadas prontamente. O uso da ultrassonografia à beira-leito pode auxiliar na confirmação do diagnóstico clínico da complicação. Se for preciso fazer uma drenagem torácica, devem-se escolher drenos proporcionalmente menores, que devem ser tunelizados acima do local da incisão, uma vez que a espessura da parede torácica da criança é menor.

Muitas crianças vítimas de trauma chegam ao departamento de emergência já intubadas. Nesses casos, o anestesiologista deve verificar o tamanho, tipo e posicionamento do tubo traqueal, checar a presença de vazamento e determinar a efetividade da ventilação. Os exames durante as avaliações iniciais devem ser checados, assim como todo ABCDE.

C (*Circulation*) – circulação com controle da hemorragia

O diagnóstico e tratamento do choque nas crianças apresentam particularidades clínicas que devem ser consideradas pelos anestesiologistas. Aplicativos para telefones celulares, como o *Pedi Crisis®*, desenvolvido pela Society for Pediatric Anesthesia e disponibilizados sem custo, informam os sinais vitais esperados para diferentes idades, o que auxilia o manejo do paciente pediátrico de forma precisa.

O choque hemorrágico na criança apresenta comportamento hemodinâmico diferente do dos adultos. A criança pode perder até 30% da sua volemia sem apresentar hipotensão arterial, o que pode retardar o diagnóstico do choque. A presença de hipotensão nas crianças é um sinal de gravidade clínica e indica uma perda da volemia maior que 45%. Nesses casos, pode ocorrer bradicardia, principalmente em lactentes. O anestesiologista deve estar ciente e atento à presença de sinais de hipoperfusão cutânea e taquicardia, que é o primeiro sinal de hipovolemia, embora seja pouco específico. Outros sinais de choque incluem pulsos periféricos fracos, redução da pressão de pulso, extremidades frias em relação ao tronco, pele pegajosa, pálida e acinzentada, cianose e menor resposta ao estímulo doloroso.

O acesso venoso pode ser desafiador, principalmente em lactentes e crianças com choque. A veia periférica é o acesso de escolha, mas a via intraóssea pode ser uma alternativa, assim como a dissecção venosa, que é mais trabalhosa e demorada. O manejo do choque requer estimar o peso da criança, o que pode ser realizado através da anamnese, se o responsável estiver presente, pela Fita de Barlow® ou pelo uso da fórmula baseada na idade em anos: peso (kg) = 2 x idade + 10.

Tradicionalmente, o volume intravascular perdido era reposto com solução cristaloide isotônica aquecida, na dose inicial de 20 mL/kg, que podia ser repetida uma ou duas vezes, dependendo da resposta hemodinâmica da criança. O concentrado de hemácias (CH: 10 mL/kg) só era administrado após comprovada a refratariedade à terceira infusão de cristaloide.

Nos adultos, o emprego da ressuscitação de controle de danos melhorou a morbidade e mortalidade das vítimas de trauma. Essa abordagem restringe as soluções cristaloides em favor da administração precoce de hemocomponentes, o que vem sendo empregado em centros de trauma pediátrico americanos, apesar da pouca evidência científica nessa população. Nessa abordagem, administra-se inicialmente cristaloide isotônico (20 mL/kg) seguido por hemocomponentes como parte de um protocolo de transfusão maciça pediátrica: CH (10-20 mL/kg), plasma fresco congelado e plaquetas (10-20 mL/kg). Quando não há produtos sanguíneos disponíveis, a abordagem baseada em cristaloide é aceitável até a chegada dos hemocomponentes.

O volume sanguíneo de uma criança deve ser estimado antes da indução anestésica, conforme descrito na Tabela 2. Antes que uma transfusão sanguínea seja indicada, o ideal é avaliar a quantidade máxima de sangue que o paciente suportaria perder. Para esse cálculo, mostrado na Figura 3, é usada a estimativa do volume sanguíneo para a idade, o valor inicial da hemoglobina ou hematócrito e o hematócrito mínimo aceitável. O hematócrito mínimo aceitável varia conforme as necessidades de cada criança, mas estima-se que 25% seja um hematócrito aceitável. Embora o equilíbrio entre o fornecimento e a demanda de oxigênio dependa de diversos fatores, como o conteúdo de oxigênio no sangue, o débito cardíaco e sua distribuição nas diferentes regiões do corpo, acredita-se que uma criança previamente hígida tolere um hematócrito abaixo de 30%.

$$\text{Perda sanguínea aceitável} = \frac{\text{Volume sanguíneo estimado} \times (\text{Hematócrito inicial} - \text{Hematócrito mínimo aceitável})}{\text{Hematócrito inicial}}$$

FIGURA 3 Estimativa do volume de sangramento aceitável

Seguindo essa fórmula, uma criança de 10 kg, com hematócrito inicial de 42% e hematócrito mínimo aceitável de 25%, teria uma perda sanguínea aceitável de até 285 mL. Se a quantidade de sangue perdida ultrapassa esse valor ou se o valor do hematócrito reduz para menos de 25%, a transfusão sanguínea está indicada. Vale salientar que o estado clínico da criança e os sinais vitais também são fatores que influenciam diretamente essa decisão. Inicialmente, recomenda-se a transfusão de 10 a 20 mL/kg do concentrado de hemácias. Quando os volumes transfundidos ultrapassam 40 mL/kg em 24 horas, define-se transfusão maciça.

Os sinais de melhora hemodinâmica nas crianças são recuperaçao do nível de consciência, da frequência cardíaca basal para a idade, dos pulsos periféricos, da pressão de pulso (> 20 mmHg), da pressão sistólica, da cor da pele, da temperatura das extremidades e do débito urinário.

D (*Disability*) – avaliação neurológica

O exame neurológico consiste na avaliação do nível de consciência e da resposta aos estímulos verbal e doloroso. A clássica escala de coma de Glasgow (ECG), utilizada em adultos para determinação do estado e prognóstico neurológico, apresenta limitações na população pediátrica. Assim, é usada uma ECG modificada, em que a resposta verbal foi adaptada para a população pediátrica (Tabela 4), e, nos casos em que o paciente estiver entubado e inconsciente, a resposta motora deve ser avaliada com atenção.

TABELA 4 Escala de coma de Glasgow modificada

Resposta	Pontuação
Abertura ocular	
Espontânea	4
Abre em resposta a estímulo verbal	3
Abre em resposta ao estímulo doloroso	2
Não abre os olhos	1
Resposta motora	
Responde a comandos, movimentos espontâneos	6
Localiza o estímulo doloroso	5
Retirada em resposta à dor	4
Responde à dor com postura descorticada (flexão anormal)	3
Resposta à dor com postura descerebrada (extensão anormal)	2
Sem resposta	1
Resposta verbal (adaptada)	
Resposta adequada, sorriso social, fixa e acompanha com o olhar	5
Confuso ou choro irritável, mas consolável	4
Palavras desconexas e inapropriadas ou irritação persistente, gritos	3
Palavras incompreensíveis ou gemidos ou agitação	2
Sem resposta	1
Lesão grave Lesão moderada Lesão leve	≤ 8 9 a 12 >12

O trauma cranioencefálico (TCE) é responsável pelas altas taxas de morbimortalidade no trauma pediátrico. A presença de hematoma no couro cabeludo pode sugerir fratura craniana e consiste em um alerta importante para possíveis lesões cerebrais. Os hematomas epidurais são menos comuns em crianças do que em adultos e resultam da ruptura arterial secundária a uma fratura do crânio. Os hematomas subdurais são causados por rupturas venosas e podem ocorrer mesmo sem fraturas cranianas. Os hematomas podem ser preocupantes, pois, ao expandirem, podem afetar o funcionamento cerebral, exigindo cirurgia de emergência para descompressão do órgão. As hemorragias intracerebrais são raras em crianças, mas têm alta gravidade, com prognóstico ruim. Quando a pressão intracraniana (PIC) aumenta de forma gradual, o crânio das crianças pode expandir para acomodar o aumento do volume, mas um aumento rápido da PIC não costuma ser tolerado. A PIC aumenta mais rápido em crianças do que em adultos, daí ser fundamental reavaliá-las com frequência.

E (*Exposure*) – exposição e controle do ambiente

Durante a avaliação da criança vítima de trauma, ela pode ficar exposta e vulnerável à hipotermia. A criança tem risco de hipotermia elevado devido a maior área de área da superfície corporal em relação ao seu peso total, maior taxa metabólica e menor tecido subcutâneo, o que contribui para a perda de calor por evaporação. A hipotermia está relacionada a pior desfecho clínico e deve ser combatida ativamente através do aquecimento da sala (acima de 24°C), dos fluidos e gases, além do emprego de lâmpada de calor e manta térmica. Entretanto, o anestesiologista também deve estar atento ao risco de hipertermia com o uso de diferentes técnicas de aquecimento. Assim, a monitorização da temperatura central é fundamental para evitar hipotermia e hipertermia.

CUIDADOS PÓS-OPERATÓRIOS

A maioria das crianças com trauma multissistêmico ou trauma cranioencefálico precisará de cuidados intensivos após a cirurgia inicial. Os casos com ressuscitação volêmica intraoperatória agressiva, fluidos e hemocomponentes, pode evoluir com edema pulmonar e hipertensão intra-abdominal, o que pode contraindicar a extubação, demandando a continuidade da ventilação mecânica no pós-operatório. Essas crianças devem ser transportadas para a UTI com monitores hemodinâmicos, e os medicamentos de ressuscitação devem estar disponíveis para evitar deterioração fisiológica durante o transporte. O histórico clínico do paciente e os eventos perioperatórios devem ser informados à equipe da UTI, garantindo a continuidade do cuidado e a segurança do indivíduo.

O anestesiologista deve avaliar as condições clínicas da criança antes de proceder à extubação na sala cirúrgica. A extubação só deverá ser feita se houver estabilidade cardiovascular, equilíbrio ácido-básico e reflexos das vias aéreas mantidos com boa capacidade de eliminar secreções. Vale lembrar que a principal causa de falha na extubação é a obstrução das vias aéreas superiores.

O controle álgico cuidadoso é uma preocupação da equipe anestésica no pós-operatório. O paracetamol, a dipirona e o ibuprofeno são medicações empregadas com frequência em associação aos opioides, como fentanila e morfina. A analgesia regional vem crescendo com o advento da ultrassonografia, permitindo a associação dos anestésicos locais através de bloqueios periféricos, que auxiliam no controle da dor pós-operatória.

RESUMO FINAL

O trauma é uma das principais causas de morbimortalidade em crianças. Os anestesiologistas estão amplamente envolvidos no cuidado de crianças vítimas de trauma, desde a sala de emergência até os cuidados pós-operatórios. O conhecimento e a compreensão das particularidades do paciente pediátrico permitem uma prática clínica eficiente e segura.

REFERÊNCIAS BIBLIOGRÁFICAS

1. ATLS Subcommittee, American College of Surgeons' Committee on Trauma, International ATLS Working Group. Advanced trauma life support (ATLS®): the ninth edition. J Trauma Acute Care Surg. 2013;74(5):1363-6.
2. Scher C, Fox C, Kaye A, Hummel J, Sidransky M. Perioperative pediatric anesthesia trauma considerations. In: Scher C, editor. Anesthesia for Trauma – New Evidence and New Challenges. 2. ed. Nova York: Springer; 2014. Cap. 15.
3. Alnsour TM, Zayed NA, Al-Qudah AM, Hamdan I. Anesthesia management in emergency and trauma surgeries: a narrative review. Cureus. 2024;16(8):e66687.
4. Ivashkov Y, Bhananker SM. Perioperative management of pediatric trauma patients. Int J Crit Illn Inj Sci. 2012;2(3):143-8.
5. Smith C, Loy MJ. Pediatric trauma and anesthesia. In: Smith CE, editor. Trauma anesthesia. 2. ed. Cambridge: Cambridge University Press; 2015. Cap. 34.
6. Department of Anesthesiology, Division of Pediatric Anesthesia, Tufts Medical Center. Upper airway obstruction during anesthesia [Internet]. Boston: Tufts Medical Center; 2024. [acesso em dezembro de 2024]. Disponível em: https://www.maskinduction.com/upper-airway-obstruction-during-anesthesia.html

19

Intoxicação exógena em pediatria

Stefano Malaguti Ferreira
Isabela Borges de Melo
Renata Pinheiro Modolo

DESTAQUE DO TEMA

1. Deve-se ter alta suspeição em relação à ingestão acidental de substâncias por crianças com idade inferior a 5 anos que apresentem quadro clínico inespecífico.
2. A identificação da substância auxilia no tratamento, mas o desconhecimento da substância ingerida não deve atrasar o cuidado ao paciente.
3. A ingestão de substâncias extremamente alcalinas (soda cáustica) ou de pilhas e baterias requer tratamento em caráter emergencial.
4. Apesar de pouco frequentes, os acidentes ofídicos pediátricos necessitam de emergência no atendimento em decorrência de potenciais complicações.
5. Deve-se levar a criança o mais rápido possível ao pronto atendimento mais próximo, para minimizar complicações.
6. A analgesia é crucial no manejo dos pacientes pediátricos, assim como a abordagem cuidadosa da via aérea por profissional experiente e rápida administração de soro antiofídico específico.

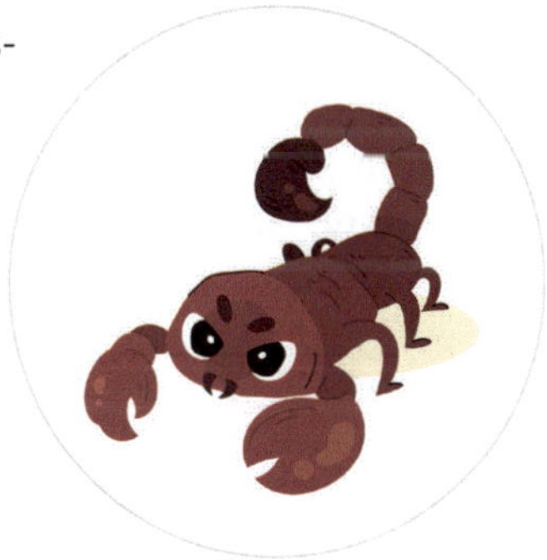

7. O veneno do escorpião pode levar a uma série de interações com a anestesia, como retardo do esvaziamento gástrico, edema agudo pulmonar e alterações na coagulação.
8. O soro antiveneno deve ser realizado imediatamente em crianças com idade inferior a 10 anos. Já nas crianças com idade superior a 10 anos com quadro moderado, deve-se iniciar o tratamento com sintomáticos, e o soro fica indicado para casos de piora do quadro clínico.
9. Não existem fortes evidências na literatura que afirmem que o veneno das aranhas tenha interação com os agentes anestésicos, porém as complicações clínicas, como insuficiência renal e hemólise, são mandatórias na escolha dos agentes anestésicos.
10. O soro antiveneno parece ser eficaz no tratamento e controle das manifestações clínicas pelo envenenamento por picada de aranha quando aplicado precocemente.

INTRODUÇÃO

Intoxicação se refere a um conjunto de efeitos nocivos ao organismo com manifestações clínicas com ou sem alterações laboratoriais decorrentes do desequilíbrio orgânico produzido pela interação entre o agente tóxico e o sistema biológico.[1] Pode ser causada devido a ingestão, inalação, absorção transcutânea ou outras formas de exposição a um agente tóxico,[2] podendo levar a danos permanentes ou transitórios e até à morte se não tratado a tempo.[3] Os envenenamentos resultaram em um número considerável de internações hospitalares e acarretaram um custo alto para o Sistema Único de Saúde (SUS), de mais de 120 mil reais.[4]

As crianças constituem um grupo de risco para as intoxicações e para o desenvolvimento de sintomas mais graves do que os adultos por causa da relação entre a quantidade de veneno *vs.* peso corporal. O anestesiologista precisa estar familiarizado com os principais agentes responsáveis pelas intoxicações e seu quadro clínico, pois muitos desses pacientes necessitarão de procedimentos cirúrgicos que podem fazer parte do tratamento direto ou indireto do envenenamento. Neste capítulo, abordaremos os principais agentes responsáveis pelos envenenamentos na população pediátrica.

INGESTÃO DE SUBSTÂNCIAS TÓXICAS

Ingestão de substâncias tóxicas é um evento relativamente comum, com amplo espectro clínico, podendo causar sintomas ou oferecer risco à vida do paciente. Nos Estados Unidos, foram reportados 2,1 milhões de exposições a substâncias tóxicas por ingestão (6,1 para cada 1.000 habitantes), com cerca de 40% dos casos em crianças de até 5 anos de idade, sendo a faixa etária de 1 a 3 anos de maior risco em 2022.[5]

O quadro clínico depende principalmente da substância ingerida, de sua quantidade e das características do paciente em si. Quando a ingestão de uma substância potencialmente tóxica é presenciada, deve-se buscar ajuda e tratamento específico imediatamente, reportando a substância ingerida. Ingestões ocultas podem ocorrer e têm apresentações clínicas diversas. Deve-se pensar nesse diagnóstico diferencial em crianças que apresentem, sem outras causas evidentes, alteração do estado mental, comprometimento cardíaco ou respiratório, acidose metabólica, crises convulsivas ou outra apresentação clínica pouco específica. O grau de suspeição deve ser mais alto em crianças de 1 a 4 anos de idade, crianças com história prévia de ingestão de substâncias, adolescentes com histórico de abuso de substâncias, transtorno de humor, ansiedade ou depressão. Conhecer a substância ingerida auxilia as escolhas terapêuticas, mas seu desconhecimento não deve retardar a assistência ao paciente.[6]

O primeiro passo, e talvez o mais importante, seja a prevenção do evento. O controle ambiental é fundamental, restringindo o acesso de crianças com idade inferior a 5 anos a pequenas peças e, sobretudo, a substâncias tóxicas que possam ser ingeridas, especialmente pilhas, baterias, produtos de limpeza em formas líquidas ou em cápsulas coloridas de gel que podem se assemelhar a balas.

O atendimento inicial do paciente deve priorizar as condutas de estabilização e suporte à vida. A descontaminação pode ser realizada para evitar absorção da substância ingerida e é mais eficiente quando realizada precocemente. A ingestão de carvão ativado é o método de escolha, mas não deve ser indicada de rotina – a dose sugerida é de 1 g por kg até 25 a 50 g. A lavagem gástrica por sonda não é indicada.

Quando o agente ingerido é conhecido, pode-se lançar mão de antagonistas ou antídotos específicos. Com isso, objetiva-se minimizar os efeitos deletérios da substância ingerida através da prevenção da absorção, neutralização da substância, antagonismo de efeitos sistêmicos ou evitando-se conversão em metabólicos tóxicos. A eliminação da toxina pode ser induzida por alcalinização da urina, hemodiálise ou outras técnicas de hemofiltração.

A seguir, serão discutidos tipos específicos de ingestão de substâncias tóxicas, considerados relevantes por sua gravidade ou epidemiologia.

INGESTÃO DE SUBSTÂNCIAS CÁUSTICAS

As principais substâncias cáusticas ingeridas são produtos de limpeza doméstica e cosméticos. A faixa etária de maior risco é de 1 a 3 anos, quando a ingestão é habitualmente acidental e em pequena quantidade. O perfil de exposição muda em adolescentes, quando a ingestão de substâncias cáusticas é menos frequente, mas potencialmente mais grave – em tentativas de autoextermínio, a exposição comumente ocorre em grandes quantidades.

Agentes alcalinos tendem a causar lesões esofágicas quando seu pH excede 11,5 a 12,5. A necrose por liquefação pode levar a desintegração da mucosa e perfuração. A extensão e profundidade da lesão dependem de seu pH e do tempo de exposição à mesma região da mucosa. O risco aumentado de perfuração se inicia no momento do evento, mas se mantém nos primeiros 10 a 21 dias após o evento. Esse processo é diferente das lesões por substâncias ácidas, em que ocorre necrose por coagulação quando o pH é inferior a 2, e o risco de perfuração é menor.

As substâncias mais frequentes, como detergentes ou água sanitária, possuem pH entre 9 e 12. Ainda são muito comuns, mas raramente causam lesão clinicamente relevante. Menos frequentes, mas muito mais graves, são as ingestões em grandes quantidades ou ingestão de produtos de pH extremamente alcalino como soda cáustica, que podem causar perfuração de forma aguda, ou se associar a grande morbidade em médio e longo prazo com o surgimento de fístulas ou estenoses esofágicas. Esses pacientes devem receber cuidados em caráter emergencial.

INGESTÃO DE BATERIAS OU PILHAS

A ingestão de pilhas ou baterias representa eventos graves que requerem atenção, já que a exposição por 2 horas pode ser suficiente para causar lesão grave. A maioria dos casos ocorre em crianças com idade inferior a 6 anos, sendo a maior incidência entre 1 e 2 anos de idade. A ingestão, na metade dos casos, dá-se logo após a remoção de um item eletrônico. O mecanismo de lesão se dá por descarga elétrica, úlcera de pressão e vazamento de conteúdo alcalino e metais pesados. Lesões tendem a ser mais graves quando causadas por baterias maiores, mais novas e com maior carga.

A apresentação clínica é inespecífica, podendo ocorrer obstrução de via aérea, espirros, estridor, dor torácica, disfagia, recusa alimentar e dor abdominal; pode haver hematêmese. Muitas vezes, a ingestão de pilhas ou baterias é presenciada ou ocorre a suspeita pela exposição ambiental. A avaliação inicial inclui radiografia de tórax, que pode visualizar o corpo estranho e seu posicionamento.

No cenário pré-hospitalar, a ingestão precoce de mel (5 a 10 mL, que podem ser oferecidos mais de uma vez) ou de sucralfato (500 mg) pode minimizar a lesão esofágica e melhorar desfechos, quando oferecida nas primeiras 12 horas da ingestão.[7] A prioridade do cuidado consiste em manter o paciente estável do ponto de vista cardiorrespiratório. A maioria dos pacientes não apresenta alterações que causem instabilidade nas primeiras horas.

Segue-se, então, com a localização radiográfica do corpo estranho: deve ser avaliada a região cervical, torácica, abdominal e pélvica, cobrindo todo o trato gastrointestinal. A solicitação de exames de imagem é preconizada em todos os pacientes com menos de 12 anos, que ingerirem bateria > 12 mm ou cujo diâmetro é desconhecido. Pacientes com idade superior a 12 anos que ingerirem baterias menores que 12 mm podem ser observados em regime ambulatorial, caso assintomáticos, com familiar orientado e bom acesso ao sistema de saúde – nesse caso, um exame de imagem deve ser realizado se a bateria não for vista nas fezes após 10 a 14 dias.[8]

O exame de imagem poderá ajudar a confirmar a natureza do objeto ingerido e seu diâmetro, além de possíveis complicações decorrentes de perfuração, como pneumomediastino. Caso se confirme o posicionamento esofágico de uma bateria ou pilha, está indicada sua remoção por via endoscópica em caráter emergencial. Não são recomendadas quaisquer técnicas de remoção às cegas do corpo estranho (uso de sonda Foley, por exemplo).

Quando a bateria se encontra em posição gástrica e o paciente apresenta sintomas na admissão, deve-se proceder com endoscopia em caráter emergencial. Nos pacientes assintomáticas com bateria em topografia gástrica, as condutas podem diferir de acordo com o centro de tratamento e vão desde a remoção endoscópica até observação com exames seriados. Baterias em topografia intestinal podem ser seguidas com exames seriados de imagem e clara orientação do paciente e seus familiares em relação à observação de sintomas sugestivos de abdome agudo perfurativo.

As complicações agudas e tardias da ingestão de baterias incluem fístula traqueoesofágica, paralisia de pregas vocais, estenose glótica ou traqueal, traqueomalácia, perfuração esofágica, perfuração de arco aórtico, estenose de esôfago, mediastinite, pneumonia aspirativa, entre outras. Cronicamente, a estenose de esôfago é uma das complicações mais mórbidas e que por vezes faz com que o paciente necessite de múltiplos procedimentos ao longo da vida.

A prevenção dos acidentes é sempre a melhor opção e passa por fixação com fita dos compartimentos que contém baterias, armazenamento das mesmas fora do alcance de crianças e nunca utilizar pilhas ou baterias como parte de brincadeiras.

INGESTÃO DE ORGANOFOSFORADOS OU CARBAMATOS

Organofosforados e carmatos são agentes anticolinesterásicos utilizados em venenos e pesticidas, que historicamente são relevantes pela estocagem doméstica dessas substâncias. Os organofosforados promovem inibição irreversível da acetilcolinesterase, levando a acúmulo de acetilcolina na fenda sináptica. Os carbamatos atuam de modo semelhante, porém sua ligação à acetilcolinesterase é completamente reversível.

A intoxicação apresenta-se com sinais e sintomas decorrentes de ação nicotínica e muscarínica exacerbada, com fraqueza e fasciculação muscular, broncorreia, sialorreia, miose, diarreia, convulsões, cianose, bradicardia e até coma e óbito. O tratamento parte da estabilização clínica como medida primordial. Pode ser utilizado carvão ativado. O antídoto nesses casos é atropina, que pode ser utilizada em doses repetidas de 10 a 20 mcg/kg, observando-se a resposta clínica do paciente.[9]

ACIDENTES POR SERPENTES

No ano de 2023, o Brasil totalizou 32.514 acidentes envolvendo serpentes, que podem levar a amputações e deficiências permanentes. Desta forma, considera-se o ofidismo um problema de saúde pública que afeta principalmente populações economicamente vulneráveis. A Organização Mundial da Saúde (OMS) o classifica como doença tropical negligenciada (DTN). O Instituto Butantan produz o soro antiveneno e distribui, exclusivamente, pelo SUS. O soro antiofídico é gratuito, tanto nas redes públicas quanto privadas.

A ocorrência de acidentes ofídicos no Brasil abrange principalmente as regiões Centro-Oeste e Norte, sendo a incidência menor em crianças quando comparada a adultos. Contudo, em crianças as manifestações tendem a ser mais graves, devido à relação peso corporal x quantidade de peçonha injetada numa mordida. A concentração de fração livre é mais alta nos órgãos-alvo. Considerando-se as serpentes em território nacional, o acidente mais frequente é o botrópico (90%), seguido pelo crotálico (7%), e depois laquético e elapídico.[1] Nos meses quentes e com chuvas, a incidência é maior, principalmente na área rural, quando há aumento da atividade humana de trabalho no campo. A mordedura por serpentes de algumas espécies é capaz de alterar processos fisiológicos e bioquímicos devido à presença de peçonha nas suas glândulas veneníferas.

O acidente com serpentes do gênero *Bothrops* e *Bothrocophias* (jararacuçu, jararaca, urutu, caiçaca, comboia, cruzeira), pertencentes à família Viperidae, é o mais comum, com cerca de 30 espécies pelo território brasileiro. O acidente crotálico acontece com cascavéis (família Viperidae, espécie *Crotalus durissus*), sendo essas serpentes reconhecidas pela presença do guizo, chocalho ou maracá na cauda. Também na família Viperidae, a espécie *Lachesis muta* (surucucu--pico-de-jaca) representa o acidente laquético. Apesar de ser a maior serpente peçonhenta, seu habitat restringe-se à Floresta Amazônica e remanescentes da Mata Atlântica. Por fim, os acidentes elapídicos, causados pelas corais verdadeiras (família Elapidae, gêneros *Micrurus* e *Leptomicrurus*), caracterizadas pelo seu padrão de anéis coloridos.

Acidentes botrópicos

O acidente ofídico do tipo botrópico está associado a manifestações hemorrágicas, haja vista que o veneno dessas serpentes tem ação proteolítica, coagulante e hemorrágica. No local da mordida, ocorrem dor, edema, presença de bolhas, equimose, sangramento, infarto ganglionar e até mesmo necrose. São decorrentes da atividade de proteases, fosfolipases, hialuronidases, mediadores da resposta inflamatória e ação das hemorraginas sobre o endotélio vascular e da atividade pró-coagulante do veneno. A maioria dos venenos botrópicos ativa o fator X e a protrombina, isolada ou simultaneamente. Com atividade semelhante à trombina, há conversão do fibrinogênio em fibrina. Tudo isso leva a distúrbios da coagulação, consumindo fatores da cascata de coagulação, gerando produtos da degradação do fibrinogênio e da fibrina e plaquetopenia. O resultado é a incoagulabilidade sanguínea, similar à coagulação intravascular disseminada (CIVD). O sangramento aparece em gengivas e pele. Devido às propriedades anticoagulantes, hemorragias lesam as membranas basais dos capilares, somando-se às alterações da coagulação e plaquetopenia. De maneira sistêmica, pode haver hematêmese, hematúria, epistaxes e hemorragias nos órgãos vitais. Consequentemente, ocorrem vômitos, sudorese, hipotensão, insuficiência renal e choque.

O anestesiologista deve atentar-se aos exames laboratoriais. Comumente, apresentam-se leucocitose com neutrofilia e desvio para a esquerda, plaquetopenia, aumento do tempo de coagulação, proteinúria, hematúria e leucocitúria. A função renal também pode estar prejudicada, visto que o veneno pode fazer toxicidade tubular renal e fazer alterações glomerulares, logo a dosagem de ureia e a de creatinina são fundamentais. Glicemia e eletrólitos devem ser solicitados laboratorialmente.

O controle da dor é peça-chave no bom atendimento infantil. A manutenção da volemia com ingesta oral ou cristaloides intravenosos é crucial, visando à diurese de 1-2 mL/kg/h. O tratamento específico consiste no soro antiofídico do tipo antibotrópico o mais precoce possível. O tempo de coagulação alterado indica prescrição de nova dose de soro antiveneno. Necessidade de antibioticoterapia aparece frequentemente. Pela lesão renal, deve-se evitar o uso de anti-inflamatórios não esteroidais (AINE) e a administração de drogas intramusculares (Tabela 1).

TABELA 1 Posologia no uso de anti-inflamatórios não esteroidais no paciente pediátrico

Recomenda-se acompanhamento cuidadoso da função renal em todos os tipos de acidentes ofídicos quando se opta pelo uso das medicações em tabela. As manifestações que podem levar o paciente a procedimentos cirúrgicos-anestésicos são síndrome compartimental, abscessos, infecções e necroses teciduais

Bloqueio	0,25% bupivacaína/levobupivacaína; 0,2% ropivacaína
Plexo braquial (interescalênico)	0,1-0,2 mL/kg
Plexo braquial (supraclavicular)	0,2-0,5 mL/kg
Plexo braquial (infraclavicular)	0,2-0,5 mL/kg
Plexo braquial (axilar)	0,1-0,2 mL/kg
Nervo femoral	0,2-0,4 mL/kg
Nervo ciático	0,2-0,4 mL/kg
Nervo safeno	0,2-0,4 mL/kg

A síndrome compartimental é a compressão do feixe vasculonervoso pelo edema que se forma. Há parestesia, dor, déficit motor e cianose. Quando há indicação de fasciotomia, deve-se garantir a hemostasia, logo transfusões de hemocomponentes são consideradas. Em casos de abscessos e necroses extensas, muitas vezes são necessárias cirurgias reparadoras. O objetivo primordial nesses casos é preservar o segmento acometido. A associação com técnicas de anestesia regional, a citar bloqueios periféricos, auxilia em muito no controle da dor, diminuição da incidência de dor crônica e abordagens anestésicas seguras em caso de coagulogramas alterados, não retardando o procedimento cirúrgico (Tabela 2). Ainda na prevenção da dor crônica, a escetamina é grande aliada. Recomenda-se a dose de 0,1-0,3 mg/kg em dose única, e em infusão contínua de 0,06-0,12 mg/kg/h por até 24 horas.

TABELA 2 Dose recomendada para bloqueios periféricos no manejo da dor em caso de acidentes ofídicos

Considerando-se que a maioria das mordidas ocorre nos antebraços, a tabela traz as dosagens para os principais bloqueios de membros superiores e inferiores. Atenção à realização de bloqueio de plexo braquial via infraclavicular e bloqueio de nervo ciático via alta quando da presença de distúrbios de coagulação ou coagulograma fora da normalidade

Bloqueios (infusão contínua)	0,125% bupivacaína/levobupivacaína; 0,2% ropivacaína
Nervo femoral	0,1-0,3 mL/kg/h
Nervo ciático	0,1-0,3 mL/kg/h

Acidentes crotálicos

O acidente crotálico apresenta maior letalidade, visto que evolui frequentemente para insuficiência renal aguda. O veneno tem ações neurotóxicas, miotóxicas e coagulante. A neurotoxicidade ocorre pela fração crotoxina, neurotoxina com ação pré-sináptica que atua nas terminações nervosas, de forma a inibir a liberação da acetilcolina. Isso resulta nas paralisias motoras, uma vez que há bloqueio neuromuscular. Referências experimentais da ação miotóxica local da crotoxina e da crotamina indicam a produção de lesões nas fibras musculares esqueléticas, liberando mioglobinas e enzimas a serem eliminadas na diurese. Isso constitui a rabdomiólise.

A fração coagulante do veneno é responsável pela conversão do fibrinogênio em fibrina. A incoagulabilidade sanguínea se deve ao consumo do fibrinogênio. As manifestações hemorrágicas não são comuns e são discretas, sendo a mais frequente a gengivorragia, e não há plaquetopenia. A concentração renal do veneno é até 50% maior do que a plasmática. A toxicidade tubular renal é em prol da eliminação renal do veneno. A crotoxina é responsável pela nefrotoxicidade direta, contudo a rabdomiólise em si é o principal fator de injúria renal.

Geralmente, não há dor local. Uma parestesia local ou regional de duração variável e reversível, edema discreto ou eritema no ponto da mordida. As manifestações sistêmicas são o ponto de atenção no acidente crotálico: mal-estar, sudorese, náuseas, vômitos, prostração, sonolência, boca seca e inquietação aparecem precocemente. A ação neurotóxica do veneno é responsável pela fácies miastênica, a mais característica desse tipo de acidente. Chamada também de fácies neurotóxica de Rosenfeld, é caracterizada por ptose palpebral, flacidez da musculatura facial, alterações no diâmetro pupilar, oftalmoplegia, diplopia e visão turva. Paralisia venopalatina, disfagia, diminuição do reflexo do vômito, alterações de olfato e paladar são sintomas possíveis. Devido à ação miotóxica, há mialgia, mioglobinúria e rabdomiólise. A complicação mais grave é a insuficiência renal aguda, com necrose tubular nas primeiras 48 horas após o acidente. O tratamento específico é o soro anticrotálico.

O anestesiologista deve atentar-se quando há necessidade de ventilação mecânica, sendo fundamental a indução em sequência rápida, uma vez que há paralisia venopalatina, disfagia e bloqueio neuromuscular. A monitorização do bloqueio neuromuscular pelo TOF/PTC é de suma importância, assim como da diurese (1-2 mL/kg/h). A diurese osmótica com manitol 20% está prevista (5 mL/kg), ou diuréticos de alça, a citar a furosemida (1 mg/kg/dose). A alcalinização da urina (pH > 6,5) com bicarbonato de sódio endovenoso evita a precipitação intratubular da mioglobina.

Laboratorialmente, pode haver leucocitose com neutrofilia e desvio para a esquerda. Quanto mais grave o caso, maior a elevação sérica de creatinoquinase (CK), que aparece nas primeiras 24 horas após acidente. Há aumento sérico de desidrogenase láctica (LDH), que é tardio, e de aspartase aminotransferase (AST), aspartase alaninotransferase (ALT) e aldolase. O fibrinogênio diminui, e alargam-se TP e TTPA. Na fase oligúrica da insuficiência renal aguda (IRA), há aumento de ureia, creatinina e potássio. Já na fase inicial da IRA, há hipocalcemia.

Acidentes laquéticos

Sendo raros, os acidentes laquéticos são diversas vezes confundidos com acidentes botrópicos. A serpente tem grande tamanho, e seu veneno possui ações proteolítica, coagulante, hemorrágica e neurotóxica. Esse veneno comporta proteases, atividade tipo trombina, hemorraginas e estimulação vagal. No local da mordedura, há dor e edema e presença de bolhas e vesículas. A hemorragia limita-se a essa região da mordedura. A síndrome vagal caracteriza-se por hipotensão arterial, tontura, bradicardia, escurecimento da visão, cólicas abdominais e diarreia. As complicações são muito similares àquelas já descritas para o acidente botrópico. A diferenciação é possível quando há manifestação vagal sistêmica. Apesar disso, administra-se o soro antilaquético ou antibotrópico-laquético. O manejo laboratorial é similar ao botrópico, com destaque para o acompanhamento do tempo de coagulação.

Acidentes elapídicos

O acidente elapídico, por sua vez, corresponde a 0,4% de ofidismo por serpentes peçonhentas no Brasil. A maior causa de óbito nesses casos é insuficiência respiratória aguda. As neurotoxinas (NTX) são os constituintes tóxicos do veneno.

- NTX de ação pós-sináptica: são rapidamente absorvidas para a circulação sistêmica graças ao seu baixo peso molecular, assim são difundidas para os tecidos e os sintomas ocorrem precocemente. As NTX competem com a acetilcolina pelos receptores colinérgicos da junção neuromuscular, atividade semelhante ao curare. Nos envenenamentos em que essa ação predomina, o uso de drogas anticolinesterásicas (edrofônio e neostigmina) prolonga a vida média da acetilcolina, melhorando a sintomatologia rapidamente.
- NTX de ação pré-sináptica: ao aturarem na junção neuromuscular, bloqueiam a liberação de acetilcolina pelos impulsos nervosos. Logo, não se deflaga o potencial de ação. As substâncias anticolinesterásicas não antagonizam esse mecanismo.

O paciente abre o quadro clínico com vômitos, a dor no local da mordida é discreta, e há parestesia. Posteriormente, ocorrem fraqueza muscular progressiva, ptose palpebral, oftalmoplegia e fácies miastênica (neurotóxica). Manter a posição ereta torna-se difícil, há mialgia e disfagia em razão da paralisia do véu palatino. Essa paralisia flácida da musculatura respiratória compromete a ventilação, evoluindo para insuficiência respiratória aguda e, até mesmo, apneia.

Além do soro antielapídico, o manejo da ventilação é primordial. O anestesiologista deve auxiliar na ventilação sob máscara ou intubação orotraqueal do paciente. Atentando-se para a possível necessidade de intubação em sequência rápida, ocorrem vômitos e pouca colaboração do paciente. Estudos clínicos atestam a eficácia da administração de anticolinesterásicos (neostigmina) na reversão da sintomatologia respiratória até suporte de ventilação mecânica.

Realiza-se o teste da neostigmina com 0,05 mg/kg, pela via intravenosa (IV). A resposta deve ocorrer nos primeiros 10 minutos. Na terapêutica de manutenção, a neostigmina é utilizada na dose de 0,05 a 0,1 mg/kg, IV, a cada 4 horas ou menos, juntamente com a administração da atropina (Tabela 3). A atropina é comumente utilizada em anestesiologia por ser um antagonista competitivo dos efeitos muscarínicos da acetilcolina, como bradicardia e hipersecreção.

TABELA 3 Doses a serem realizadas em quadros de insuficiência respiratória aguda por acidente elapídico

Medicamento	Dose em crianças
Atropina	0,05 mg/kg, IV
Neostigmina	0,05 mg/kg, IV
Edrofônio	0,25 mg/kg, IV

De forma geral, o controle da dor é crucial para o manejo do ofidismo em crianças. Em esquema para consulta e fácil compreensão, seguem (Tabela 4) recomendações para o uso de opioides.

As anestesias de neuroeixo subaracnoides visando ao controle da analgesia pós-cirúrgicas são possíveis, atentando-se a alterações de coagulação do paciente (Tabela 5).

Como parte da estratégia anestésica ou suporte no controle da dor, a anestesia de neuroeixo peridural é excelente opção (Tabela 6). É também plausível em infusão contínua (Tabela 7), respeitando-se a compreensão e colaboração do paciente a fim de evitar complicações. O anestesiologista deve atentar-se a alterações na coagulação antes da escolha da técnica.

A fim de evitar acidentes na população pediátrica envolvendo serpentes, é fundamental a orientação da família e de responsáveis. Crianças devem ser acompanhadas e observadas durante atividades em regiões onde a presença de

TABELA 4 Opioides mais comumente usados na analgesia em acidentes ofídicos, com via de administração, dose única, intervalo de administração e infusão contínua

Opioide	Via de administração	Dose	Intervalo entre doses	Infusão
Morfina (de 0-18 anos)	Intravenosa ou subcutânea	25-100 µg/kg	3 a 4 horas	10-40 µg/kg/h
Tramadol (acima de 1 ano)	Intravenosa	1-1,5 mg/kg	4 a 6 horas (máximo de 8 mg/kg/dia)	0,07-0,25 µg/kg/h
	Oral	50-100 mg (> 12 anos) 1-2 mg/kg (de 1 a 12 anos)		
Oxicodona (acima de 12 anos)	Intravenosa ou oral	0,05-0,15 mg/kg	3 a 4 horas	
Nalbufina (acima de 18 meses)	Intravenosa	0,1-0,2 mg/kg	3 a 6 horas	0,05-0,1 mg/kg/h
Buprenorfina (acima de 1 ano)	Intravenosa	0,3-0,6 mg/kg (> 12 anos) 3-6 µg/kg (1-12 anos): máximo de 9 mg/kg		
	Sublingual	0,2-0,4 mg (> 12 anos) 0,1-0,3 mg (de 6 a 12 anos)		
	Transdérmico	35 µg/h (somente em terapia intensiva)	96 horas	

TABELA 5 Doses para anestesia subaracnoide (raquianestesia) em pacientes pediátricos

A partir de 1 ano, torna-se possível adicionar morfina 5 a 15 µg/kg ou fentanila 0,2 a 2 µg/kg ou clonidina 1 a 2 µg/kg

Idade	0,5% bupivacaína/levobupivacaína
Neonatos/lactentes	0,5-1,0 mg/kg
1 a 7 anos	0,3-0,5 mg/kg
Acima de 7 anos	0,2-0,3 mg/kg

TABELA 6 Doses para medicações epidurais de acordo com a idade. Vale ressaltar o máximo de 20 mL para os anestésicos locais

Idade	Bupivacaína 0,25%	Ropivacaína 0,2%	Clonidina	Fentanila	Sufentanila
< 1 ano	1 mL/kg	1,2 mL/kg	1-1,5 µg/kg	2 µg/kg	0,2 µg/kg
> 1 ano	1 mL/kg	3,5 mg/kg	1-1,5 µg/kg	2 µg/kg	0,2 µg/kg

TABELA 7 Doses para medicações epidurais em infusão contínua de acordo com a idade

Idade	Bupivacaína 0,0625 a 0,125%	Ropivacaína 0,1 a 0,2%	Clonidina	Fentanila	Sufentanila
< 3 meses	0,2 mg/kg/h	0,2 mg/kg/h	0,12-0,2 µg/kg/h	1-2 µg/kg/h	0,1-0,2 µg/kg/h
3 meses a 1 ano	0,3 mg/kg/h	0,3 mg/kg/h	0,12-0,2 µg/kg/h	1-2 µg/kg/h	0,1-0,2 µg/kg/h
>1 ano	0,3-0,4 mg/kg/h	0,4 mg/kg/h	0,12-0,2 µg/kg/h	1-2 µg/kg/h	0,1-0,2 µg/kg/h

serpentes é possível. Em situações de ofidismo, a criança deve ser prontamente levada até o hospital ou centro de saúde mais próximo. O local deve ser lavado com água e sabão, apenas. O acolhimento psicológico da criança é primordial parte do atendimento médico. Tranquilizar o paciente, permitir a presença dos pais e familiares, realizar controle da dor e administrar o soro antiofídico como conduta principal torna a experiência da população pediátrica menos traumática.

ACIDENTES POR ESCORPIÃO

No Brasil, cerca de 8.000 casos em média de envenenamento por picada de escorpião são registrados pelo Ministério da Saúde.[14] A picada de escorpião pode levar a uma série de complicações sistêmicas, como CIVD, pancreatite aguda, anafilaxia, encefalopatia, lesão hepática aguda, edema pulmonar, insuficiência renal aguda, acidose metabólica, acidente vascular encefálico,[15] taquicardia, agitação, broncoconstrição, dificuldade respiratória, hipertensão, visão turva, parestesia, vômitos e salivação excessiva. Embora os sintomas cardiovasculares e respiratórios sejam os que mais preocupem a equipe médica, a dor local que pode durar semanas acompanhada de alodinia é o sintoma mais desagradável.[14]

Os sintomas gerados pela picada do escorpião variam de acordo com a espécie e o seu veneno. Os escorpiões de importância médica pertencem ao gênero *Tityus* e são *T. serrulatus*, *T. trivittatus*, *T. bahiensis* e *T. stigmurus*. No Brasil, as duas espécies mais comuns são o escorpião-amarelo (*Tityus serrulatus*) e o escorpião--preto (*Tityus bahiensis*). A picada dessas espécies causa dor local, febre, sudorese, dispneia e pode levar a óbito, principalmente em crianças e idosos.[16]

O escorpião-amarelo é a principal espécie causadora de acidentes graves, com registro de óbitos. Devido aos seus hábitos domiciliares, tem sido registrado como o principal causador de acidentes domésticos por picada de escorpião. Já o escorpião-preto ou marrom é o principal responsável pelos acidentes em regiões rurais.

A letalidade do *T. serrulatus* é de 0,58%, e os óbitos ocorrem mais comumente em crianças abaixo de 14 anos.[16] Os escorpiões inoculam o veneno pelo ferrão ou telson, localizado no último segmento da cauda. O veneno do *T. serrulatus* causará a resposta da fase aguda (RFA), que consiste em reação local no sítio da lesão, com dor localizada, ardor e queimação. Em seguida, inicia-se a liberação de mediadores inflamatórios na corrente sanguínea, desencadeando resposta sistêmica, cursando principalmente com febre. A resposta febril é dependente de cininas, interleucina-1 e óxido nítrico, mas independe de prostaglandinas e endotelinas.[17]

Estudos experimentais em animais sugerem que algumas toxinas do *T. serrulatus* atrasam a inativação dos canais de sódio voltagem-dependentes nas células do neuroblastoma[18] e bloqueiam a despolarização pelas correntes de potássio nos sinaptossomos e neurônios do hipocampo e cerebelo.[19] Acredita-se que essas alterações também ocorrem nos neurônios nociceptivos e poderão contribuir com dor local e alodinia.

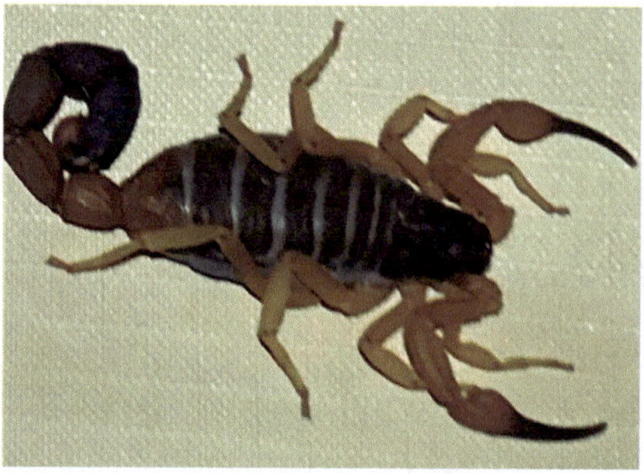

FIGURA 1 *T. bahiensis.*

Fonte: Dra. Maira Basile.

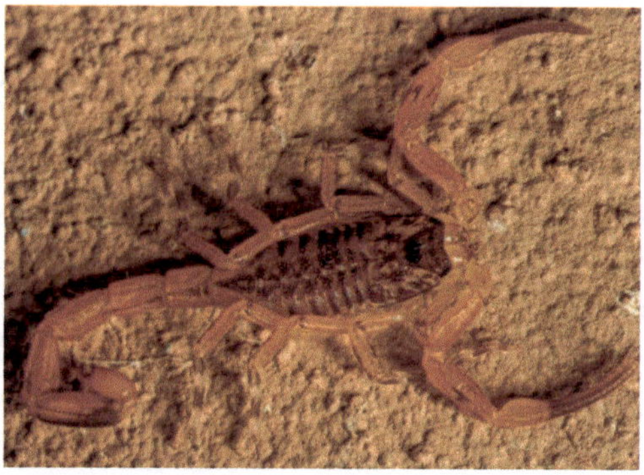

FIGURA 2 *T. serrulatus.*

Fonte: modificada de istock.com.

Tratamento

Os quadros leves são aqueles em que ocorre apenas o acometimento local, com dor de moderada a forte intensidade, acompanhada de edema, eritema e parestesia. O tratamento é sintomático, com analgésicos como dipirona (30 mg/kg IV ou dipirona 3 gotas/kg VO) e infiltração com anestésico local lidocaína a 2%. Esses pacientes devem permanecer em observação de 4-6 horas.

Em casos moderados a graves, o soro antiveneno está indicado. Nos casos moderados, há o quadro local, acompanhado de um quadro sistêmico leve como sudorese, náuseas, taquicardia ou bradicardia, hipertensão e agitação. Nesse caso, a internação está indicada para monitorização de sinais vitais. Analgésicos e bloqueio com lidocaína podem ser utilizados e três ampolas intravenosas do soro antiveneno.

Nos casos graves, as manifestações sistêmicas apresentam-se de forma mais severa, com mais episódios de vômitos, sudorese intensa, bradi ou taquicardia, hipotensão, sialorreia, agitação intercalada com sonolência, taquidispneia, convulsões, edema agudo de pulmão e choque. Nesse caso, está indicada internação em unidade de terapia intensiva com monitorização contínua; soro antiveneno deve ser aplicado na dose de seis ampolas intravenosas e analgésicos e infiltração com anestésico local.

Pacientes adultos e crianças com idade superior a 10 anos, com quadro moderado, devem ser tratados inicialmente com sintomáticos para controle de dor e, se necessário, realizar o soro antiveneno. Em crianças com idade inferior a 10 anos, o soro antiveneno deve ser feito imediatamente. Todos os pacientes que recebem esse soro devem permanecer em observação por no mínimo 24 horas. Devido ao retardo do esvaziamento gástrico, ranitidina, cimetidina e omeprazol podem ser empregados para minimizar esses efeitos e prevenir lesão gástrica aguda.

Interação com agentes anestésicos

A interação entre o veneno do *T. serrulatus* e pacientes submetidos a anestesia pode ser complexa, uma vez que o veneno causa várias alterações fisiológicas.

O veneno do *T. serrulatus* levou ao aumento da secreção gástrica em estudos com modelos animais, pelo aumento da produção de ácido e pepsina pela modulação da liberação de acetilcolina e histamina. O veneno também parece levar a um retardo do esvaziamento gástrico e inibição do trânsito intestinal em ratos. Bucaretchi et al. encontraram que a administração de 50-100 mcg/kg do componente gamma da toxina pode inibir o trânsito gástrico de ratos em 15 minutos a 48 horas após o envenenamento. O pico da inibição parece ser de 4 horas após a administração da toxina.[20] Sendo assim, em pacientes com envenenamento agudo pela picada de escorpião que necessitarão de anestesia geral, é prudente a indução em sequência rápida. Além disso, há o risco de edema pulmonar pela liberação de mediadores inflamatórios. Assim, pacientes que necessitem de ventilação mecânica precisam de estratégia protetora.

O veneno leva a um estado de hipercoagulabilidade, provavelmente pela resposta inflamatória sistêmica, podendo levar a eventos trombóticos durante o procedimento anestésico.[21] Já a resistência de anestésicos locais em pacientes que já foram picados por escorpião continua um assunto inconclusivo na literatura. A resistência à ação dos anestésicos locais se deve ao veneno do escorpião ter um efeito neurotóxico e agir nos canais de sódio, os mesmos aos quais os anestésicos locais se ligam.

Vale lembrar que existem inúmeras espécies de escorpiões, e países como Índia, Austrália e Nova Zelândia possuem casos expressivos de acidente por picada desse animal, onde outras espécies mais prevalentes diferem das mais comumente encontradas no Brasil.

Trivedi et al. publicaram uma série de casos em 2023 com 10 pacientes submetidos a raquianestesia com ropivacaína hiperbárica 0,75% (apresentação presente na Índia) e avaliaram pacientes entre 18 e 70 anos, com histórico de picada de escorpião inferior a 5 anos em um hospital terciário na Índia, mas não encontraram falha de bloqueio em nenhum dos 10 pacientes.

Panditrao et al., por sua vez, publicaram um artigo em 2015, após presenciar dois casos de falha de bloqueio em pacientes com histórico de picada de escorpião. O primeiro foi uma senhora de 65 anos submetida a raquianestesia com bupivacaína pesada a 0,5% para realização de uma histerectomia e, após duas tentativas de bloqueio realizadas por dois anestesiologistas diferentes e com mais de 25 anos de experiência, houve falha de bloqueio; o único histórico relevante era que essa paciente havia sido picada por escorpião aos 17 anos e recebido uma segunda picada há 8 meses.

O segundo paciente era um senhor de 80 anos, submetido a bloqueio peribulbar com lidocaína 2% para cirurgia de catarata. O bloqueio foi feito por um oftalmologista com mais de 25 anos de experiência, porém com falha. O cirurgião fez o bloqueio novamente, o qual também apresentou falha. Esse paciente tinha histórico de picada por escorpião três vezes, com 25 anos, há 10 anos e a última picada há 6 meses. Então, os autores estudaram 70 pacientes, divididos em dois grupos: o grupo picado e o grupo não picado, sem diferença estatisticamente significativa quanto a idade, sexo e estado físico, experiência dos anestesistas, tipo de procedimento cirúrgico e realização da raquianestesia.

Eles encontraram que todos os pacientes do grupo picada (independentemente de 1, 2, 3 ou 4 picadas) apresentaram maior tempo para início do bloqueio sensorial e maior tempo para atingir o auge do bloqueio sensorial e motor. No grupo picada, 4 pacientes tiveram bloqueio sensorial incompleto, 5 pacientes apresentaram bloqueio motor incompleto e 2 pacientes, falha total de bloqueio. Não houve falha de bloqueio em nenhum paciente do grupo não picado. Os autores observaram que os pacientes com maior número de picadas foram os que tiveram falha total do bloqueio. Quanto maior o número de picadas e quanto mais recente, maior a chance de falha do bloqueio.[22]

Os canais de sódio possuem três subunidades: alpha, beta 1 e beta 2. A subunidade alfa tem mais quatro domínios homólogos (I-IV), e cada um desses domínios é composto por seis segmentos transmembranares (S1-S6). Acredita-se que a ação dos anestésicos locais esteja ligada ao 6º domínio da subunidade 4 alpha (IV-S6)[23] e que a resistência aos anestésicos locais estaria ligada especificamente a essa subunidade do canal de sódio. Lembrando que, na Índia, o escorpião mais comum é o escorpião-vermelho (da família Buthidae). Acredita-se que o veneno do escorpião, ao causar uma resposta sistêmica, leve à formação de anticorpos que irão agir contra o sítio de ligação do veneno, o 6º segmento do IV domínio da subunidade alpha do canal de sódio voltagem-dependente.

O autor acredita que, como o sítio receptor de ligação dos anestésicos locais é o mesmo, o anestésico local seria incapaz de se ligar ao receptor comum (IV-S6), devido ao antagonismo competitivo produzido pelos anticorpos circulantes. Vale lembrar que o veneno do escorpião-vermelho encontrado na Índia tem efeito importante no sistema nervoso, podendo causar convulsão e paralisia. Não há na literatura evidência direta de que o veneno do escorpião possa causar falha de bloqueio do neuroeixo. Mas necessita-se de mais estudos para confirmar essa hipótese.

ACIDENTES POR ARANHAS

No Brasil, as aranhas são os animais peçonhentos mais perigosos que podem causar acidentes com desfechos desfavoráveis, atrás das cobras e dos escorpiões. As três espécies nativas do Brasil que podem causar acidentes graves, podendo levar a óbito, são: aranhas-armadeiras (*Phoneutria nigriventer*), viúvas-negras (*Lactrodectus*) e aranhas-marrons (*Loxosceles*).[24] O quadro clínico também irá depender da espécie da aranha e do seu veneno.

Acidentes por aranhas-armadeiras

O veneno das amadeiras provoca despolarização das fibras musculares e terminações nervosas sensitivas e motoras. Também ocorre acometimento do sistema nervoso autônomo, com a liberação de neurotransmissores como acetilcolina e catecolaminas. A dor é o sintoma mais frequente e acontece logo após a picada, podendo ser acompanhada de edema e eritema no local da picada. Os pacientes podem apresentar parestesia no membro acometido, além de sudorese e fasciculação. Os sintomas podem ser divididos em leves, moderados e graves; essa classificação também irá influenciar o tratamento.

No quadro leve, têm-se apenas manifestações locais, como dor, edema, rubor e calor, podendo estar acompanhados de parestesia. Nesse caso, taquicardia e agitação podem estar presentes como uma resposta à dor. A dor local intensa é causada pela ativação das fibras sensitivas que contêm o receptor de serotonina 4 (5-HT4) e receptores vaniloides (TRPV1), canal de cálcio não seletivo. Além disso, há estimulação de canais iônicos ácido-sensíveis (ASIC) e canais de sódio voltagem-dependentes.

No quadro moderado, têm-se as manifestações clínicas do quadro leve associadas a manifestações sistêmicas, como vômitos, sudorese, hipertensão arterial, taquicardia ou bradicardia e agitação.[25] No quadro grave, têm-se as manifestações anteriores de uma forma intensa, vários episódios de vômitos, sudorese profusa, taquicardia ou bradicardia, hiper ou hipotensão, taquipneia, priapismo, agitação alternada com sonolência, podendo evoluir para edema pulmonar e choque. Também podem ocorrer convulsões e contraturas, porém são mais raras.[26]

Os efeitos cardiovasculares, incluindo a resposta bifásica de hipotensão inicial seguida de uma hipertensão prolongada, ocorrem por mecanismos relacionados com canais de potássio ATP-dependentes e entrada de íons cálcio no músculo cardíaco.[26] O tratamento irá depender do quadro clínico. Em casos mais leves, a observação clínica por 4 a 6 horas é recomendada. Anestesia local e analgesia parenteral ou por via oral são suficientes. Os anestésicos locais, como a lidocaína, têm demonstrado ser efetivos para tratamento da dor nociceptiva uma vez que bloqueia os canais de sódio voltagem dependente.

Em casos moderados, é necessária internação por pelo menos 24 horas. Anestesia e analgesia parenteral ou por via oral podem ser necessárias, sendo indicada a aplicação de soro antiaracnídeo. Em crianças menores de 10 anos, recomenda-se a aplicação de 3 ampolas por via intravenosa em 15-20 minutos. Em crianças acima de 10 anos, deve-se tratar primeiro a dor; caso não ocorra melhora em 30 minutos, a soroterapia está indicada. Além disso, bloqueadores do canal de cálcio, como diltiazem e verapamil, parecem atenuar a resposta hipertensiva causada pelo veneno.

Acidentes por viúva-negra

O veneno da viúva-negra é neurotóxico e liga-se aos receptores neuronais nas terminações nervosas pré-sinápticas, provocando liberação maciça de neurotransmissores como noradrenalina, acetilcolina e ácido gama-aminobutírico

(GABA). O quadro clínico caracteriza-se por dor local que se intensifica nas primeiras horas, acompanhada de sensação de queimadura que pode durar até 48 horas. Os neurotransmissores liberados são responsáveis pela resposta sistêmica responsável por um conjunto de sinais e sintomas que recebe o nome de latrodectismo, caracterizado por náuseas, vômitos, dor abdominal intensa, tremores e câibras musculares.[27] Pode vir acompanhado de sintomas autonômicos como hipertensão arterial, taquicardia ou bradicardia, taquidispneia e sudorese.

Outros sintomas também foram descritos na literatura, como contraturas, tremores espasmódicos dos membros, rigidez abdominal, dor irradiada para membros inferiores, hiperemia de face e conjuntiva, ansiedade, insônia, contratura facial e trismo. As manifestações podem ser recorrentes por 1 a 3 dias. Insuficiência cardíaca, edema agudo de pulmão e choque não foram relatados. Em alguns casos, observa-se fácies latrodectísmica, caracterizada por edema periorbital, lacrimejamento e blefaroespasmo.

As manifestações são classificadas em leves, moderadas e graves e irão orientar o tratamento. O quadro leve caracteriza-se por sintomas locais como dor, edema, parestesia de membros inferiores, tremores e contraturas. No quadro moderado, além dos sintomas locais, observam-se dor abdominal, mialgia, cefaleia, tontura e dificuldade para deambular. Quando aparecem sintomas sistêmicos, como taquicardia ou bradicardia, hipertensão arterial, taquipneia ou dispneia, trata-se um quadro grave que pode estar acompanhado de vômitos, retenção urinária, priapismo e fácies latrodectísmica.

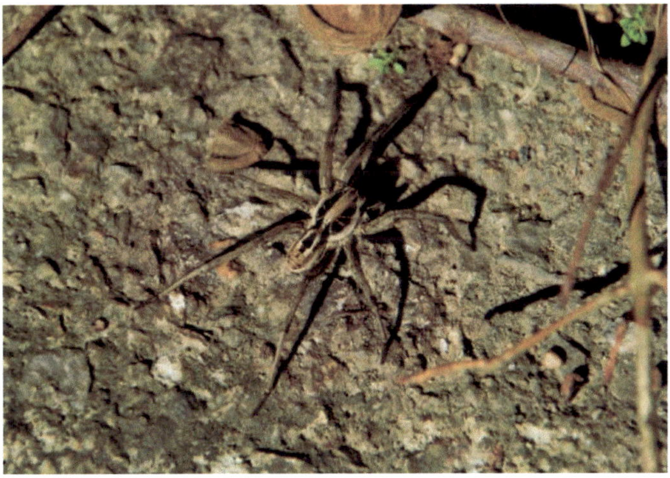

FIGURA 3 Foto da aranha-armadeira

Fonte: istock.com.

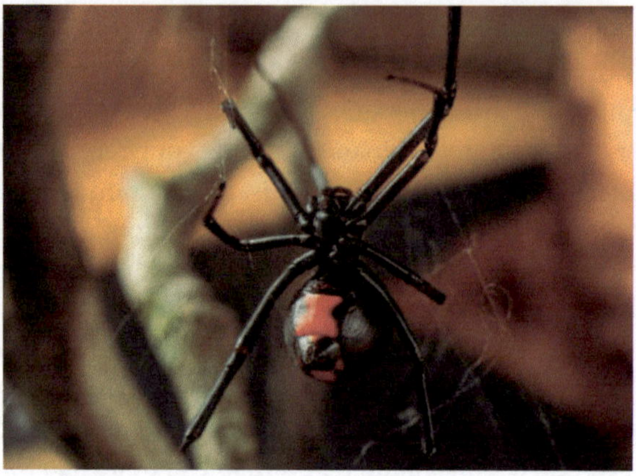

FIGURA 4 Foto da aranha viúva-negra.
Fonte: istock.com.

O tratamento em crianças visa ao controle dos sintomas, podendo ser utilizados analgésicos, opioides, benzodiazepínicos para controle da agitação, que podem auxiliar nas cãibras musculares. Nos casos mais graves, está indicado o uso de soro antilatrodectus. O soro antiveneno é considerado o tratamento mais eficaz, porém fica reservado só para os quadros mais graves, pelo risco de reação alérgica.[28] Nos quadros moderados, pode-se utilizar 1 ampola do soro antilatrodectus e, nos quadros mais graves, de 1 a 2 ampolas.

O gluconato de cálcio já foi considerado tratamento para controle da dor, porém não foi encontrada evidência suficiente para um tratamento efetivo e não é mais recomendado. Apesar de o envenenamento pela picada da viúva-negra causar um quadro clínico desfavorável, a maioria das crianças que recebem suporte adequado tem bom prognóstico de recuperação do quadro.

Acidentes por aranha-marrom

O veneno da aranha marrom tem uma enzima chamada esfingomielinase-D, que atua nas membranas das células do endotélio vascular e das hemácias. Esse veneno é responsável por gerar um processo inflamatório intenso no local da picada, acompanhado de obstrução de pequenos vasos, edema, hemorragia e necrose. O veneno pode causar obstrução dos pequenos vasos com um quadro de dermonecrose local (loxoscelismo) ou, em alguns casos mais graves, gerar hemólise intravascular (loxoscelismo cutâneo-hemolítico ou cutâneo visceral).

Existem duas formas de manifestação dos sintomas causados pelo veneno da aranha-marrom. A forma cutânea caracteriza-se por dor em queimação, edema e eritema no local da picada. Instala-se de forma lenta e progressiva. Posteriormente, surgem áreas hemorrágicas intercaladas por áreas de isquemia, constituindo uma placa marmórea. A dor é do tipo queimação e tem seu pico em 12 a 36 horas, fazendo que o paciente muitas vezes demore para procurar o serviço médico. A lesão cutânea pode evoluir para necrose, que, por sua vez, poderá evoluir para úlcera de difícil cicatrização, podendo durar mais de 4 semanas e necessitando de intervenção da cirurgia plástica. Também podem ocorrer febre e exantema. Existe ainda a forma edematosa de face, caracterizada por edema acentuado de face e eritema que não evolui para necrose.

Existe ainda a forma cutâneo-visceral, que além do comprometimento cutâneo apresenta manifestações decorrentes da hemólise intravascular, culminando com anemia aguda, icterícia e hemoglobinúria, que se instalam nas primeiras 72 horas após a picada. Pode ser acompanhada de petéquias e equimoses relacionadas à CIVD, podendo evoluir para lesão renal aguda.[29] A forma cutânea pode ser classificada em leve, moderada ou grave, de acordo com os sintomas que apresenta.

Na forma leve, a lesão não é característica, não tem sinais de hemólise e não apresenta comprometimento sistêmico. Está recomendada apenas a observação por 48 a 72 horas após a picada, pois os sintomas podem se agravar. No quadro moderado, a lesão se apresenta como uma placa marmórea menor do que 3 cm, porém sem sinais de hemólise e sem comprometimento sistêmico. Pode ser utilizada prednisona 0,5 a 1 mg/kg/dia (dose máxima 40 mg) por 5 dias. No caso grave, a lesão marmórea (Figuras 1, 2 e 3) se apresenta maior do que 3 cm, podendo ou não apresentar comprometimento sistêmico. Nesse caso, o soro antiaracnídeo está indicado (dose de 5 ampolas intravenosas), e prednisona na dose de 1mg/kg/d pode ser utilizada por 7 dias. Se necessário, usam-se sintomáticos como analgésicos, anti-histamínico e corticoide tópico.[30]

A forma cutâneo-visceral é um quadro grave e caracterizado por hemólise. Nesse caso, o veneno antiaracnídeo está indicado na dose de 10 ampolas intravenosas; prednisona na dose de 1 mg/kg/d pode ser utilizada por 7 dias com medicações sintomáticas. Nesse quadro, é muito importante a hidratação adequada para manutenção de adequada perfusão renal. Além disso, pode ser preciso a transfusão de concentrado de hemácias, devido a hemólise, manejo de lesão renal aguda e antibioticoterapia se evidência de infecção local. A abordagem cirúrgica da lesão para remoção da área de necrose pode ser necessária. O antídoto antiveneno mostrou-se eficaz quando aplicado em um período dentro de 4 horas após o envenenamento. A aplicação do antiveneno loxoscélico minimizou os efeitos do envenenamento quando aplicado dentro de 12 horas após o envenenamento experimental de coelhos (eritema, edema, equimoses e necrose) e sistêmicos (contagem de células sanguíneas e plaquetas, hematimetria e dosagem de fibrinogênio) e reduziu a área necrótica quando feita até 48 horas do envenenamento.[31]

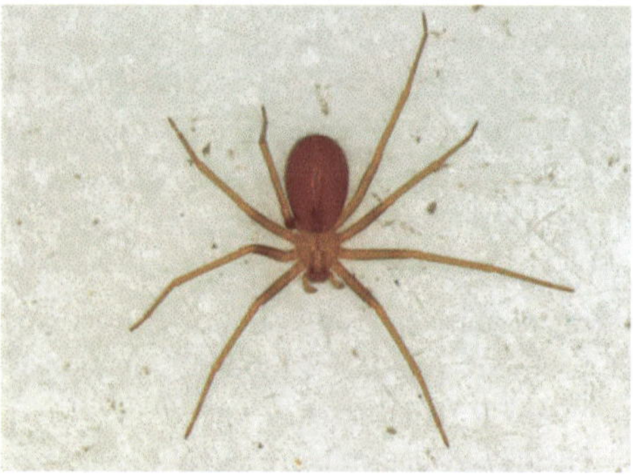

FIGURA 5 Foto da aranha-marrom.

Fonte: istock.com.

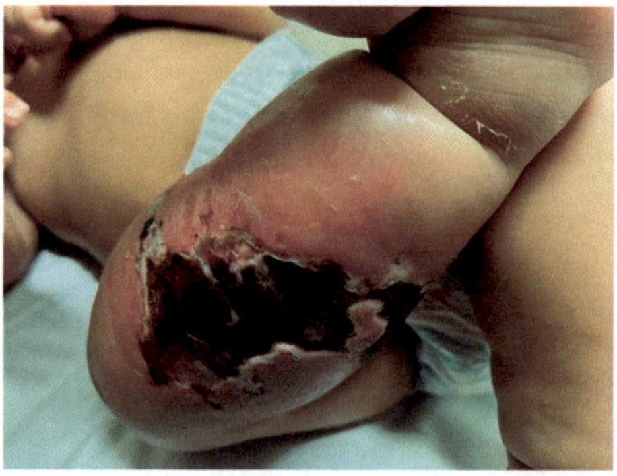

FIGURA 6 Lesão cutâneo-visceral causada pelo veneno da aranha-marrom em criança de 6 meses.

Fonte: Disciplina de Cirurgia Pediátrica da Faculdade de Medicina de Botucatu.

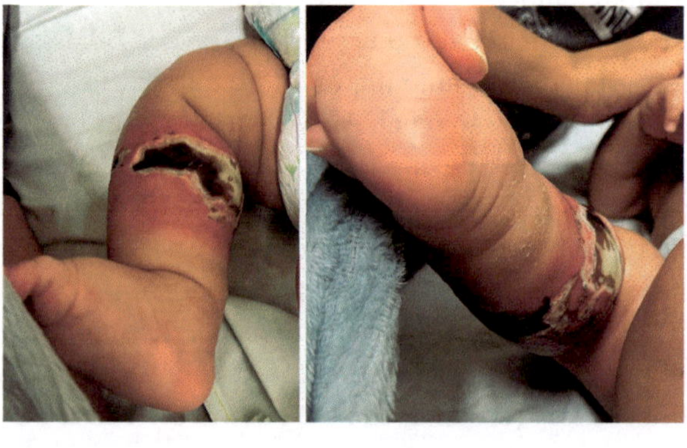

FIGURA 7 Lesão grave pelo veneno da aranha-marrom em criança de 6 meses.

Fonte: Disciplina de Cirurgia Pediátrica da Faculdade de Medicina de Botucatu.

Acidentes por tarântula e caranguejeira

Seu veneno é considerado fraco para o ser humano. Quando essa espécie se sente ameaçada, solta pelos que, em contato com a pele, podem levar a reação alérgica, porém sem grande preocupação clínica. Não existem evidências bem documentadas na literatura que suportem a tese de que o veneno das principais aranhas de importância clínica no Brasil apresente interação com agentes anestésicos.

Na prática clínica, o anestesista deve estar familiarizado principalmente com a picada da aranha-marrom e suas repercussões clínicas, uma vez que a forma grave gerada por ela pode levar a hemólise importante e lesão renal aguda. Em crianças que necessitam de abordagem cirúrgica da lesão, deve-se ter em mente que a avaliação do estado clínico da criança é de suma importância na escolha dos agentes anestésicos mais adequados. Não necessariamente por uma interação medicamentosa entre o veneno da aranha e os agentes anestésicos, mas sim pelo quadro clínico causado pelo envenenamento.

Exames complementares como hemograma, bilirrubinas e DHL são importantes para o acompanhamento da hemólise. A avaliação de reticulócitos, eletrólitos, ureia, creatinina, transaminases, CPK e fatores de coagulação são exames que irão ajudar na escolha da técnica anestésica e no suporte clínico prestado pelo anestesista.

TABELA 8 Resumo do tratamento de envenenamento por escorpião e aranha

Agente	Sintomas	Tratamento
Escorpião-amarelo	Leve: acometimento local – dor, edema, eritema e parestesia. Moderado: acometimento local + sudorese, náuseas, taqui ou bradicardia, hipertensão e agitação. Grave: vômitos intensos, bradi ou taquicardia, hipotensão, sialorreia, agitação intercalada com sonolência.	Sintomáticos: analgésicos como dipirona ou paracetamol. Infiltração com lidocaína, se dor intensa. Observação por 4-6 horas. Sintomáticos + soro antiveneno 3 ampolas IV (diluir as ampolas em soro fisiológico de 50 mL e administrar a solução em 10 minutos). Adultos: sintomáticos + soro antiveneno 6 ampolas IV em adultos. Crianças: sintomáticos + realizar 3 ampolas IV em 10 minutos. Se outra dose for necessária, realizar mais 1 ampola, diluída em solução salina, após intervalo de 30-60 minutos. Os pacientes pediátricos têm resolução dos sintomas mais rapidamente do que os adultos após a administração do soro antiveneno.

(continua)

TABELA 8 Resumo do tratamento de envenenamento por escorpião e aranha (*continuação*)

Agente	Sintomas	Tratamento
Aranha- -armadeira	Leve: dor, edema, calor e parestesia. Moderado: dor local + vômitos, sudorese, hipertensão arterial, taquicardia ou bradicardia e agitação. Grave: vômitos intensos, sudorese profusa, taquicardia ou bradicardia, taquipneia, priapismo, agitação alternada com sonolência, edema pulmonar e choque.	Sintomáticos e bloqueio com anestésicos locais (se necessário). Observação de 4-6 horas. Sintomáticos + soro antiaracnídeo; < 10 anos: 3 ampolas IV em 10-15 minutos; > 10 anos: tratar primeiro a dor - caso não melhore em 30 minutos, realizar soro antiveneno 3 ampolas IV. Internação por 24 horas. Sintomáticos + soro antiveneno 3 ampolas IV em 10-15 minutos.
Viúva- _negra	Leve: dor, edema, parestesia de membros inferiores, tremores e contraturas. Moderado: dor local + dor abdominal, mialgia, cefaleia, tontura e dificuldade para deambular. Grave: taquicardia ou bradicardia, hipertensão arterial, taquipneia ou dispneia, vômitos, retenção urinária, priapismo e fácies latrodectísmica.	Sintomáticos: analgésicos para dor, opioides se dores muito intensas e benzodiazepínicos se agitação. Sintomáticos + 1 ampola do soro antilatrodectus. Sintomáticos + 1 a 2 ampolas de soro antiveneno.
Aranha- -marrom	Forma cutânea: ▪ Leve: lesão não característica, sem sinais de hemólise. ▪ Moderada: placa marmórea < 3 cm, porém sem sinais de hemólise. ▪ Grave: lesão marmórea > 3 cm, podendo ou não apresentar comprometimento sistêmico. ▪ Forma cutâneo-visceral: hemólise.	Observação por 48 a 72 horas. Prednisona 0,5-1mg/kg/dia (dose máxima de 40 mg) por 5 dias. Prednisona 1 mg/kg/dia por 7 dias + sintomáticos (analgésicos, anti-histamínicos e corticoide tópico. Prednisiona 1mg/kg/dia por 7 dias + 10 ampolas IV de soro antiveneno. Suporte clínico: hidratação adequada para manter perfusão renal, transfusão de concentrado de hemácias se necessário, antibioticoterapia se infecção local.

REFERÊNCIAS BIBLIOGRÁFICAS

1. Brunton LL, Chabner BA, Knollmann BC. Goodman & Gilman: as bases farmacológicas da terapêutica. 12. ed. Rio de Janeiro: McGraw-Hill; 2012.
2. Pawłowicz U, Wasilewska A, Olańnski W, Stefanowicz M. Epidemiological study of acute poisoning in children: a 5-year retrospective study in the Paediatric University Hospital in Białystok, Poland. Emerg Med J. 2013;30:712-6.
3. Brito JG, Martins CB. Accidental intoxication of the infant-juvenile population in households: Profiles of emergency care. Rev Esc Enferm USP. 2015;49:373-80.

4. Brasil. Ministério da Saúde. Morbidade hospitalar do SUS por causas externas – por local de internação – Brasil. [acesso em dezembro de 2024]. Disponível em: http://tabnet.datasus.gov.br/cgi/tabcgi.exe?sih/cnv/fiuf.def
5. Gummin DD, Mowry JB, Beuhler MC, Spyker DA, Rivers LJ, Feldman R, et al. 2022 Annual Report of the National Poison Data System® (NPDS) from America's Poison Centers®: 40th Annual Report. Clin Toxicol (Phila). 2023;61(10):717-939.
6. Mofenson HC, Greensher J. The unknown poison. Pediatrics. 1974;54(3):336-42.
7. Anfang RR, Jatana KR, Linn RL, Rhoades K, Fry J, Jacobs IN. pH-neutralizing esophageal irrigations as a novel mitigation strategy for button battery injury. Laryngoscope. 2019;129(1):49-57.
8. Litovitz T, Whitaker N, Clark L, White NC, Marsolek M. Emerging battery-ingestion hazard: clinical implications. Pediatrics. 2010;125(6):1168-77.
9. Mamed RCM, Mello Filho FV. Ingestion of caustic substances and its complications. Sao Paulo Med. J. 2001.
10. Oliveira JS, Campos JA, Costa DM. Acidentes por animais peçonhentos na infância. J Pediatr. 1999.
11. Brasil. Ministério da Saúde. Manual de diagnóstico e tratamento de acidentes por animais peçonhentos. 2. ed. Brasília, DF: Fundação Nacional de Saúde; 2001.
12. Cettler M, Zielińska M, Rosada-Kurasińska J, Kubica-Cielińska A, Jarosz K, Bartkowska-Śniatkowska A. Guidelines for treatment of acute pain in children: the consensus statement of the Section of Paediatric Anaesthesiology and Intensive Therapy of the Polish Society of Anaesthesiology and Intensive Therapy. Anaesthesiol Intensive Ther. 2022;54(3):197-218.
13. Santos MFL, Farani, MC, Rocha, PN. Acute kidney injury in Bothrops sp. and Crotalus sp. envenomation: critical review of the literature. Braz J Nephrol. 2009;31(2):132-8.
14. Nascimento EB Jr, Costa KA, Bertollo CM, Oliveira AC, Rocha LT, Souza AL, et al. Pharmacological investigation of the nociceptive response and edema induced by venom of the scorpion Tityus serrulatus. Toxicon. 2005;45(5):585-93.
15. Al Abri S, Al Rumhi M, Al Mahruqi G, Shakir AS. Scorpion sting management at tertiary and secondary care emergency departments. Oman Med J. 2019;34(1):9-13.
16. Paulistânia. Manual de identificação de escorpiões. 2019. [acesso em dezembro de 2024]. Disponível em: https://www.paulistania.sp.gov.br/public/admin/globalarq/uploads/files/MANUAL IDENTIFICAÇÃO DE ESCORPIÕES.pdf
17. Martin-Fauclaire M-F, Pimenta AMC, Bougis PE, De Lima M-E. Potassium channel blockers from the venom of the Brazilian scorpion Tityus serrulatus. Toxicon. 2016;119:253-65.
18. Kirsch GE, Skattebøl A, Possani LD, Brown AM. Modification of Na channel gating by an a-scorpion toxin from Tityus serrulatus. J Gen Physiol. 1989;93:67-83.
19. Rogowski RS, Krueger BK, Collins JH, Blaustein MP. Tityustoxin K alpha blocks voltage-gated noninactivating K+ channels and unblocks inactivating K+ channels blocked by alpha-dendrotoxin in synaptosomes. Proc Natl Acad Sci U S A. 1994;91(4):1475-9.
20. Bucaretchi F, Fernandes LCR, Fernandes CB, Branco MM, Prado CC, Vieira RJ, et al. Clinical consequences of Tityus bayensis and Tityus serrulatus scorpion stings in the region of Campinas, Southeastern Brazil. Toxicon, 2014;89:17-25.
21. Lisboa TA, Andrade MV, Rezende-Neto JB, Silva MJ, Carvalho MG Jr, Moraes-Santos T, et al. Effects of Tityus serrulatus scorpion venom on thromboelastogram in rats. Toxicon. 2015;94:45-9.

22. Panditrao MM, Panditrao MM, Panditrao AM. Development of resistance to the effect of local anesthetic agents administered via various routes due to single or multiple, previous scorpion bites: a proposed hypothesis and reporting a yet unrecognized phenomenon. J Anesth Crit Care Open Access. 2015;3(5):00110.
23. Ragsdale DS, McPhee JC, Scheuer T, Catterall WA. Molecular determinants of state-dependent block of Na+channels by local anesthetics. Science. 1994;265(5179):1724-8.
24. Culpo P, Custodio VC. Emergencias pediátricas: acidentes por aranhas. In: Sistema de Protocolos da FMRP- USP. p 1-11.
25. Gewehr C, Oliveira SM, Rossato MF, Trevisan G, Dalmolin GD, Rigo FK, et al. Mechanisms involved in the nociception triggered by the venom of the armed spider Phoneutria nigriventer. PLoS Negl Trop Dis. 2013;7(4):e2198.
26. Bucaretchi F, Mileti LNCR, Ricardi AST, Borrasca-Fernandes CF, Prado CC, De Capitani EM, et al. Assessment of local pain and analgesia in envenoming by wandering spiders (Phoneutria spp.). Toxicon. 2023;226:107083.
27. Woestman R, Perkin R, Van Stralen D. The black widow: is she deadly to children? Pediatr Emerg Care. 1996;12(5):360-4.
28. Glatstein M, Carbell G, Scolnik D, Rimon A, Hoyte C. Treatment of pediatric black widow spider envenomation: A national poison center's experience. Am J Emerg Med. 2018;36(6):998-1002.
29. Elbahlawan LM, Stidham GL, Bugnitz MC, Storgion SA, Quasney MW. Severe systemic reaction to Loxosceles reclusa spider bites in a pediatric population. Pediatr Emerg Care. 2005;21(3):177-80.
30. Ingber A, Trattner A, Cleper R, Sandbank M. Morbidity of brown recluse spider bites. Clinical picture, treatment and prognosis. Acta Derm Venereol. 1991;71(4):337-40.
31. Pauli I, Minozzo JC, da Silva PH, Chaim OM, Veiga SS. Analysis of therapeutic benefits of antivenin at different time intervals after experimental envenomation in rabbits by venom of the brown spider (Loxosceles intermedia). Toxicon. 2009;53(6):660-71.

Índice remissivo

A

B

D

E

F

G

H

O

P

Q

R

S

T

U

V